가족 건강과 간호

· 전면개정판 ·

가족 건강과 간호

강숙정 · 강윤희 · 김미영 · 김석선 · 박효정 · 배성희
신수진 · 신주현 · 양숙자 · 이건정 · 정덕유 · 차지영

이화여자대학교출판문화원

머리말

고령화가 빠르게 진행되고 만성 질환자가 날로 증가하는 현대 사회에서 건강은 가장 중요한 삶의 요소라고 할 수 있다. 만성 질환을 예방하고 건강한 삶을 영위하기 위해서는 생활 습관과 더불어 가족이 함께 생활하는 가정환경을 잘 관리하는 것이 무엇보다 중요하다. 이 책은 대학생들이 건강관리에 필요한 지식과 기술을 습득함으로써 자신뿐 아니라 가족의 건강을 증진할 수 있는 능력을 갖추도록 하는 데 그 목적을 두고 집필되었다. 이번 전면개정판은 가족 건강과 관계된 최신 건강·의학 정보와 통계 자료를 업데이트하고 관련 이미지와 내용을 보완해 새롭게 구성했다.

이 책은 다음과 같이 총 3부로 구성되어 있다. 먼저 1부에서는 가족의 기능과 건강 관리의 중요성에 대해 알아보고, 가족생활주기에 따른 건강 관리 방법과 주요 질병에 대한 예방법을 소개했다. 2부에서는 가족 구성원의 생애주기에 따른 건강 관리법에 대해 자세하게 다루었다. 이에 따라 아동, 청소년, 청장년, 중년, 노년의 발달특성을 비롯해 각각의 생애주기에 흔하게 발생하는 주요 건강문제와 이를 관리하기 위한 간호 지식 및 기술에 대해 살펴보았다. 3부에서는 가족에게 응급상황이 발생했을 때 이용할 수 있는 응급의료체계와 가정에서 할 수 있는 응급처치법에 대해 알아보았다. 이와 더불어 보건의료제도, 보건의료전달체계 등 가족의 건강을 관리하는 데 효율적으로 활용할 수 있는 보건의료자원에 대해 자세하게 소개했다.

이 책을 통해 본인의 건강은 물론 가족의 건강을 잘 관리해서 가족 구성원 모두가 건강한 삶을 영위할 수 있게 되기를 기대한다. 끝으로 이 책이 나오기까지 물심양면으로 도움을 주신 이화여자대학교출판문화원 원장님과 선생님들께 감사드린다.

2017년 6월

저자 일동

차례

제3부 가족 건강을 위한 보건의료자원 활용

제1부

가족의 건강과 건강 증진

제1장

가족의 건강

1. 가족의 정의

가족은 사회 재생산의 기초로서 사회화의 핵심 기제이며 정서적 유대를 경험하는 기본 단위이고, 자신보다는 그 구성원을 위해 일한다는 점에서 다른 집합체와 구분된다. 가족은 사회의 변동 과정과 긴밀히 연계되면서 끊임없이 변화해왔으며, 앞으로도 지속적으로 변화해갈 것이다.

가족은 구성원의 건강과 복지를 유지·증진할 수 있는 가장 강력한 지지체계이며 사회로부터 받은 스트레스를 해소하고 휴식과 안정감을 얻는 중요한 사회 구조이다. 그간 인간의 질병이 가족에 의해 발생하기도 하고 가족에 의해 치유되기도 한다는 것이 많은 연구 결과로 밝혀짐으로써 건강관리 및 질병 예방에서 가족이 차지하는 중요성이 강조되고 있다.

가족(family)에 대한 정의는 시대와 관점에 따라 다양하지만 음식, 재화, 그리고 재생산과 사회적 활동을 공유하며 정서적 친밀감을 갖는 공동체라는 점에서 생활 공간의 공유로 규정되는 가구(household)와는 구분된다. 일반적으로 가족은 결혼과 혈연, 입양, 기타 관계로 맺어진 두 사람 이상으로 구성된 집합체로 정의되며, 생활과 주거를 함께하고 자녀를 출산하고 양육하는 사회의 가장 원초적 집단이다. 가족 내에서 성인과 아동은 일반적으로 부모와 자녀의 관계를 갖게 되고 부모는 미성년 자녀에 대해 보호와 양육의 의무를 가지며 성인의 자녀는 자신의 자녀뿐 아니라 노년의 부모를 지원하고 돌볼 의무를 갖는다.

의식주의 유지, 자녀 출산과 양육, 성적 욕구 충족 등의 기능을 한다는 전통적 관점의 가족에 대한 정의는 다양한 형태의 가족이 증가하면서 현대적이고 광의의 개념으로 변하고 있다. 무자녀가족, 한부모가족, 동거가족, 재결합가족, 노인단독가족, 기러기가족, 조손가족, 비혈연공동체가족 등 전통적 의미의 가족과는 다른 다양한 형태의 생활 공동체가 증가하면서 현대사회의 가족은 결혼, 혈연, 입양뿐 아니라 친분으로 이루어진 관계에 있는 사람들의 집단까지 포함하는 포괄적 정의로 변하는 추세이다. 또한 공동체적 인간관계의 중요성은 감소하고 개인의 합리성에 근거한 이해 추구가 인간관계의 기본이 되면서 제도화된 결혼관계의 영원성과 규범성보다는 정서적 연대의식과 관계성이 가족의 중요한 덕목으로 강조되고 있다.

가족은 개인이 아닌 공동체로서 한 사회나 국가의 최소 단위이자 기본 단위로 사회와 끊임없이 교류하는 열린 공간으로서의 특징을 갖기 때문에 사회 변화와 결코 무관할 수 없다. 가족은 구성원 간의 협력의 장(場)이 되기도 하고 갈등의 장이 되기도 하는데 가족과 관련된 정책이나 사회문화적 압력 및 영향력은 가족생활과 가족관계에 직접적인 영향을 주며 가족 구성원 간의 관계에도 영향을 미친다.

우리나라 가족의 형태 및 역할은 많은 변화를 겪어왔는데 대표적인 변화로 다음의 4가지를 들 수 있다.

첫째, 여성의 사회적 참여 증가이다. 여전히 '남성-생계 부양자, 여성-가사와 양육 담당자'로서의 성별 역할 분담 및 불평등한 사회적 지위가 남아 있기는 하지만, 남성뿐 아니라 여성도 가족 경제의 중요한 역할을 할 수 있다는 의식과 실천은 지속적으로 확산되었으며 성인 여성, 특히 출산과 양육의 시기를 끝낸 여성의 사회 활동 참여가 급증했다. 그 결과 맞벌이 가정의 증가로 인한 일·가정 양립문제가 가족정책의 주요 주제가 되고 있다.

둘째, 가족 크기의 지속적 감소이다. 전통사회에서 결혼과 자녀 출산이 당연한 삶의 과정이었던 것에 비해 이 시대의 젊은이들은 결혼과 출산을 선택으로 간주하는 추세가 증가하고 있다. 그 결과 혈연 가구 중에서 부모와 자녀가 함께 사는 가족과 조부모까지 함께 사는 가족의 형태는 지속적으로 감소하는 반면, 부부만 살거나 한부모와 자녀가 같이 사는 가족의 형태는 계속 증가하고 있다. 통계청 조사에 따르면 전체 혈연 가구 중에서 부모와 미혼 자녀가 함께 사는 가구는 1995년에 58.6%였던 것이 2015년에는 44.9%로 감소한 반면 부부끼리만 사는 가구는 12.6%에서 21.8%, 한부모와 자녀로 이루어진 가족은 8.6%에서 15%로 증가했다.

셋째, 출산율의 감소 및 결혼과 출산 시기의 변화이다. 2015년 한국의 출산율은 1.24명으로 세계 최저 수준이며 평균 초혼 연령은 남성이 32.1세, 여성이 30.0세로 늦춰졌다. 또한 첫아이의 출산 연령도 1995년 26.5세에서 2015년 31.2세로 5년 가까이 늦춰짐에 따라 결혼, 출산 및 육아의 가족 구성원 역할에 많은 시기적 변화가 진행되고 있다.

넷째, 평균 수명의 연장이다. 1970년에 61.9세였던 한국인의 평균 수명은 2015년 82.3세로 45년 만에 20년 이상 증가했다. 특히 여성의 기대수명은 85.5세, 남성은 78.8세로 여성이 평균적으로 6.7년을 더 오래 사는 것으로 나타났다. 반면 질병 없이 건강하게 살아가는 기간을 의미하는 건강수명은 73.2세로 2015년 기준으로 한국인은 사망 시까지 평균 약 9년간을 건강하지 않은 상태로 만성 질환이나 신체적 장애를 앓다가 숨진다고 볼 수 있다. 그리고 이러한 기대수명과 건강수명의 격차는 남성보다 여성이 더 크다.

2. 가족의 기능

가족의 형태와 기능은 시대에 따라 다양하게 변화해왔지만 사회 구성원 개인에게 가족은 여전히 가장 중요한 소속 집단이며 사회와 개인을 연결해 주는 중요한 사회제도로 기능하고 있다. 전통사회에서 가족은 경제, 종교, 정치, 교육 등의 확대된 기능을 가지고 있었으나 산업사회로 넘어가면서 확대가족에서 핵가족 형태로 바뀌었고 그 기능에도 변화가 나타났다. 현대사회에서 가족은 재생산과 사회화 및 정서적 기능이 강조되는 한편 치열한 경쟁 체제하에서 생존과 성공을 위한 전략 단위로 기능하면서 그 중요성은 지속되고 있다.

핵가족하에서는 가족이 개인에게 필요한 자원을 제공해주는 경제적 기능이 중시되고, 아동과 노인, 장애인 등 가족 내 노약자에 대한 건강 관리 및 돌봄 기능 등도 중요해진다. 현대사회에서 가족의 기능은 재생산 기능, 정서적 기능, 교육적 기능, 경제적 기능, 건강 관리 및 복지 기능 등 다섯 측면으로 나누어볼 수 있다.

1) 재생산 기능

가족의 재생산 기능은 자녀를 출산하고 양육해 사회 구성원을 재생산해 내는 것을 의미한다. 이는 가족만이 가지는 고유한 기능으로 혼인의 형태나 방식은 변하고 있지만 자녀를 낳고 양육하는 가족의 기능은 변함이 없다. 하지만 전통사회에서처럼 자녀가 노동력의 확보로서의 의미는 없어지고 양육 및 보호 역할이 강조되어 경제적 부담이 커지면서 결혼과 자녀 출산이 선택 사항이 되었고 가족의 재생산 기능도 축소되어왔다. 이를 결혼 연령의 증가로 인한 가족 구성의 지연과 동거 및 혼외 출산 등 변화된 가족의 기능을 포함해 재생산 기능의 축소라기보다는 변화로 보아야 한다는 입장도 있다.

2) 정서적 기능

현대사회에서 가족은 '서로 사랑하는 사람들'로 인식하는 비율이 가장 높게 나타나고 있는데 이는 현대인이 생계나 주거 단위 등의 도구적 기능보다는 가족의 정서적 기능을 더욱 중요하게 여기고 있음을 보여준다. 사회의 변화에 따라 가족이 사생활의 공간으로 자리 잡으면서 감정적 욕구를 표현하고 경쟁사회 속 스트레스와 긴장을 해소하는 피난처이자 재충전 공간으로서 가족의 정서적 기능은 더욱 중시되고 있다. 특히 비대면성, 개별성, 확장성을 특징으로 하는 정보사회로의 변화는 가족관계에도 변화를 가져왔다. 즉, 응집력 높고 단단한 형태보다는 느슨한 관계망적 성격으로 가족관계가 변화하면서 부모의 권위는 약화되고 가족 각각의 독립성과 자율적 판단이 증가하게 되었는데 그 변화 속에서 가족의 정서적 기능의 중요성은 증가하고 있다.

3) 교육적 기능

보편적 교육제도로서의 학교 교육이 강화되고 유아의 사회화의 중요성 강조와 일하는 여성의 증가로 유아 교육시설이 대폭 증가하면서 가족의 사회화 및 교육적 기능이 대폭 축소되었음에도 가족이 기본적으로 가지는 교육적 기능은 여전히 매우 중요하게 남아 있다. 가족은 규범과 가치를 내재화하는 일차적인 사회화 기관으로서 한 개인의 가치체계를 형성해가는 일생의 전 과정에서 여전히 지속적이고 강력하게 개입하고 있다. 또한 미성년 자녀뿐 아니라 부모세대의 중·노년기 평생학습이 요구되는 사회적 변화로 인해 가족의 교육적 기능의 중요성은 더욱 커질 가능성이 있다.

4) 경제적 기능

가족은 생활에 기본이 되는 의식주에 필요한 다양한 재화와 용역을 구입하고 소비하는 최소 단위이다. 전통사회에서의 가족은 농사 등 생산을 담당하기도 했으나 점차 가족이 생산 영역과 분리되면서 소비만을 수행하는 단위로서 기능하게 되었다. 현대사회의 변화에 따라 근무제도가 다양해지고 온라인 영업, 자영업 등이 늘어나면서 가족의 생산적 기능이 다시 증가하고 있다.

한편 이전에는 가부장인 남성이 밖에서 벌어들인 소득으로 가족 구성원의 의식주를 해결했으나 여성의 사회 참여가 늘어나면서 남성-생계 부양자, 여성-가사와 양육 담당자로서의 전통적 역할 구분이 사라지고 있다. 수명이 길어지면서 연금이나 노후 자금의 필요성이 커지는 반면 가족 단위로서보다는 개인 단위로 소득 및 자금 관리가 진행되면서 가족의 경제적 기능에도 변화가 생기고 있다.

5) 건강 관리 및 복지 기능

가족은 의식주를 통해 건강한 신체를 형성하고 유지하는 것뿐 아니라 개인의 건강에 영향을 주는 건강 관리와 건강 행위를 배우고 행하는 기본 단위이다. 전 사회적으로 자녀 수는 줄고 평균 수명이 늘어나면서 본인 및 배우자의 건강 관리의 중요성과 병약한 부모세대에 대한 부양 부담은 증가하고 있다. 또한 여성의 경제 활동 증가와 핵가족 중심의 사회에서 확대가족 구성원 간의 유대가 약화됨으로 인해 아동, 병약자, 노인 등을 보살필 인적 자원이 축소되어 가족에 필요한 돌봄 노동의 수요와 공급 격차가 점차 커지고 있다. 의료보험과 연금 등 사회의료복지 시스템으로 가족 내에서 해결할 수 없는 위험 요소들을 제거하고는 있으나 대부분의 제도들이 가족 단위로 이루어지면서 전형적인 가족에 속하지 않거나 해체된 가족의 구성원들은 건강 관리와 복지로부터 소외될 가능성이 많다.

3. 가족의 건강 관리

가족 구성원은 각각 다른 생애주기를 가지며 가족이라는 한 조직 내에서 서로 다른 구성원의 건강과 밀접한 관계가 있다. 질병은 개인이 겪는 일이지만 가족 구성원 중 한 사람이 질병에 걸리게 되면 가족 구성원 간의 관계 및 역동성에 의해서 구성원 전체가 영향을 받기 때문에 가족의 문제이기도 하다. 가족 구성원 한 명의 질병이 다른 가족원들에게 전염이 되거나 유전적으로 질병이 전달되기도 하며, 또 질병을 앓는 가족원에 의해 가족의 경제 수준이 달라지고, 간호 및 돌봄 부담으로 직장생활을 포기하거나 주거 형태를 바꾸는 등 가족원 전체의 일상생활에 큰 영향을 미친다. 따라서 질병의 예방과 치료, 건강 관리 및 증진은 가족을 하나의 단위로 보고 그 구성원 전체를 고려하는 가족 중심의 접근이 필요하다.

1) 가족과 건강

가족의 주거 및 생활 환경이나 유전적 요소, 사회문화적 수준 등 건강과 관계있는 요인들 대부분이 가족 단위로 존재하므로 개인의 건강문제는 가족이라는 맥락(context) 내에서 볼 때 가장 잘 이해할 수 있다. 가족은 서로 밀접하게 관계를 맺고 상호 의존하고 있으므로 가족 구성원의 질병, 부상, 사망 등은 가족 구성원 전체에게 영향을 미치게 된다.

가족은 그 구성원의 건강을 위해 질병 예방에서부터 회복, 재활에 이르기까지 건강 관리 전체를 담당한다. 질병에 걸리지 않도록 건강 수준을 향상하고 유지하는 것도 가족의 중요한 역할이다. 가족의 건강 관리 목적은 가족 전체의 건강을 유지하고 안녕 수준을 향상시키는 것으로, 가족 구성원의 건강 증진에 초점을 두고 자가 간호(self care), 건강 교육, 가족 상담, 일상생활 및 환경상의 위험 요인 제거를 통해 건강을 관리한다.

가족은 같은 공간에 주거하며 많은 시간을 함께 보내므로 가족 구성원 중 한 사람이 갖는 건강문제는 다른 가족 구성원에 의해 발견될 가능성이 높다. 특히 부모세대는 자녀세대의 건강 상태를 항상 살피고 관리함으로써 질병을 조기에 발견해 치유할 수 있도록 해야 한다. 한편, 건강의 유지나 질병의 회복에 주변의 사회적 지지는 매우 중요하다. 특히 가족은 개인의 사회적 지지체계 중 가장 강력한 조직으로 개인의 건강 관리에 중요한 자원이다.

2) 건강한 가족

국제보건기구(World Health Organization, WHO)의 정의에 의하면 건강은 질병이 없거나 허약하지 않을 뿐 아니라 신체적, 정신적, 사회적으로도 완전히 안녕한 상태를 의미한다. 따라서 건강한 가족을 만들기 위해서는 가족 구성원 모두의 건강 상태를 유지하고 관리하며, 질병으로부터의 예방과 빠른 회복을 이룰 수 있어야 한다. 건강한 가족은 생동감 있고 융통성 있는 조직으로 건강과 관련된 내적·외적 변화에 잘 적응한다. 건강한 가족을 만들기 위해서는 먼저 다음의 조건들이 갖추어져야 한다.

첫째, 모든 가족 구성원이 서로 활발히 상호 작용하며 소통하고 항상 서로의 건강 상태를 살피고 돌봐야 한다.

둘째, 가족 구성원 모두가 자율적으로 의사 결정에 참여하며, 개인이 추구하는 성장 과정에 대해 가족 모두가 조언하고 지지하여 몸과 마음이 건강한 상태를 유지할 수 있어야 한다.

셋째, 건강, 교육, 레저, 봉사 활동 등 지역사회 내 사회적 활동에 적극적으로 참여하면서 가족 구성원의 생애주기나 주변 환경에 맞는 건강 정보를 함께 찾고 선택하여 실행해나갈 수 있어야 한다.

3) 가족의 건강 관리 기능

가족은 건강을 형성하고 유지하며 건강 관리와 건강 행위를 배우고 실천하는 기본 단위이다. 성인 가족원은 자녀, 부모뿐 아니라 배우자나 동거인, 그리고 본인의 건강을 유지하기 위해 질병을 예방·치료하며 건강을 관리할 의무와 책임이 있다. 가족의 건강 관리 기능은 다음과 같이 나누어볼 수 있다.

- 건강 형성의 기능
  자녀세대의 건강을 책임지는 부모세대가 가족 구성원 및 본인에게 좋은 영양을 공급하고 위생적이고 안전한 주거시설을 만들고 유지해 가족의 건강을 형성하는 기능이다.
- 건강 관리의 기능
  건강을 유지, 증진, 회복시키기 위한 기능으로, 육체적 피로가 누적되지 않게 적절한 휴식을 취하도록 하거나 심한 정신적 스트레스를 받지 않게 안정을 취하도록 하는 등의 기능이다.
- 건강 교육의 기능
  가족은 새로운 세대가 태어나기 전부터 삶을 계획해 기르는 전 과정에서 필요한 모든 교육을 통해 건강하게 성장하도록 직접 도와준다. 자녀 외에도 자신과 배우자, 부모세대를 대상으로 건강 행위의 필요성, 실천 방법 등의 교육을 지속적으로 수행한다. 식사 전후에 손을 씻는다, 과식하지 않는다, 화가 날 때는 함부로 화풀이를 하지 않는다 등 자연스러운 생활상의 교육을 통해 건강한 생활 습관을 기르고 건강 행위의 규범과 가치체계를 배우도록 하는 기능이다.

- 건강 행위 수행의 기능

  각 성장발달 단계를 거치면서 건강한 생활 습관 훈련과 건강한 행동을 수행하도록 하는 기능이다.

- 갈등 해소 및 조정의 기능

  가족의 각 발달주기를 거치는 동안 가족 구성원 간에 발생하는 갈등을 효과적으로 해소하고 조정하는 방법과 기술을 터득해 건강을 유지, 증진하도록 하는 기능이다.

4. 가족생활주기에 따른 건강 관리

성인들이 만나서 함께 가족을 생성하고 그들이 생명을 마감해 가족이 소멸될 때까지 가족은 다양한 시기를 거친다. 현대의 가족은 다양한 형태를 가지고 있고 또 가족의 의미도 광의로 확대되고 있지만 현대사회에서도 가족의 대표적인 유형은 남녀가 결혼해 자녀를 낳고 키워 독립시키는 것이다. 여기서는 그러한 대표적인 가족 유형을 대상으로 듀발(Duvall, 1977)이 구성한 8단계의 가족생활주기를 활용해 각 발달 단계에 맞는 가족의 건강 관리에 대해 서술하고자 한다.

가족생활주기 이론은 다음의 3가지 기본 가정을 갖는다. 첫째, 가족은 시간의 흐름에 따라 비슷하고 예측할 수 있는 방향으로 변해간다. 둘째, 가족 구성원은 성장 발달하고 상호 작용함으로써 환경의 요구에 반응한다. 셋째, 가족과 가족 구성원은 사회적·문화적 맥락과 그들 자신에 의해 설정된 과업을 일정한 시간과 공간 내에서 수행한다.

1) 가족 형성기

결혼으로 새로운 가족을 형성하는 시기이다. 원래의 가족으로부터 떨어져 나와 새로운 애정관계를 형성하는 시기로 앞으로 어떤 가족을 이루어 나갈지 깊이 생각하고 의논하는 때이다. 가족 형성기의 건강 관리 내용은 다음과 같다.

첫째, 행복한 결혼관계를 유지해야 한다. 이 시기는 각자 달리 살아온 사람들이 만나 새로운 가족을 형성하는 때이므로 서로 적응하고 규칙을 정해가면서 새로운 역할에 적응하도록 한다. 대화를 통해 의견을 조절하고 역할을 상호 보충해나가며 상대방의 요구와 관심에 스스로를 맞추기 위해 노력한다.

둘째, 가족 간에 조화로운 관계를 이룰 수 있도록 한다. 결혼한 부부는 자신이 성장한 가족에서 떨어져 나와 새로운 가족을 형성했으므로 부모, 시부모 및 처가 부모 등과 각기 다른 관계를 형성하게 된다. 확대된 가족원 모두와 새로운 관계를 형성하면서 서로를 이해하고 지지할 수 있도록 노력한다.

셋째, 건강한 가족계획을 수립해야 한다. 결혼한 부부에게 자녀를 언제 가질 것인가, 몇 명을 가질 것인가를 결정하는 것은 대단히 중요하다. 여성이 20대일 때 2~4년의 간격으로 출산하는 것이 임신에 의한 합병증을 줄일 수 있고 모성 사망률이 가장 적다는 사실이 잘 알려져 있음에도 불구하고 우리 사회 여성들의 평균 결혼 연령이 30세를 넘고, 평균 출산율이 1.25명 수준에 머무는 등 자녀 갖기에 대한 사회 문화는 지속적으로 변하고 있다.

성 역할과 부부 역할에 대한 적응, 가족계획에 대한 교육과 상담, 임신 중 교육과 상담, 의사소통 등도 이 시기 건강 관리의 주요 내용이다. 성생활 및 임신·출산과 관련된 정보의 부족은 성적·정서적 문제, 공포, 죄책감, 원하지 않는 임신, 성병 등을 초래할 수 있으므로 충분한 사전 지식을 갖는 것이 필요하다.

2) 출산기

첫 자녀의 출생에서부터 36개월 때까지로 자녀의 출생은 모든 가족 구성원들의 관계와 역할에 변화를 가져오게 하며 부부는 새로운 역할에 적응해야 한다. 부부가 둘 다 처음 경험하는 일이어서 부모 역할에 대한 준비가 되어 있지 않거나 자녀 양육에 대해 비현실적이고 낭만적인 생각을 갖는 등 많은 부부가 어려움을 겪는다. 새로운 가족 구성원을 맞이해 부모로서의 역할을 수행할 준비가 덜 된 사람들로 인해 가족이 위기를 겪기도 하고 자녀와의 관계에 영향을 미치기도 한다.

출산기는 부모 역할의 어려움으로 인해 이전과 같은 일상생활을 하는 것이 힘들고 수면 부족이나 재정적 부담으로 가족 간에 갈등이 심해지기도 하고 각자의 정상적인 사회생활을 유지하는 것이 어려운 시기이다. 자녀 양육과 가사노동에서 남편과 역할 분담이 평등하게 이루어지지 않으면 배우자에 대한 불만이 생기고 너무도 달라진 남녀의 역할과 책임으로 심한 갈등과 위기를 경험한다. 출산기 가족의 건강 관리 내용은 다음과 같다.

첫째, 태어난 자녀와 함께 안정된 가족 단위를 구성하기 위해 노력한다. 자녀의 출생은 가족 구조에 급격한 변화를 초래하므로 어머니, 아버지로서의 새로운 역할을 배워야 한다. 아기와 애착관계를 형성하고 아기의 반응을 파악해 요구를 충족시킨다. 아기가 성장함에 따라 그 시기에 달성해야 할 과업(대소변 훈련, 안전과 제한)을 이해하고 지도해야 한다.

둘째, 가족 구성원들의 여러 가지 요구와 발달과업에 따른 갈등을 조정한다. 성차별적 사회에서 남성보다는 여성이 태어난 아이를 돌보는 부담을 크게 갖게 되며, 육아에 적극적으로 참여하지 못한 남성은 본인의 역할 상실로 소외감을 느낄 수 있다. 남성의 참여를 독려해 새로운 가족 구조에 적응할 수 있게 하고 아기를 돌보거나 아기와 같이 놀아주는 등 부모 역할을 잘 수행하도록 하는 것이 중요하다.

셋째, 부부간의 만족스러운 관계를 유지하기 위해 노력한다. 자녀의 출생과 함께 부부간에 새로운 의사소통 양상이 나타난다. 남편은 자녀로 인해 아내의 관심이 멀어졌다고 생각할 수 있고 아내는 양육에 소극적으로 참여하거나 무관심한 남편에 대해 실망할 수 있으므로 부모로서의 책임뿐만 아니라 부부로서의 정신적·성적 욕구를 충족시키도록 활발하게 논의하고 평등한 협력관계를 유지해나가야 한다.

넷째, 태어난 자녀로 인해 새 역할이 부여된 확대가족에 대한 정체성을 확립해나간다. 새로 부모가 된 가족은 자녀로 인한 확대된 가족과 친구와의 관계에 적응해야 하며 서로 지지하고 도와주어 자녀 양육에서 오는 긴장감과 부담을 나눠야 한다.

이 시기 가족은 출산한 어머니와 태어난 자녀의 건강 관리에 집중적인 노력을 하게 된다. 특히 자녀의 충분한 영양 섭취와 안전한 주거 환경, 그리고 신체적 건강문제에 대한 조기 발견 및 예방에 관심을 가져야 하며, 육아 상담, 가족계획 등 전 가족원의 건강 관리를 위해 정기적으로 운동 및 건강 검진을 해야 한다.

3) 학령 전 자녀기

첫아이가 3세 때부터 학교에 입학하기 전까지의 시기이다. 아이가 한 명 이상일 수 있고 자녀의 활동량과 요구가 많아지는 때이므로 이 시기 부모는 바빠진다. 부모는 점점 더 많은 시간을 자녀 양육에 쏟게 되고 각자의 직업에서 업무도 늘어나면서 부부만을 위한 시간이 현저히 줄어든다. 학령 전기 아동은 어휘를 배우고 대화하면서 가족과 사회의 규범들을 익히고 자율성과 자기 조절, 그리고 독립심을 배워나간다. 학령전기 가족의 주요 건강 관리 내용은 다음과 같다.

첫째, 자녀들의 활동량이 많아짐에 따라 낙상, 화상 등 여러 가지 사고가 발생할 수 있으므로 주거 시설 안전 유지 및 관리가 중요하다.

둘째, 자녀들의 원활한 사회화를 돕는다. 학령전기 아동은 자아 개념이 발달하고 언어 발달이 빨라 자기 자신을 잘 표현한다. 가족 내에서뿐만 아니라 유치원 친구와의 관계에서 자신의 의사를 표시하고 다른 사람의 의견을 받아들이도록 하는 교육을 통해 친구들과 대화하고 함께하는 사회화의 과정을 원활히 진행한다.

셋째, 자녀가 한 명 이상일 경우 자녀들 간의 갈등 해소와 통합을 이루도록 한다. 새로 태어난 아기로 인해서 큰 자녀가 정서적으로 상처받지 않도록 교육해야 한다. 가장 좋은 방법은 부모들이 일정 시간 큰 자녀와 함께 많은 시간을 보냄으로써 부모가 자신을 변함없이 사랑한다는 것을 확신시켜주는 것이다.

넷째, 친구나 이웃 등 가족 외 사람들과 건강한 관계를 유지한다. 이 시기 아동들은 가정뿐 아니라 유아원이나 지역사회 놀이터 등에서 다른 아동들을 접하게 되며 부모들도 이웃이나 자녀를 통한 친구관계의 폭이 넓어진다. 현대사회에서는 혈연으로 인한 가족관계만큼이나 친구나 가까운 이웃이 가족의 큰 물적·심리적 자원이 된다. 자녀의 건강한 사회화를 위해서도 친구나 이웃과의 건강한 사회관계는 중요하다.

학령전기 가족의 건강 관리는 활동량이 많은 자녀들의 낙상과 화상 등의 사고와 사회화를 막 시작한 아동의 전염성 질환과 질병을 예방하는 일이 중요하다. 또한 형제들 간의 갈등과 경쟁을 해결하고 늘어난 가족 구성원 간의 의사소통을 원활히 이루어나가는 일도 중요하다.

이 시기는 부모 각자의 경력에서도 중요한 시기임에도 불구하고 육아에 대한 업무와 역할 분담의 형평성 문제나 육아의 어려움 때문에 부부간의 갈등이 유발될 수 있으므로 적극적인 소통과 평등한 역할 분담을 이루어나가도록 노력해야 한다. 자녀의 영양과 안전한 주거 환경, 그리고 신체적 건강을 위한 질병 예방 및 운동에 관심을 가져야 하며, 자녀뿐 아니라 부모의 건강 관리를 위해 정기적으로 운동과 건강 검진을 해야 한다.

4) 학령기 자녀기

이 시기는 첫아이가 6세 때부터 사춘기가 시작되는 때까지로, 자녀가 대부분의 낮 시간을 학교에서 보내기 때문에 부모에게 시간적 여유가 생기는 시기이다. 자녀들은 학교에 가면서 부모와 떨어지는 것을 배우게 되며, 부모는 자녀의 학교에서의 성취를 격려하며 가정 밖에서의 생활에 관심을 가지고 도와주어야 한다. 또한 자녀들이 공동체생활에 적응하고 사회의 질서와 규범을 익히고 지키도록 지도해야 하며 우호적인 친구관계를 형성할 수 있도록 적극적으로 지원해야 한다.

모든 가족 구성원들이 다양한 일정을 가지므로 서로 협조하며 만족할 수 있도록 조절하고 균형을 이룰 수 있도록 노력한다. 자녀의 생활과 활동 범위가 학교 및 지역사회로 확대됨에 따라 부모들의 관심의 범위나 교류 대상의 폭이 넓어진다.

이 시기는 자녀들이 활발한 활동으로 신체적 상해가 일어나기 쉬우므로 안전에 유의해야 한다. 또한 자녀의 제반 발육 과정, 학업 태도, 행동 등에 문제가 있는지 항상 살펴보고 특이점이나 어려움이 있으면 사전에 학교 선생님과 상의하고 예방해야 한다. 이와 더불어 자녀 및 부모의 건강 유지에 관심을 가지고 가족이 함께할 수 있는 레저 스포츠 등으로 건강을 증진하기 위해 노력한다.

5) 청소년 자녀기

첫아이가 13세 때부터 20세 때 사이의 시기로, 더 자율적이고 독립적이고자 하는 청소년 자녀들의 시도에 부모가 당황하게 되고 자녀와의 갈등이 촉발되는 때이다. 자녀들은 지적인 변화, 자기 정체성 형성, 생물학적인 성장이 급속히 진행되고, 이상과 현실 사이의 부조화와 미래에 대한 불안, 그리고 외모나 신체 조건에 대한 우려 등으로 정서적·정신적 방황을 겪으며 부모와 자주 대립하게 된다. 이 시기 부모는 자녀가 자유와 책임의 균형을 잘 맞추도록 도와주고 이전까지의 자녀 교육 방법과 가족운영체계는 사춘기 자녀의 역할과 규범에 적합하도록 변화시킬 필요가 있다. 이 시기 가족의 건강 관리를 위해서는 다음의 내용이 중요하다.

첫째, 부모와 사춘기를 겪는 청소년 자녀의 개방적인 의사소통은 매우 중요하지만 학업으로 분주한 자녀들과 자신의 일로 가장 바쁜 시기를 보내는 부모가 대화할 시간을 갖기 어렵다. 급속한 신체적 발달이 진행되는 시기임에도 학업에 얽매인 청소년 자녀들의 신체적 활동은 제한되고 잦은 패스트푸드 섭취나 불규칙한 식사로 질 좋은 영양 섭취도 어려움을 겪는다. 따라서 가족이 정기적으로 식사를 함께하며 대화의 시간을 가짐과 동시에 좋은 음식으로 영양을 공급하는 일이 매우 중요하다. 가족이 음식을 함께 만드는 과정을 통해 학업 스트레스에서 잠시 벗어나 가족의 공유된 책임을 생각해보고 창조적 사고를 할 수 있는 기회로 활용할 수 있다.

둘째. 청소년기 자녀들은 활발한 신체적 활동으로 골절이나 사고가 잦고, 또래 집단과 어울리는 과정에서 위험 행동, 약물, 음주, 흡연 등을 할 수 있다. 청소년기의 건강한 생활 습관은 성인이 되어서도 쉽게 바뀌지 않고 사춘기 자녀들의 신념과 가치관 형성에 부모가 가진 원칙과 기준이 매우 중요하므로 개방적이지만 엄격하게 건강 행위 유지를 위한 규율과 신념을 지키도록 하는 것이 중요하다.

셋째, 청소년기의 성 건강은 본인의 성인 시기뿐 아니라 이후 이세의 건강에 영향을 미칠 수 있는 중요한 요소이다. 청소녀의 초경 연령이 12세 이하로 빨라지고 20세 이전에 성관계를 경험하는 청소년이 증가하는 현실에서 피임, 임신과 출산, 월경 장애, 성 매개 감염 등 성에 관한 제반 교육은 매우 중요하다. 성 또는 재생산 건강에 대해 부모를 통해서 지식을 얻는 경우는 여전히 제한적이지만 부모는 자녀들에게 정확한 교육 자료를 제시하고 관련 상담도 적극적으로 담당해야 한다.

넷째, 자녀와의 갈등이나 교육비 등의 재정 부담 증가로 부모의 역할이 가중되어 부부간의 관계 만족도는 낮아지기 쉬우므로 부부의 원활한 관계 유지를 위해 노력한다. 부부가 중년기에 들어서면서 서서히 증가하는 심혈관계 질환과 대사증후군 등의 질환을 예방하기 위해 자신 및 배우자의 건강 관리에 적극적으로 나서야 한다. 학업으로 신체적 활동이 많이 부족한 자녀들과 정기적으로 운동을 같이 하거나 부부가 가벼운 운동을 자주 하면서 대화할 기회를 많이 만드는 것이 중요하다.

6) 성인 자녀 독립기

첫아이가 성인기로 접어들기 시작한 때부터 막내 자녀가 결혼해서 집을 떠나가는 때까지의 시기이다. 자녀 수가 감소했음에도 불구하고 자녀의 결혼 연령이 늦어지고 독립을 미루는 성인 자녀가 증가해 이 기간이 길어지고 있다. 성인 자녀는 대학 진학, 군 복무, 취업, 결혼 등 일련의 과정을 통해 다양한 사회 참여 활동을 하고 부모는 자녀의 성장과 사회 정착을 돕는 일에 집중한다. 자녀의 결혼과 출산으로 새로운 가족원이 생겨나기도 한다.

자녀 교육에 대한 책임과 심리적 부담이 줄어들면서 부부가 함께하는 시간이 늘어나고 관계도 다시 회복되는 한편 중년이 된 개개인의 사회적·경제적 책임과 역할이 증대되는 시기이다. 또한 부모세대의 죽음을 경험하면서 자신의 삶을 돌아보게 되는 시기이기도 하다. 부부는 점점 더 노쇠해가는 부모를 돌볼 의무가 있는데 자택, 너싱홈, 요양원 등 부모의 주거 형태와 연금, 저축 등 경제 상태에 대해 함께 계획하고 지원하며, 건강을 유지할 수 있도록 조언하고 관리할 의무를 수행한다.

이 시기에는 자식의 독립과 부모 역할의 감소로 상실감을 느끼며 특히 여성은 갱년기, 폐경기를 겪으면서 심리적·신체적 어려움을 겪는다. 남성 또한 신체적 쇠퇴와 갱년기 위기를 겪는다. 부모로서의 역할이 끝남에 따라 자신의 삶을 중히 여기게 되면서 이혼 등 가정의 위기가 발생할 수도 있다. 이 시기 가족의 건강 관리를 위해서는 다음의 내용이 중요하다.

첫째, 갱년기 및 폐경기의 호르몬 변화와 신체적 변화로 우울증이나 만성 질환이 증가하는데, 이를 예방하고 치유하기 위해 주기적으로 운동하고, 가정과 직장 이외에도 지역사회나 동호회, 종교기관 및 사회단체의 활동에 참여함으로써 사회관계의 폭을 넓혀나간다.

둘째, 심혈관계 질환 사망과 암 발생률, 만성 질환 유병률이 높은 연령대이므로 정기적으로 건강 검진을 받고 항상 자신 및 배우자의 건강을 살피고 관리해야 한다.

셋째, 직업이나 가족관계에 문제가 있을 경우 알코올 중독이나 우울증에 빠지기 쉬우므로 부부간에 솔직한 의사소통을 하는 것이 중요하다. 과음과 흡연 등 해로운 생활 습관을 줄이고 신체 활동을 증진하고 건강한 식습관 등의 건강 행위를 실천하기 위해 부부가 함께 계획하고 서로 지지하려는 노력이 필요하다.

7) 중년 가족기

마지막 자녀가 독립해서 떠난 후부터 퇴직 때까지로 보통 50세부터 노년기 전까지의 시기이다. '빈 둥지 시기(empty nest period)'로 불리기도 하는

데 사회 변화로 결혼하지 않거나 독립을 미루고 집에 머무는 성인 자녀의 증가로 6단계인 성인 자녀 독립기와 겹쳐지면서 그 차이가 줄어들고 있다. 중년기의 가족은 자신의 자녀를 양육하는 책임은 물론 노부모를 보살피는 이중의 역할을 수행하며 두 세대 사이에 위치하는 샌드위치세대(sandwich generation)이기도 하다. 이 시기에는 노년기에 접어드는 은퇴 후 생활에 대한 준비와 늘어난 자유 시간을 어떻게 활용할지에 대해 새로운 계획을 세워야 한다.

중년 가족기 가족 건강 관리의 중심은 부부의 건강이다. 이 시기에도 갱년기 및 폐경기의 호르몬 변화와 신체적 변화가 지속되어 만성 질환과 근골격계 질환이 증가하므로 주기적으로 운동하고 사회에 활발하게 참여하는 것이 필요하다. 정기적인 건강 검진과 꾸준한 건강 관리로 자신과 배우자의 건강 상태를 유지하는 것 또한 중요하다. 아울러 쇠퇴하는 신체적·정신적 건강 수준을 이해하고 대처하는 준비가 필요하다. 중년기의 골다공증은 노년기의 골절 위험도를 높이고 골절로 인한 기동 능력과 독립성 손실의 원인이 되므로 근육과 골밀도 강화를 위해 지속적으로 운동을 하는 것이 매우 중요하다.

8) 노년 가족기

본인과 배우자 모두가 퇴직한 이후, 또는 65세 노인이 되면서부터 사망 때까지의 시기이다. 이 시기는 개인의 건강과 경제적 상태, 그리고 가족관계 등에 의해 많은 영향을 받는다. 기대수명이 급속히 증가하면서 노인들에 대한 사회적인 태도나 노인 스스로 갖는 사회적 역할에도 많은 변화가 생기고 있다.

보통 여성의 기대수명이 더 길기 때문에 남성이 먼저 사망하는 경우가 더 많다. 혼자 남은 여성은 배우자 상실의 고통도 크지만 건강상의 어려움을 겪거나 본인 스스로를 돌보기 힘든 경우가 많고, 홀로 남겨진 남성은 의식주를 해결하기 어려운 경우도 많다. 홀로된 노인은 돌봄자가 필요한 경우도 많으며 사회복지제도나 시설뿐 아니라 지역사회, 종교단체 및 봉사조직의 도움이 필요할 수 있어서 이러한 제도나 조직을 잘 알고 이용하는 것이 중요하다.

노년기의 건강문제는 사회적 고립, 우울, 인지 능력의 감퇴(치매), 기타 정서적인 문제 등이 신체적인 문제와 복합되어 나타난다. 은퇴 후 생활비뿐 아니라 만성 질환과 관절염, 암 등 노년기 질병으로 의료비 지출이 증가하는 것에 대비해 은퇴 후의 경제에 대한 대비를 일찍부터 시작하는 것도 꼭 필요한 일이다. 이 시기의 가족 건강 관리를 위한 주요 내용을 살펴보면 다음과 같다.

첫째, 노년기에 독립성을 유지하면서도 안전하게 생활할 수 있는 환경을 만들어야 한다. 점차 자녀와 동거하는 것보다는 따로 살기를 원하는 노인이 늘고 있는데 노년기의 질환 상태를 관리하면서 독립적으로 행복한 삶을 영위하기 위해서는 노인에게 적합한 주거 환경과 안전한 돌봄체계 및 보건의료 시스템의 접근성이 좋은 주거지가 필요하다. 낙상은 노인들이 겪는 가장 큰 사고의 하나이고 이로 인해 다른 노인성 질환이 시작되는 경우가 많으므로 안전한 주거 시설을 확보하는 것이 필요하다.

둘째, 감소된 수입에 적응하면서, 노인성 질환 등 건강상의 문제가 있을 때 재정적인 어려움을 겪지 않도록 경제 관리를 잘해나가야 한다. 연금, 보험 등 준비한 노후 자금 이외에도 노인수당이나 각종 노인 고용 프로그램을 적극적으로 활용해 경제 활동에 참여하도록 한다.

셋째, 사회관계의 유지 및 확대가 필요하다. 노인은 사회적 관계에서 고립되는 경향이 있으므로 가족의 지지가 가장 중요하다. 전화나 방문 이외에도 이메일이나 SNS 등 다양한 수단을 활용해 자녀 및 손자녀, 형제 등 가족과의 관계를 활발히 유지하기 위한 노력이 필요하다. 특히 세계 최고의 노인 자살률을 낮추기 위해서는 가족 이외에도 지역사회 이웃이나 친구들과 함께하는 운동 동우회에 참여하는 등 건강 증진 활동 기회를 많이 만들도록 노력해야 한다.

넷째, 노년기에는 고혈압과 근골격계 질환 등 만성 질환이 급격히 증가하는데 이는 여성 노인에게서 두드러진다. 골다공증이 있는 경우 골절이 쉽게 일어나므로 근육 강화 및 체력 강화 운동을 꾸준히 하는 것이 필요하다. 특히 만성 질환 때문에 다량의 약을 복용하는 경우가 흔하기 때문에 약 복용 규칙을 준수해야 하며 처방 없는 건강보조제의 과다한 복용은 피해야 한다.

■ 참고문헌

김문실 외(2002), 『가족 건강과 간호』, 이화여자대학교출판부.

김문실 외(2007), 『가족건강관리』, 이화여자대학교출판부.

김혜경(2004), 「보살핌 노동의 정책화를 둘러싼 여성주의적 쟁점: 경제적 보상을 중심으로」, 『한국여성학』, 제20권 2호, 75~104쪽.

김혜영(2012), 「기로에 선 가족정책, 어떻게 할 것인가」, 『한국여성학』, 제28집 3호, 63~94쪽.

배은경(2009), 「경제위기와 한국여성: 여성의 생애전망과 젠더/계급의 교차」, 『페미니즘 연구』, 제9권 2호, 39~82쪽.

송다영(2008), 「일과 가족양립을 위한 가족지원서비스 발전방안에 관한 연구」, 『사회복지정책』, 제34권, 7~33쪽.

엘리자베트 바댕테르(2009), 『만들어진 모성』, 심성은 역, 동녘.

통계청(2016), 『2015 한국의 사회지표』.

한경혜·성미애·진미정(2005), 『가족발달』, 한국방송통신대학교출판부.

허민숙·신경아(2014), 「'가족들' 안과 밖의 여성 그리고 남성」, 『젠더와 사회』, 동녘.

Duvall, E. M(1977), *Marriage and Family Development*(5th ed.), Philadelphia: JB Lippincott.

Stacey, Judith(1990), *Brave New Family*, New York: Basic Books.

질병 예방과 건강 증진

2
제2장

1. 질병 예방

질병은 건강한 상태에서 이탈된 상태로 신체기관이나 계통의 기능 장애를 초래하는 신체적·심리적 변화를 의미한다. 질병 예방은 잠재적이고 실제적인 건강의 위협과 그로 인한 결과를 감소시키기 위해 질병 과정을 지연시키는 것을 뜻한다.

과거에는 질병문제를 다룰 때 단순히 치료를 강조해 생명 연장에 의의를 두었으나, 최근 경제 수준의 향상과 의학기술의 발달로 단순한 생명 연장보다는 건강수명 연장을 강조하고 있다. 이러한 측면에서 보면, 질병의 치료보다는 질병이 발현하기 이전에 예방하거나 초기 진단하는 것으로 초점이 이동되고 있다. 그러므로 건강에 영향을 미치는 개인의 행동과 생활 습관을 수정하고, 정기 검진을 통한 조기 발견 등으로 질병의 발현 및 악화를 예방하는 것이 중요하다.

1) 질병 예방의 3단계

질병 예방은 다음의 3단계로 생각해볼 수 있다. 먼저 1차 예방은 건강 증진 행위를 수행하고, 질병의 위험 요인에 노출되지 않도록 보호하는 것이다. 이는 생활 환경, 가족이나 개인의 습관 및 생활을 변화시켜 위험 요인을 없애거나 줄이는 것에 초점을 두는 것이다. 1차 예방의 예는 균형 잡힌 영양, 건강한 음식 섭취, 규칙적인 운동 등이 포함된다.

2차 예방은 질병이 발생한 후에 질병의 진행을 멈추거나 느리게 하는 것이다. 이 단계의 목표는 질병을 조기 발견·진단하고 적절한 치료를 통해 가능한 한 빨리 정상적인 건강 상태로 이끄는 것이다. 2차 예방의 예는 비만 어린이를 위한 신체사정, 혈액 검사, 운동 및 영양 프로그램 처방 등이다.

3차 예방은 급/만성 질환 및 상해의 결과로 인한 불구 상태를 호전시키고 더 이상의 진행을 예방하며 재활 치료를 통해 정상적인 사회생활로의 복귀를 촉진시키는 것이다.

이와 같이 질병 예방은 건강을 위협하는 것으로부터의 구체적인 보호 행위로서 질병 과정을 방지하는 행동을 취하는 것을 말한다. 단순히 발병을 막는 것뿐만 아니라 건강과 질병 상태의 모든 상관관계, 즉 질병 진행의 전 과정을 통해 실체를 파악하는 것으로 이해해야 한다.

2) 생애주기별 주요 건강문제

2014년 우리나라 주요 사망 원인은 암(악성 신생물), 심장 질환, 뇌혈관 질환, 고의적 자해(자살), 폐렴 순으로 나타났으며, 그중 사망 원인 1순위인 암은 전체 사망자(26만7천 명)의 28.6%인 7만6천 명(10만 명당 사망률 150.9명)이었다(표 2-1 참조).

생애주기별로 발생하는 대표적인 질환 유형을 살펴보면 영유아·아동기(0

〈표 2-1〉 2013-2014년 사망원인통계 결과

순위	2013년		2014년				
	사망원인	사망률	사망원인	사망자 수	구성비	사망률	'13 순위 대비
1	**악성 신생물**	149.0	**악성 신생물**	76,611	28.6	150.9	–
2	**뇌혈관 질환**	50.3	**심장 질환**	26,588	9.9	52.4	↑
3	**심장 질환**	50.2	**뇌혈관 질환**	24,486	9.1	48.2	↓
4	고의적 자해(자살)	28.5	고의적 자해(자살)	13,836	5.2	27.3	–
5	당뇨병	21.5	폐렴	12,021	4.5	23.7	↑
6	폐렴	21.4	당뇨병	10,526	3.9	20.7	↓
7	만성 하기도 질환	14.0	만성 하기도 질환	7,171	2.7	14.1	–
8	간 질환	13.2	간 질환	6,635	2.5	13.1	–
9	운수 사고	11.9	운수 사고	5,700	2.1	11.2	–
10	고혈압성 질환	9.4	고혈압성 질환	5,061	1.9	10.0	–

* 심장 질환에는 허혈성 심장 질환 및 기타 심장 질환이 포함됨(단위: 인구 10만 명당, 명, %)
출처: 통계청(2015), 「2014년 사망원인통계 결과」

~12세)에는 구강 질환·피부 질환·호흡기 질환·신경계 질환, 청소년기(13~18세)에는 구강 질환·정신 질환(자살 등)·소화기계 질환, 청년기(19~44세)에는 구강 질환·호흡기 질환·소화기계 질환·근골격계 결합조직의 질환·신경계 질환 등이다. 중년기(45~64세)에는 근골격계 결합조직의 질환·고혈압·당뇨병·소화기계 질환·구강 질환·심뇌혈관 질환, 노년기(65세 이상)에는 근골격계 결합조직의 질환·구강 질환·고혈압·당뇨병·심뇌혈관 질환, 호흡계 질환·소화기 질환 등이다(표 2-2 참조).

〈표 2-2〉 생애주기/질병 단계별 핵심적인 건강문제 개요

<table>
<tr><th></th><th>유아 · 아동</th><th>청소년</th><th>청장년</th><th>노년</th></tr>
<tr><td rowspan="2">조기 단계
(예방, 조기 관리 등)</td><td colspan="2" rowspan="2">■ 구강 질환
• 15~24세 의료비 1위(14.8%)
• 구강 질환 의료비의 51.6%가 환자 부담(2~18세)
• 12세 우식 경험 영구치지수 1.8개(주요 선진국은 0.6~1.2개로 예방 치료 미흡)</td><td>■ 병적 고도비만
• 유병률 빠른 증가
• 만성 질환 유발 · 악화</td><td></td></tr>
<tr><td colspan="2">■ 고혈압, 당뇨병 등 만성 질환
• 사망 원인 당뇨병 5위, 고혈압성 질환 10위
• 심뇌혈관 질환 유발 등 기저 질환</td></tr>
</table>

<table>
<tr><td rowspan="4">치료 단계
(중증 질환)</td><td rowspan="4">■ 선천성 질환
• 1~9세 사망 원인 3위가 선천성 기형
• 1인당 고액 진료비 뇌성마비 13위
■ 신생아 치료
• 2013년 조산 비율 6.5%로 지속 증가
• 신생아 집중 치료 및 수술 시설 부족</td><td></td><td>■ 임신 · 출산
• 환자 부담이 57%로 비급여 의료비 과다</td><td rowspan="2">■ 구강 질환
• 틀니, 임플란트 등 치아복원 비용 증가</td></tr>
<tr><td></td><td>■ 결핵
• 발생률, 사망률 OECD 1위</td></tr>
<tr><td colspan="2">■ 자살 등 정신 질환
• 10~39세 사망 원인 1위가 자살
• 정신 질환의 적극적 치료 기피
■ 사고 등 외상 및 화상
• 30세 이하 사망 원인 2위가 운수사고
• 외상대응체계 미비로 적절한 치료 미흡</td><td></td></tr>
<tr><td></td><td colspan="2">■ 암, 심뇌혈관 질환 등 4대 중증 질환
• 사망 원인 1~3위는 암, 심장 질환, 뇌혈관 질환
• 50개 고액 진료비 질환 중 40개 질환 해당
■ 척추, 관절 등 근골격계 질환
• 전체 질환군 중 의료비 1위(13.3%)
• 고가 영상 검사 등 비급여 부담 25.0%</td></tr>
<tr><td rowspan="2">후기 단계
(재활, 요양, 사망 등)</td><td></td><td></td><td></td><td>■ 치매
• 1인당 고액 진료비 30위</td></tr>
<tr><td></td><td></td><td colspan="2">■ 말기 환자의 의료비
•
말기 암 사망 3개월 내 환자 의료비가 전체 환자 의료비의 20%</td></tr>
</table>

출처: 보건복지부(2014), 「건강보험 중기 보장성 강화 계획」

3) 생애주기별 예방접종 종류 및 대상자

인간은 생애주기에 따라 나타나는 잠재적인 건강문제를 예방함으로써 건강을 유지할 수 있다. 이것은 내외적인 위험에도 인체를 방어해주는 방어 기전이 있기 때문이다. 방어 기전에는 태어날 때부터 가지고 있는 비특이적 방어 기전과 면역(immunity), 즉 특이적 방어 기전이 있다. 면역은 선천적으로 획득되는 면역과 후천적으로 획득되는 면역으로 구분된다. 이 후천 면역의 인공적 능동 면역은 백신(vaccine)을 접종해서 아주 가벼운 감염 상태를 거치게 함으로써 항체 생성을 통해 면역이 생기게 하는 것으로 아동기에 질병 예방을 위해 실시하는 예방접종이 대표적이다.

(1) 소아 예방접종

신생아기부터 시행하며 필수 예방접종과 선택 예방접종이 있다. 필수 예방접종은 국가에서 권장하는 예방접종으로 모든 영아가 반드시 맞아야 하며 보건소 및 의료기관에서 접종 가능하다. 필수 예방접종의 종류로는 B형 간염(HepB), 결핵(BCG: 피내용), 디프테리아/파상풍/백일해(DTaP, Td/Tdap), 소아마비/폴리오(IPV), 홍역/유행성이하선염/풍진(MMR), 수두(Var), b형 헤모필루스 인플루엔자(PRP-T/HbOC), 폐렴구균(PCV, PPSV), A형 간염(HAV), 일본뇌염(불활성화 백신, 약독화 생백신), 사람유두종 바이러스(HPV4/HPV2), 인플루엔자(불활성화 백신, 약독화 생백신)가 있다. 선택 예방접종은 국가에서 필수적으로 접종하도록 권장하는 예방접종 이외에 민간 의료기관에서 접종 가능한 것으로, 종류로는 결핵(BCG: 경피용), 로타 바이러스(RV1/RVS)가 있다. 이 중 주요 소아 예방접종에 대해 설명하면 다음과 같다(표 2-3 참조).

- HepB: B형 간염을 예방한다. 생후 0, 1, 6개월에 3회 접종한다. 어머니가 간염 보균자인 경우, 생후 12시간 이내에 면역글로블린(HBIG)과 함께 부위를 달리해 B형 간염 백신을 투여한다.
- BCG: 결핵을 예방한다. 생후 4주 이내에 접종한다. 피내주사용 BCG는 보건소에서, 경피주사용 BCG는 병원에서 접종 가능하다.
- DTaP: 디프테리아/파상풍/백일해를 예방한다. 생후 2, 4, 6개월에 3회 접종하고, 생후 15~18개월과 만 4~6세에 각각 1회 추가 접종한다. 만 11~12세에는 디프테리아/파상풍을 예방하기 위해 Td/Tdap 접종을 한다.
- IPV: 회백수염(소아마비)을 예방한다. 생후 2, 4, 6개월에 3회 기초 접종

〈표 2-3〉 소아 표준 예방접종 일정표

	대상 감염병	백신 종류 및 방법	횟수	출생~1개월 이내	1개월	2개월	4개월	6개월	12개월	15개월	18개월	24개월	36개월	만 4세	만 6세	만 11세	만 12세
국가 필수 예방접종	결핵	BCG (피내용)	1	BCG (피내용) 1회													
	B형 간염	HepB	3	HepB 1차	HepB 2차			HepB 3차									
	디프테리아 파상풍 백일해	DTaP	5			DTaP 1차	DTaP 2차	DTaP 3차		DTaP 4차				DTaP 5차			
		Td/ Tdap	1													Td/ Tdap 6차	
	폴리오	IPV	4			IPV 1차	IPV 2차	IPV 3차						IPV 4차			
	b형 헤모필루스 인플루엔자	PRP-T/HbOC	4			Hib 1차	Hib 2차	Hib 3차	Hib 4차								
		PRP-OMP	3			Hib 1차	Hib 2차		Hib 3차								
	폐렴구균	PCV (단백결합)	4			PCV 1차	PCV 2차	PCV 3차	PCV 4차								
		PPSV (다당질)	–									고위험군에 한하여 접종					
	홍역 유행성이하선염 풍진	MMR	2						MMR 1차					MMR 2차			
	수두	Var	1						Var 1회								
	A형 간염	HepA	2						HepA 1–2차								
	일본뇌염	JE (사백신)	5						JE(사백신) 1–3차						JE(사백신) 4차		JE(사백신) 5차
		JE (생백신)	2						JE(생백신) 1–2차								
	사람유두종 바이러스	HPV2/HPV4	2													HPV 1–2차	
	인플루엔자	Flu (사백신)	–					Flu(사백신) 매년 접종									
		Flu (생백신)	–									Flu(생백신) 매년 접종					
기타 예방접종	결핵	BCG (경피용)	1	BCG (경피용) 1차													
	로타 바이러스	RV1	2			RV 1차	RV 2차										
		RV5	3			RV 1차	RV 2차	RV 3차									

출처: 질병관리본부(2016), 「표준 예방접종 일정표(소아용)」

하고, 만 4~6세에 1회 추가 접종한다.

- MMR: 홍역/유행성이하선염/풍진을 예방한다. 생후 12~15개월과 만 4~6세에 각각 1회 접종한다.
- Var: 수두를 예방한다. 생후 12~15개월에 1회 접종한다.
- PRP-T/HbOC: 뇌수막염, 후두개염, 폐렴 등의 감염을 예방하기 위해 생후 2개월~만 5세 미만 모든 소아를 대상으로 한다. 생후 2, 4, 6개월에 3회 기초 접종하며, 생후 12~15개월에 1회 추가 접종한다. 만 5세 이상은 b형 헤모필루스 인플루엔자균 감염 위험성이 높은 경우(겸상적혈구증, 비장 절제술 후, 항암 치료에 따른 면역 저하, 백혈병, HIV 감염, 체액 면역 결핍 등)에 접종한다.
- JE: 일본뇌염을 예방한다. 생후 12~24개월에 1주일 간격으로 2회 접종하고, 2차 접종 후 12개월 뒤 3차 접종한다. 만 6세와 12세 때 각각 1회씩 접종한다.

이 외에도 폐렴구균 백신, A형 간염 백신, 사람유두종 바이러스 백신 등이 있다.

(2) 성인 예방접종

만성 질환자 및 면역 저하자 예방접종 후 시간의 경과에 따른 면역력 저하, 감염병 유행 역학의 변화, 해외여행 및 특수 직업 종사로 인한 감염병 노출 위험 증가, 신규 백신 개발 증가 등으로 지금까지 영유아를 중심으로 이루어졌던 예방접종이 성인을 대상으로 해서도 이루어져야 한다는 필요성이 대두되고 있다.

건강한 성인에게 일반적으로 권장되는 예방접종으로는 인플루엔자(모든 성인, 매년 1회), 디프테리아/파상풍/백일해(모든 성인, 매 10년마다 접종), 폐렴구균(65세 이상 성인), 대상포진(60세 이상 성인), A형 간염(20~30대 성인. 단,

30~39세는 항체 검사 후 음성인 경우) 백신이 있다. 그 이외의 경우에 필요한 예방접종으로는 B형 간염, 수두, 홍역/유행성이하선염/풍진, 인유두종(사람 유두종) 바이러스, 수막구균 백신이 있다. 이 중 주요 예방접종에 대해 설명하면 다음과 같다(표 2-4 참조).

- 폐렴구균: 19~64세 성인 중에서 위험군인 천식 등 만성 폐 질환, 만성 심장 질환, 당뇨병, 만성 간 질환, 만성 신부전, 신증후군, 해부학적 또는 기능적 무비증, 면역 저하자(선천성 면역 저하, HIV 감염, 백혈병, 림프종, 호치킨병, 다발성골수종, 기타 종양 질환, 고형 장기 이식), 장기간의 고용량 코르티코스테로이드를 포함한 면역 억제제 투여자, 인공와우 이식 환자, 뇌척수액 누출 환자에 대해 1회 또는 2회 접종한다.
- A형 간염: 40세 이상 성인 중 위험군인 만성 간 질환자, 혈액 제제를 자주 투여받는 혈우병 환자, 보육 시설 종사자, A형 간염 바이러스에 노출될 위험이 있는 의료진 및 실험실 종사자, A형 간염 유행 지역 여행자 또는 근무 예정자, 음식물을 다루는 요식업체 종사자, 남성 동성애자, 약물 중독자, 최근 2주 이내에 A형 간염 환자와 접촉한 자에게 항체 검사 후 접종한다.
- B형 간염: 항체/항원 검사 후 항원 음성이면서 항체 음성이면 예방접종을 실시한다.
- 수두: 19~39세 대상 위험군에 대해 항체 검사 후 2회 접종을 권고한다. 접종 권고 위험군은 의료인, 면역 저하 환자의 보호자, 교사, 학생, 군인, 교도소 재소자, 가임기 여성, 영유아와 함께 거주하는 청소년이나 성인, 해외 여행자이다.
- 홍역/유행성이하선염/풍진: 19~39세 대상 위험군에 대해 최소 1회 접종한다. 접종 권고 위험군은 의료인, 개발도상국 여행자, 면역 저하 환자를 돌보는 가족, 단체생활을 하는 성인이다. 가임기 여성은 풍진 항체가 있는지 확인한 후 음성이면 예방접종을 한다. 접종 후 1달간 피임한다.

〈표 2-4〉 성인 표준 예방접종 일정표

대상 연령의 모든 성인　　해당 위험군

대상 감염병	백신 종류	19~29세	30~39세	40~49세	50~59세	60~64세	65세 이상
인플루엔자	Flu	매년 1회 – 권고 등급 Ⅲ			매년 1회 – 권고 등급 Ⅰ		
파상풍/백일해/디프테리아	Td/Tdap	매 10년마다 Td 1회, 이 중 1회는 Tdap으로 접종 – 권고 등급 Ⅰ					
폐렴구균	PPSV	위험군에 대해 1회~2회 – 권고 등급 Ⅰ					1회 – 권고 등급 Ⅰ
A형 간염	HepA	2회 – 권고 등급 Ⅱ	항체 검사 후 접종 – 권고 등급 Ⅱ	위험군에 대해 항체 검사 후 접종 – 권고 등급 Ⅱ			
B형 간염	HepB	3회 접종이 불확실 때 항체 검사 후 접종 – 권고 등급 Ⅲ					
수두	Var	위험군에 대해 항체 검사 후 2회 접종 권고 – 권고 등급 Ⅱ					
홍역/유행성이하선염/풍진	MMR	위험군에 대해 최소 1회 접종: 가임 여성은 풍진 항체 검사 권고 – 권고 등급 Ⅱ					
인유두종 바이러스	HPV	여성 – 권고 등급 Ⅱ					
대상포진	Zoster					1회 – 권고 등급 Ⅱ	
수막구균	MCV	위험군에 대해 1회 또는 2회 – 권고 등급 Ⅱ					

출처: 질병관리본부(2012), 「성인 예방접종 가이드」

- 인유두종 바이러스: 11~12세에 예방접종을 완료하지 못한 25~26세 이하 여성에게 권장한다.
- 대상포진: 60세 이상 연령의 성인·노인에게 권장한다.
- 수막구균: 전 연령에서 위험군에 대해 1회 또는 2회 접종한다. 접종 권고 위험군은 해부학적 또는 기능적 무비증, 보체 결핍 환자, 군인(특히 신병), 직업적으로 수막구균에 노출되는 실험실 근무자, 수막구균 감염병이 유행하는 지역에서 현지인과 밀접하게 접촉이 예상되는 여행자, 기숙사 등에서 생활하게 될 단체생활 예정자 등이 해당된다.

4) 현대의 질병: 메르스(MERS)

현대에 위험성이 증가하고 있는 질병으로는 메르스(Middle East Respiratory Syndrome, MERS)가 있다. 중동호흡기증후군이라고 불리는 이 질병은 2012년 사우디아라비아에서 감염된 환자가 발견된 이후 중동 지역을 중심으로 2016년 4월 14일까지 26개국에서 1,741명이 감염되었고 675명이 사망했다. 발생 환자 대부분이 중동 지역과 직·간접적 연관이 있으며 보고된 예상 감염 경로로는 단봉낙타 접촉, 사람 간 밀접 접촉에 의한 전파가 있다.

메르스의 주요 임상 증상은 발열, 기침, 호흡곤란이며 이 외에도 두통, 오한, 인후통, 콧물, 근육통, 식욕 부진, 오심, 구토, 복통, 설사 등이 있다. 합병증으로는 호흡 부전, 패혈성 쇼크, 다발성 장기 부전 등이 있으며 치명률은 20~46%이다. 특히 당뇨병, 신부전, 만성 폐 질환, 면역결핍 질환 등 기저 질환을 가진 사람에게서 감염률이 높게 보고되고 있으며, 예후도 좋지 않다. 아직까지 치료를 위한 항바이러스제가 개발되지 않아 대증요법으로 치료하고 있으며 중증인 경우 인공호흡기, 체외막산소화장치, 투석 등을 한다.

메르스를 예방하기 위한 수칙으로는 일반적 감염병 예방 수칙 준수를 권고하고 있다. 그 예로는 손 씻기, 개인위생 지키기, 씻지 않은 손으로 눈, 코, 입 만지지 않기, 기침이나 재채기 시 휴지로 입과 코를 가리고 휴지는 쓰레기통에 버린 후 손 씻기, 여행 중 농장 방문 자제하기, 동물과 접촉하지 않기, 익히지 않은 낙타고기, 생낙타유 섭취하지 않기, 사람이 붐비는 장소 방문은 가급적 자제하기, 발열이나 호흡기 증상이 있는 사람과의 접촉 피하기, 발열·기침·호흡곤란 등의 증상이 있는 경우 즉시 병원 방문하기 등이 있다.

2. 건강 증진

건강 증진의 의미는 보다 양호한 건강 상태를 목표로 인간이 즐겁게 살아가면서 최선을 다해 자신의 건강 잠재력을 실현하고자 하는 것이다. 이를 위해 공기와 물, 도시 환경, 나 자신을 모두 청결하게 유지해야 할 것이다. 이러한 조건에서 사람은 안정된 상태로 건강하게 살 수 있고, 건강 증진을 통해 신체적·정신적·영적으로 건강해질 수 있다.

세계보건기구(WHO)에 의하면 건강 증진을 위해서는 건강한 생활양식을 유지하도록 격려하고 건강을 위한 지리적 환경 창출과 지역사회 활동의 강화, 건강서비스의 재인식과 건강을 위한 공공정책 수립 등을 강조해야 한다. 또한 건강 증진은 개인뿐만 아니라 가족과 지역사회 모두에게 중요하게 인식되어야 한다. 건강 증진을 위해서는 주민과 지역사회를 위한 보건복지 정책이 국제적인 수준의 건강 행위 표준으로의 변화를 지지하고 강화하는 차원으로 수립되어야 할 것이다.

질병 예방과 건강 증진은 개인과 집단이 건강을 관리, 개선할 수 있는 새로운 건강 행위를 추구하도록 변화시키는 것을 궁극적인 목적으로 하며, 대상자가 이를 수용·유지하고 스스로 건강문제에 책임감을 가지고 참여하도록 하기 위한 것이다.

1) 금연

흡연으로 인한 건강문제는 이미 전 세계적으로 잘 알려져 있으며 제도적으로 금연을 유도하기 위한 다양한 정책이 우리나라에서도 일찍이 시행되고 있다. 최근 그 정책의 일환으로 담배 값의 인상을 통한 흡연율 감소를 기대하고 있으나, 금연율의 증가나 장기적 금연 유지의 효과적 측면에서는 만족스럽지 못한 실정이다. 따라서 흡연의 유해성에 대한 정확한 지식 제공을 바탕으로 한 금연 유도가 성공적인 금연을 위한 첫 단계라 할 수 있다.

담배는 4,000여 종의 독성물질, 20여 종의 A급 발암물질과 인체에 해로운 니코틴, 타르, 일산화탄소 등의 성분으로 구성되어 있다. 담배의 주성분인 니코틴은 알칼로이드의 일종으로 담배 한 개비 속에 약 0.3~2.0mg이 함유되어 있다. 니코틴은 호흡기나 위장계 등의 점막을 통해 쉽게 흡수되고 피부를 통해서도 상당히 흡수된다. 주로 간에서 대사되지만 일부는 소변, 땀, 젖으로도 서서히 배설된다. 소량의 니코틴은 모든 장기조직을 흥분시키는 작용을 하고 대량으로는 마비 증세를 일으키며 특히 중추신경계와 자율신경계에 현저한 약리 작용을 나타낸다. 니코틴은 알칼리성 췌장액의 분비를 감소시키기 때문에 소화성 궤양을 잘 낫지 않게 한다. 또한 담배 연기 속에 있는 일산화탄소는 몸속에 흡수되어 혈액의 적혈구와 산소 대신 결합해 모세혈관의 만성적인 산소 결핍 상태를 가져와 혈관 내피세포가 손상되고 여기에 콜레스테롤이 침착하면 동맥경화증을 일으킨다. 특히 관상동맥경화증은 생명에 위험을 초래하며 담배를 피우는 사람은 협심증이나 심근경색증으로 사망할 비율이 비흡연자에 비해 50%까지 높은 것으로 알려져 있다.

타르에는 많은 유기화합물이 함유되어 있으며, 특히 3, 4-벤조피렌이라는 발암물질도 들어 있다. 담배 연기가 구강·인두·후두·기관지와 폐를 통과하면서 오랫동안 자극을 주기 때문에 여러 가지 암을 유발하고 발암물질이 섞여 있는 가래를 자신도 모르게 삼켜버리기 때문에 식도암을 유발하게 된다. 흡연으로 인해 그 발생이 증가하는 암으로는 구강암, 후두암, 식도암, 폐암, 방광암 등이 있다. 담배는 특히 폐암의 주원인이 되며 흡연자의 폐암 사망률은 비흡연자보다 10배 정도 높다. 또 담배 연기가 기관지 점막에 오랫동안 만성적인 자극을 가하면 점액의 분비가 많아지고 만성 기관지염과 폐기종으로 진행해 평생 기침과 가래, 숨이 차는 해소병으로 고생하게 된다.

근래에는 중년 이후 성인의 흡연 인구가 점차 줄어들고 있다. 청소년의 흡연율도 2009년 12.8%에서 2016년 6.3%로(교육부·보건복지부 질병관리본부, 2016) 감소 추세에 있지만 금연 교육에 대한 지속적인 관심이 필요하다. 담배는 끊는 것도 중요하지만 청소년 때 흡연을 시작하지 않도록 교육하는 것이 보다 효율적인 예방법이다. 스스로의 노력으로 금연하는 것이 바람직하나 필요하면 전문가의 도움을 받는 것이 좋다. 금연을 위한 약물요법에서 사용되는 일차 약물에는 니코틴 패치, 니코틴 껌, 니코틴 로렌즈(사탕), 부프로피온 서방정(bupropion SR), 바레니클린(varenicline) 등이 있으며, 약물요법과 상담이 병행되었을 때 더 효과적임을 알 수 있다(최민규·백유진, 2016). 금연을 결정했을 때 단번에 완전히 끊는 것이 가장 좋으나 담배에 대한 의존성 때문에 끊기가 어려울 때는 다음에 지시하는 방법대로 실천하는 것이 바람직하다.

첫째, 먼저 담배를 어느 시기에 끊겠다고 작정한다. 담배를 끊겠다는 결심을 다른 사람들에게 알려서 본인의 의지를 다지며 주위에서 격려할 수 있게 한다.

둘째, 금연 준비를 한다. 점점 횟수와 양을 줄여가는 방향으로 한다. 이때 하루에 피우는 담배 개피를 줄인다든가, 담배를 끝까지 피우지 않고 절반만 태우는 방법 등을 사용할 수도 있다. 또한 과식하지 않도록 한다. 특히 술, 커피, 고기류, 기름기 많은 음식은 담배를 피우고 싶은 욕구를 강하게 느끼게 하므로 의식적으로 피하도록 한다.

셋째, 완전히 금연한다. 혈중에 남아 있는 니코틴 성분을 감소시키기 위해 물이나 과일 주스를 자주 마셔 이러한 성분이 노폐물과 함께 배출되도록 한다. 담배를 피우고 싶을 때는 과자나 껌 등을 이용해서 구강 욕구를 대신 충족시킨다. 이와 더불어 충분한 휴식을 취해 스트레스가 누적되지 않도록 한다. 금연하게 되면 담배로 인해 야기되는 각종 질환에서 벗어나 건강을 유지할 수 있고, 가래가 없어지고, 위장 장애가 나타나지 않으며, 치아를 희고 깨끗하게 유지할 수 있다. 또한 담배 등을 구입하는 데 드는 비용을 절감할 수 있으며 화재의 위험으로부터 안전하게 생활할 수 있다.

2) 절주

한국인의 1인당 알코올 소비량은 2014년 기준 9.0리터로 이 수치는 OECD 국가들의 평균 수준에 해당한다(보건복지부, 2015a). 「2013 국민건강통계」에 따르면, 한국 남성의 음주율은 22.5%, 여성의 음주율은 7.2%로 남녀 간에 차이가 큰 것으로 나타났다. 또한 청소년의 음주율은 15%(남학생 17.2%, 여학생 12.5%)로, 이는 2009년에 보고된 청소년의 음주율인 21.1%(남학생 23.7%, 여학생 18.2%)에 비해 감소한 수치이다.

알코올이 건강에 미치는 영향은 알코올 섭취량에 따라 좌우된다. 알코올은 인간의 중추신경계를 억압하므로 섭취량에 따라 행동 양상도 다르게 나타난다. 혈중 알코올 농도가 0.03~0.05%일 때 미약한 두통, 이완된 기분을 느끼게 되고 알코올이 두뇌의 감정이나 욕망의 억제 중추를 억압하므로 어느 정도 낙천적이 되며 사회성이 좋아져서 자기 주장이 강화된다. 그러나 혈중 알코올 농도가 이보다 더 높아지면 운동 조정 능력, 언어와 지적 기능 장애를 초래한다. 혈중 알코올 농도가 0.1%가 되면 감각·운동 기능이 저하되고 0.2%가 되면 기능을 전혀 할 수 없다. 특히 알코올은 혈관을 확장시키므로 열감을 느끼고 홍조를 띠게 되며 체내 온도가 떨어진다. 또한 열 조절 기능을 저하시키므로 찬 온도에 노출되면 체온이 급격히 하강해 겨울에는 취중에 동사하는 경우가 발생한다. 알코올은 수면 양상에도 변화를 주어 음주 후 수면을 쉽게 취하는 듯하나 실제로는 숙면을 취하지 못한다. 또한 음주 운전은 교통사고를 야기하는 주요 요인이 된다.

이와 같이 한두 잔의 술은 식욕을 증진시키고 스트레스를 해소시킬 수 있으나 과음을 하게 되면 절제력을 잃고 건강을 해치는 경우가 있다. 일단 술을 마시면 위(胃)와 십이지장에서 바로 혈액에 흡수되어 온몸에 분포되고 모든 기관에 영향을 주게 되며 최종적으로 간에서 분해해 해독시킨다. 알코올이 분해되는 과정에서 생기는 아세트알데히드는 간세포를 파괴하고 간에 지방이 축적되면 간이 붓게 되고 간 기능이 나빠진다. 또한 알코올은 중추신경을 억제해 마비를 일으키고 운동 기능을 저하시킬 뿐만 아니라 주의력과 집중력을 떨어뜨려 기억력 장애를 일으키며 이해력이 없어지고 시간에 대한 개념을 흐리게 한다. 그리고 감정적으로 잠재되어 있던 생각이나 느낌이 표면화되고 자기 판단에 장애가 생기며 기분이 들뜨고 자신감이 넘치며 상황 판단을 냉정히 하지 못하게 된다.

알코올은 한창 자라나는 청소년들의 신체 및 정신에 부담을 줄 뿐만 아니라 임부가 알코올을 과도하게 섭취하면 해산 시 과운동, 발한, 떨림, 얼굴과 사지 경련 등과 같은 이상 증상을 초래하게 한다.

술은 일반 식품과는 달리 영양 성분이 거의 없는 기호성 음료로, 술을 지나치게 마시면 비만이나 성인병을 유발하기 쉬우므로 올바른 음주 습관 형성을 통한 절주가 필요하며 이를 위해서 술을 마실 때에는 다음의 지침을 꼭 지키도록 한다.

첫째, 자기 주량에 맞게 마신다.

둘째, 알코올을 분해, 해독하는 필수 영양소인 단백질이 풍부한 음식을 안주로 한다.

셋째, 즐겁고 기쁜 마음으로 마신다.

넷째, 같은 양이라도 서서히 오랜 시간 동안 마신다.

다섯째, 마시는 횟수를 최소한으로 줄인다.

여섯째, 단숨에 마시지 않고 음미하면서 마신다.

일곱째, 더 이상 술을 마실 수 없을 때는 '더 이상 마실 수 없다'는 의사를 확실하게 표현한다.

여덟째, 조금이라도 음주를 한 후에는 절대로 운전하지 않는다.

3) 운동

여가를 이용한 지속적인 신체 활동은 신체적·정신적 건강을 유지하는 방법의 하나이다. 특히 오늘날 많은 사람들이 운동 부족에서 오는 갖가지 퇴행성 질환으로 고통받고 있다. 학자들은 이러한 퇴행성 질환을 '운동 부족증'이라 하고, 이에 속하는 질병으로 심혈관계 질환, 고혈압, 뇌졸중, 비만, 당뇨병, 요통 등을 들고 있다. 운동의 신체적·심리적 효과를 거두기 위해서는 규칙적으로 운동하고 일정한 강도 이상으로 일정 시간 이상 지속하는 것이 필요하다.

규칙적인 운동의 효과는 신진대사의 증진, 생리적 기능의 향상으로 작업 능률과 피로 회복 능력이 향상되며, 멋진 자세 또는 멋진 체형의 유지, 스트레스 해소, 노화의 지연 등 심신의 기능을 증진하는 것으로 알려져 있다.

근육과 관절, 골격은 신체 활동과 자세 유지에 필수적이다. 운동을 통해 근육이 발달하고 관절의 유연성이 증가되는 등 근골격계가 강화된다. 근육의 발달은 신체의 힘과 지구력을 증가시켜 일상생활에서의 활력을 높여주고 관절을 안정시킨다. 또한 체중부하 운동을 적절히 하면 골밀도를 높여 골다공증을 예방할 수 있다.

규칙적인 운동은 심장을 튼튼하게 하며 혈액순환을 원활하게 한다. 혈중 저밀도 콜레스테롤의 수치는 낮아지고 고밀도 콜레스테롤의 수치는 높아져 심혈관 질환의 위험이 감소된다. 또한 호흡 활동에 필요한 근육과 폐가 발달해서 산소 섭취 능력이 향상된다. 산소 섭취 능력이 향상되면 강도가 높은 운동을 더 오래 지속할 수 있으므로 건강과 체력에 아주 중요한 의미가 있다. 고혈압은 심혈관 질환이나 뇌졸중에 매우 위험한 요소이다. 그런데 규칙적으로 운동하게 되면 말초혈관의 밀도가 증가하고 혈관의 탄력성이 유지되므로 고혈압을 예방하고 혈압을 감소시킬 수 있다.

많은 사람들이 운동 프로그램을 시작하는 주요 목적은 체중 감소이다.

운동을 하는 동안은 물론 운동이 끝난 후에도 대사율의 증가 상태가 2~3시간 동안 유지된다. 근육이 많으면 신진대사가 증가해 에너지 소모량이 더욱 많아진다.

규칙적이고 적절한 운동은 면역 능력을 향상시키고 질병에 대한 감수성을 낮춘다. 그러나 심한 운동 후에는 에너지의 고갈과 노폐물의 축적을 가져와 오히려 면역력이 감소되므로 유의해야 하고 운동을 하고 난 뒤에는 충분한 휴식이 필요하다. 호흡기 질환, 소화기 질환, 근육통 등이 발생하면 운동을 쉬는 것이 좋다.

규칙적인 운동은 스트레스에 의해 생성된 화학적 부산물을 소멸시켜 신경계를 균형 상태로 돌아가도록 촉진함으로써 스트레스 정도를 감소시킨다. 또한 엔돌핀, 도파민 등의 분비가 증가해 통증이 감소되고 평화롭고 안정된 마음 상태가 되며, 우울증이 완화된다. 이 외에도 규칙적인 운동은 체력을 향상시킬 뿐만 아니라 신체적 외형을 멋있게 만들어준다. 사람들은 근력, 유연성, 컨디션이 향상되었을 때 자신감을 갖는다. 더욱이 자신의 신체적 외형에 만족하면 자아 존중감과 사기가 한층 높아진다.

운동은 높은 수준의 건강과 활력을 유지하는 데 도움이 되며 결과적으로 삶의 질을 증진하는 효과가 있는 것으로 알려져 있다. 그러나 과도한 운동은 노폐물의 축적과 활성산소의 발생으로 건강을 해치거나 수명을 단축시킬 수도 있다는 보고가 있으므로 적절하게 운동을 하는 것이 중요하다.

4) 영양

영양이란 '생명체가 생명을 유지하고 성장, 발육하기 위해서 외부로부터 여러 가지 물질을 섭취해 건강한 신체조직을 구성하고, 에너지를 발생시켜 생명 현상을 유지하는 과정'이라고 WHO는 정의하고 있다. 다시 말해 우리의 몸이 외부로부터 물질을 받아들이게 되면, 이 물질을 분해하고 흡수함으로써 물질 속에 있는 여러 가지 요소를 적절하게 우리 몸 안에서 사용하는 것이다. 이 과정에서 일할 수 있는 힘과 체온을 따뜻하게 유지하는 열이 생성되고, 성장 발육이 일어나며, 생명 현상도 유지됨으로써 건강한 생활을 누리게 된다.

영양 관리에서 가장 중요한 것은 식생활이며, 이는 건강한 생활과 직접적으로 관련된다. 동서양을 막론하고 건강을 위한 일상적인 식생활의 원칙은 균형 잡힌 영양이다. 이를 위해서 우리 주변에 있는 모든 식품, 즉 각종 곡류, 채소류, 과일류, 해조류, 육류, 생선류, 당류 등이 모두 필요하다. 따라서 특정 식품을 신봉해 선택적으로 섭취한다든가 특정 식품을 혐오해 거부할 경우에는 영양의 균형이 무너진다. 최근 중년기와 노년기에 접어드는 사람들 중 각종 성인병으로 고생하는 사람이 늘어가면서 특정 식품을 기피하거나 혹은 특정 식품만을 건강식이라고 해서 장기적으로 섭취하는 경향이 생기고 있는데, 이런 형태의 식생활은 도리어 건강에 해를 끼치게 될 수 있다는 것을 명심해야 한다.

영양소의 필요량은 연령, 성별, 체격, 개인의 활동량, 건강 상태, 유전적 조건, 환경적 조건, 생활 양식 등 여러 조건에 따라 다르게 결정된다. 우리가 무엇을 얼마나 먹어야 하는지에 대해 전문가들이 제시한 기준이 있는데, 이를 '영양섭취기준(Dietary Reference Intakes, DRIs)'이라고 한다.

2015년 보건복지부가 제시한 에너지 필요 추정량에 따르면 남자 청소년의 경우 하루 2,500kcal 내지 2,700kcal, 여자 청소년의 경우 2,000kcal이다. 우리나라 청소년들은 대부분 일찍 등교하고 독서실, 학교에서 밤늦게 귀가하므로 신체적으로 피곤하고, 수업, 입시, 취업 등으로 스트레스가 많고 정신적으로 불안하며, 운동이 부족해 불규칙하고 불균형적인 식습관을 갖고 있는 경우가 많다. 여자 청소년의 경우 식사보다는 옷과 유행, 외모에 관심이 더 많고 체중 관리에 대한 욕망이 강해 균형 잡힌 식사에 대한 관심은 적은 편이다. 따라서 많은 여학생들이 불규칙한 식생활을 하며, 때로는 굶거나 외식, 가공식품, 청량음료 등으로 해결하고 때로는 포식을 하므로 비만, 골절, 충치가 생기기 쉽다. 그러므로 부모는 청소년이 적당한 양의 음식물을 섭취하도록 도와주고 균형 잡힌 식사의 중요성을 강조함으로써 청소년 자신이 자기 건강에 대해 책임의식을 갖게 해야 한다.

청년기의 영양 습관은 중년·노년기의 균형 잡힌 식습관을 형성하는 데 기본이 되므로 개인의 신체적 요구와 음식 섭취 사이에 기능적 균형을 이루는 식사 형태를 갖는 것이 중요하다. 청년기 남성은 하루에 2,600kcal의 섭취를 권장하고 있으며 비타민 C, E, B6, 리보플라빈이 다량 함유된 음식물을 섭취해야 하는 것이 중요하고, 청년기 여성은 하루에 2,100kcal의 섭취를 권하며 단백질, 비타민 C, A, E, B6, 리보플라빈의 섭취를 더 많이 요한다.

최근 대중매체의 영향으로 건강과 미에 대한 관심이 높아지면서 건강한 신체와 아름다운 몸매를 갖고자 하는 열망에서 다이어트를 하는 사람들이 늘어나고 있다(정은진·장은재, 2016). 특히 젊은 여성들의 무리한 다이어트로 인한 과도한 체중 감량은 여성호르몬 분비 부족으로 월경불순을 초래하며, 장기적으로 지속될 경우 골다공증 또는 면역 기능이 악화될 수 있다. 체중을 감량할 필요가 있을 경우 전문가의 도움을 받아 신체나 건강에 무리가 가지 않도록 장기적으로 수행하는 다이어트를 해야 하며 무조건 식사를 제한하기보다는 최적의 건강 상태를 유지하기 위해 개인의 신체적 요구에 맞는 음식물을 섭취하면서 필요에 따라 운동, 스트레스 관리법 등을 병행하는 것이 필요하다.

중년이 되면 섭취해야 할 영양소도 변하므로 식습관의 변화가 요구된다. 또한 비만이 주요 건강문제의 하나가 되므로 전반적으로 칼로리를 줄여야 한다. 그러나 필요한 영양소는 골고루 섭취할 수 있도록 주기적으로 바로잡아주는 것도 중요하다. 콜레스테롤, 포화지방(saturated fat)과 당분 등을 많이 섭취하면 동맥경화증과 심장 질환을 초래할 수 있다. 그러므로 중년기에는 적절한 영양소를 섭취할 수 있는 식습관을 가지도록 노력해야 한다. 즉 균형을 이룬 영양 섭취와 지속적이고 주기적인 운동을 함으로써 일정한 몸무게를 유지할 수 있도록 한다.

노인이 되면 체내의 골격근이 감소하고 신체 활동량이 줄어들므로 기초대사율이 감소한다. 감소된 에너지양의 1/3은 기초대사율의 감소 때문이며, 2/3는 신체 활동의 감소 때문이다. 따라서 노인들은 과거의 식사량을 그대로 유지하면 열량 공급이 수요에 비해 과다해져서 비만이 된다. 따라서 중년기에 비해 열량을 20~25% 줄여서 섭취해야 한다. 우리나라 노인의 영양 권장량은 성인에 비해 크게 다르지 않고 열량만 감소되지만 실제 노인들은 권장량에 비해 열량, 단백질, 칼슘, 비타민 A, 비타민 C 등의 섭취가 부족한 경향이 있다.

따라서 우리가 음식을 통해서 섭취하는 영양소를 몸속에서 충분히 잘 활용해 양호한 건강을 유지하기 위해서는, 첫째, 우리 몸에 알맞은 열량과 영양소의 양을 알고 여기에 맞게 식단을 짜야 한다. 둘째, 식단이 작성되면 기호에 맞추어 식품을 잘 조리해 즐거운 마음으로 먹어야 한다. 셋째, 항상 편안한 마음가짐과 만사에 낙관적이고 긍정적인 태도로 생활해야 한다. 넷째, 충분한 휴식과 적절한 운동이 뒤따라야 한다.

5) 비만

2013년 미국의 건강측정평가연구소의 연구 결과에 따르면 전 세계 인구의 3분의 1에 해당하는 21억 명 이상이 과체중이거나 비만인 것으로 추산되고 있다. 우리나라의 비만 유병률(만 19세 이상)은 1998년 26.0%에서 2007년 31.7%로 증가한 후 최근 8년간 약 31~33% 수준을 유지하고 있다. 남자는 2005년부터 2011년까지는 약 35% 수준이었으나 2012년부터 점차 증가해 2015년에는 39.7%였다. 여자는 1998년부터 2015년까지 약 23~27%

수준을 유지하고 있다. 소아·청소년 비만 유병률(만 6~18세)은 남자의 경우 2001년 10.3%에서 2007~2009년 사이에는 13.4%, 2013~2015년 사이에는 13.7%로 증가하는 경향을 보였다. 여자의 경우 2001년 7.6%에서 2010년 이후로 9.5% 수준을 유지하고 있다. 비만은 이제 전 세계적인 건강문제이며 만성병의 차원에서 다루고 있다.

① 정의

체중은 체지방 체중과 제지방 체중으로 분류할 수 있다. 체지방 체중이란 신체의 지방 무게를 말하며, 제지방 체중이란 총 체중에서 지방의 무게를 뺀 수치를 말한다.

비만이란 총 체중에 대해 체지방 체중이 차지하는 비율이 높은 것이라고 정의할 수 있으며 과체중과는 구별된다.[1] 젊은 남자의 경우 체지방률이 20% 이상, 여자의 경우 30% 이상일 때를 비만이라고 한다.

1 비만은 체중 자체가 많이 나가는 것보다 체지방의 비율이 높은 것으로 정의한다.

② 유형

우리가 섭취한 음식은 신체가 요구하는 소모 열량을 초과하면 이 초과된 열량이 주로 지방 형태로 저장된다. 비만의 유형도 지방세포의 수와 크기에 따라 비후비대형과 비대형으로 구분한다.

가. 비후비대형(hyperplastic-hypertrophic pattern) 비만

지방세포가 많이 증식하는 시기에 과도한 열량 섭취로 지방세포의 수가 증식되는 형태를 말한다. 주로 청소년의 비만이 여기에 속한다.

나. 비대형(hypertrophic pattern) 비만

지방세포 수가 고정된 후 과도한 열량 섭취로 지방세포의 수는 변화 없이 지방세포의 크기가 증대되는 형태를 말한다. 주로 성인의 비만이 여기에 속한다.

③ 원인

비만의 원인 규명과 관련된 이론은 많으나 아직까지 비만의 정확한 원인은 밝혀지지 않았고 여러 가지 요인에 의한 만성 질병으로 공식 인정되고 있다. 비만의 원인은 외인성과 내인성으로 구분한다.

가. 외인성 비만

1차성 비만이라고도 하며 과거에는 유전적 요인과 환경적 요인(심리적 요인, 사회·문화적 요인, 경제적 요인)으로 구분해 설명했으나 최근에는 유전적 요인과 환경적 요인, 신체적 요인을 통합한 개념으로 보는 경향이 있다.

- 유전적 요인: 부모가 비만일 경우 자녀의 비만 발생 빈도가 높다.
- 심리적 요인: 사람에 따라서는 심리적인 스트레스가 있을 때, 사랑이나 관심의 결핍, 긴장, 불안, 외로움의 문제를 먹는 것으로 해소하는 경우가 있는데 이것이 비만의 원인이 될 수도 있다.
- 사회·문화적 요인: 사회관계가 복잡해짐에 따라 모임, 회식이 많아지면서 과식과 과음을 하게 되고 이것이 비만을 불러온다고 보는 견해이다.
- 경제적 요인: 경제적으로 어려울 때 먹기 편하고 칼로리가 많은 패스트푸드를 섭취하므로 비만을 불러온다는 견해이다.
- 신체적 요인: 청소년기, 즉 지방세포의 수가 증식하는 시기에 영양이 과한 음식을 섭취했을 때 비만의 요인으로 작용한다는 견해이다. 특히 최근에는 비만 아동이나 청소년이 비만 성인이 되는 경향이 크므로 신체적 요소를 간과해서는 안 된다.

나. 내인성 비만

신진대사 장애가 원인이 되므로 2차성 비만이라고도 한다. 즉 갑상선 기능 저하증, 쿠싱증후군, 코티졸 분비의 증가 등이 지방조직 침전과 체중의 증가를 야기한다. 내인성 비만의 특성은 비만 정도가 심하지 않고 발생률이 낮다는 것이다.

④ 진단

비만은 표준체중법과 체격지수에 의한 방법으로 진단이 가능하다.

가. 표준체중법

표준 체중은 신장을 기준으로 정해지며, 비만도는 다음과 같이 실제 체중에서 표준 체중을 뺀 것을 다시 표준 체중으로 나눈 값의 백분율을 말한다.

비만도={(실제 체중−표준 체중)/표준 체중}×100(%)

표준 체중에 대해 비만도 ±10% 이내를 정상, 10~30% 미만을 비만, 30% 이상을 고도비만이라고 판정한다.

나. 체격지수에 의한 방법

신장과 체중을 조합한 체격지수에 의해 비만을 판정하는 방법에는 신체질량지수가 흔히 이용된다. 신체질량지수란 다음과 같이 체중을 신장의 제곱으로 나눈 것이다.

신체질량지수(BMI)=kg/m^2

우리나라 비만학회에서 제시하는 비만 판단 권고 지침에 의하면 신체질량지수 18.5~22.9는 정상, 23~24.9는 위험체중, 25~29.9는 1단계 비만, 30 이상은 2단계 비만으로 판단하고 있다.

⑤ 비만이 인간에게 미치는 영향

비만이 사람들에게 미치는 영향은 크게 심리적, 신체적 영향으로 구분할 수 있다.

가. 심리적 영향

날씬한 외모가 이상적으로 간주되는 현대에 비만자가 가장 힘들어하는 것은 외모 콤플렉스이다. 외모상의 고민으로 심리적인 갈등을 초래해 열등의식과 무가치감, 사회적인 격리감을 본인 스스로가 만들게 되어 정신적 문제까지 유발할 수 있다. 특히 비만아의 경우 자신감 상실과 불만감이 고조되며 성인이 되어서도 사회에 적응하기 어렵게 되고 우울증, 자폐증, 신경과민 등의 정신 질환 증세를 보이기도 한다.

나. 신체적 영향

비만이 신체에 미치는 영향은 다음과 같다.

- 신체적으로 순발력이 떨어지고 동작이 느려지며, 조금만 움직여도 불편감을 느끼게 된다.
- 콜레스테롤 수치가 상승해 만성 질병이 조기에 발생한다.
- 사망률이 정상인보다 높다(주원인: 고혈압, 당뇨병, 담낭 질환).
- 당뇨병과 같은 내분비 질환 발생에 영향을 준다.
- 여러 종류의 암 발생을 증가시킨다.
- 지방 축적이 흉부 운동을 억제하므로 폐 기능 장애를 초래한다.
- 하지 정맥혈 복귀에 장애가 발생한다.
- 상처 치유가 지연된다.
- 척추 하부와 체중을 지탱하는 관절에 장애가 생길 수 있다.
- 과도한 발한과 마찰로 악화되는 피부 통합성의 문제 등이 있다.

⑥ 비만 관리

먼저 비만의 원인을 분석한다. 24시간 동안 섭취한 음식물과 활동량을 기록·분석하고 비만과 관련한 환경적 요인도 분석한다. 음식물 섭취에 대한 지식이 부족하거나 올바른 식습관이 정착되지 못하면 신체에서 필요한 이상의 영양을 섭취하게 되므로 식이요법, 식생활 습관 수정, 운동에 대해 긍정적으로 생각할 수 있도록 변화해야 한다. 행동 수정은 본인의 의지가 선행되어야 하므로 자발적으로 체중 감량의 이행 의지를 갖는 것이 중요하며, 이 결정을 잘 이행하도록 그룹을 조성한다. 또한 식사를 자극하는 외부 요인에 대해 올바르게 판단할 수 있는 지식을 강화함으로써 '할 수 있다'는 자신감을 갖는다. 이와 더불어 식사 제한으로 인한 불안감과 좌절감에 대한 대처 기전을 개발한다. 비만을 해결하기 위해서는 지속적이고 장기적인 접근이 필수적이므로 규칙적인 추후 관리가 중요하다.

6) 대사증후군

대사증후군은 과거에는 원인이 정확히 밝혀지지 않아 X증후군으로 불렸다. 그러나 연구가 계속되면서 포도당을 분해해 간, 근육 등으로 보내는 역할을 하는 인슐린이 제대로 만들어지지 않거나, 제 기능을 하지 못할 경우 당뇨병, 고혈압, 뇌졸중, 심장병 등 각종 성인병이 생긴다는 사실이 밝혀졌다. 인슐린이 포도당을 제대로 운반하지 못하는 것을 인슐린 저항성이라고 하는데, 대사증후군은 인슐린 저항성으로 인해 나타나는 복합적인 병증을 일컫는다. 이 때문에 대사증후군을 인슐린저항증후군이라 부르기도 한다.

대사증후군의 원인은 체내에 인슐린이 있더라도 저항성으로 인해 고혈당은 개선되지 않은 채 인슐린 농도만 높아지는 데 있다. 주요 증상은 혈당 대사 이상으로 인한 당뇨병, 지질 대사 이상으로 인한 중성지방 증가, 고밀도 콜레스테롤 감소, 나트륨 성분 증가로 인한 고혈압, 요산 증가로 인한 통풍(痛風) 등이다.

2012년에 조사한 결과에 의하면, 한국인의 경우 30세 이상의 남성은 31.9%, 여성은 29%의 대사증후군 유병률을 보였다. 미국 국립콜레스테롤교육프로그램(NCEP)이 제시한 진단 기준은 다음과 같다. ① 복부 비만: 허리둘레 남성 102cm(동양인 90cm), 여성 88cm(동양인 80cm) 이상 ② 중성지방: 150mg/dL 이상 ③ 고밀도 콜레스테롤: 남성 40mg/dL, 여성 50mg/dL 미만 ④ 공복 혈당: 110mg/dL 이상 또는 당뇨병 치료 중 ⑤ 혈압: 수축기 130mmHg 이상 또는 이완기 85mmHg 이상이다. 이 가운데 3가지 이상이 해당되면 대사증후군이다.

대사증후군을 예방하기 위해서는 달리기, 산책, 빨리 걷기, 등산, 사이클 등 꾸준한 운동과 과일, 야채, 현미밥 등 식이섬유소가 함유된 저혈당 식품 위주의 식생활을 하는 것이 중요하다.

7) 정신건강 관리

정신이란, 흔히 인간을 신체(soma)와 정신(psyche)의 두 면으로 나누어볼 때 신체적 현상에 대응하는 인간 특유의 생각과 감정, 언어, 행동 현상을 말한다. 인간이란 하나의 유기체로서 근본적으로 두 부분으로 구별해 이야기할 수 없다. 신체와 정신은 상호 연관되어 있으며 정신적 현상도 항상 그 기저에는 신체적 현상과 어떤 관련성을 가지고 있다.

정신건강을 이야기하는 데 있어서 중요한 것은 인간의 생각과 감정이 어떻게 생성되고 조절되며 대인관계에서 어떤 역할을 하는지, 대인관계는 어떻게 형성되며 행동과 감정에 어떤 영향을 미치는지 등이다. 행동은 생각과 감정의 표현이자 그 자체가 대인관계에서의 적응 수단일 수 있고 이것이 생각과 감정에 영향을 끼치므로 이들 행동이 어떻게 조직화되어 이용되는지를 이해하는 것이 중요하다.

생각과 감정, 행동이 서로 밀접하게 관계를 가지고 평형을 이루어 자기가 처해 있는 환경에 잘 적응하도록 통합되었을 때 정신적으로 건강하다고 할 수 있다. 즉 정신이 건강하다면 자기의 생각이나 감정, 행동을 자신이 처한 환경에 맞추어서 필요한 일들을 해나가고 문제를 해결하며 이에 따라 자기 생활에 만족할 수 있는 사람이 될 것이다.

정신건강을 평가할 때는 신체적 요소와 심리적, 사회적 요소가 기초가 된다. 보편적으로 사용되는 정신건강 평가 기준은 미국의 여성 심리학자인 야호다(Marie Jahoda)가 제시한 다음의 6가지이다.

- 자신에 대한 긍정적 태도(positive attitudes toward self)

자신을 하나의 인간으로 수용하고 자기의 욕구와 행동을 알며 자신에 관해 어느 정도 객관적으로 볼 수 있고 자기 인식을 할 수 있는 것을 말한다. 이를 위해서는 자기 이해와 자기 수용, 자기 개방이 필요하다. 정신적으로 건강한 사람은 자신을 정확히 이해하며 자신을 있는 그대로 인정하고 받아들이며 다른 사람에게 있는 그대로의 자신을 솔직하게 나타내 보일 수 있다.

- 개인의 성장과 자기 실현(personal growth and self-actualization)

  성장·발달해나가는 과정에서 발달과업을 잘 달성하고 있으며 잠재력을 개발해 실현하고 새로운 성장과 발달, 도전을 하는 것을 말한다.

- 통합력(integration)

  개인의 내적·외적 갈등 및 욕구와 기분, 정서를 조절함에 있어 균형을 이루는지, 겉으로 표현되는 것과 내적으로 억압되어 있는 것 간에 균형을 이루는지를 말한다.

- 사회적인 영향으로부터의 독립(independence from social influences)

  타인으로부터 독립해 결정과 행동을 스스로 조절하는 개인의 능력으로, 의존과 독립의 조화, 자기 행동 결과의 수용 등을 포함한다.

- 현실과의 적절한 접촉(adequate contact with reality)

  주위 환경에서 발생한 상황에 대해 얼마나 현실적인 판단을 하며 받아들일 줄 아는지를 말한다.

- 환경에 대한 지배력(environmental mastery)

  살아가면서 당면하게 되는 여러 가지 상황에 대해 얼마나 문제 해결을 잘하고 적절히 대처해나갈 수 있는지를 말한다.

호플링(Charles Hofling)은 정신건강에 대해 상황에 대한 현실적 판단(realistic appraisal of the situation), 성숙한 양심(mature conscience), 남을 사랑할 수 있는 능력(ability to love others), 자신의 욕구에 대한 분출구를 찾

을 수 있는 능력(ability to find outlets for their own needs)의 4가지 특징을 들고 있다.

이와 같은 학자들의 견해를 종합하면, 정신적으로 건강한 사람은 자신에 대해 현실적인 판단을 하며, 있는 그대로의 자신을 받아들이고, 타인에 대해 진정한 관심을 가질 수 있으며, 외적인 가치보다 내적인 가치를 중요시하고, 다른 사람에게 해를 끼치지 않으면서 자신의 일을 해나갈 수 있고, 인격의 혼란 없이 스트레스나 좌절을 이겨낼 수 있는 사람이라고 할 수 있다.

(1) 스트레스 관리

인간과 동물은 환경에 적응하며 살아가고 있다. 혐오스러운 자극이나 어려운 상황들에 부딪힐지라도 이에 대처해나가야 한다. 스트레스란 이러한 자극(stressor)에 대한 내적 반응을 말한다. 소음이나 시각적 공해, 더위·추위 등은 신체적 스트레스이며, 긴장이나 걱정을 자아내는 승진에 대한 압박, 학업 성적, 이성문제, 주위 친지의 사망 등은 정신적인 스트레스이다. 스트레스는 호르몬 분비, 신경 내분비의 변화, 자율신경계의 항진과 행동 반응을 유발하는데, 불유쾌한 자극의 강도와 유형에 따라 다양하게 나타난다.

모든 부분에서 변화가 빠른 속도로 진행되고 있는 현대사회에서 스트레스는 불가피하다. 스트레스 연구의 선구자인 셀리에(Hans Selye)는 스트레스를 '신체에 가해지는 어떤 요구에 대한 신체의 불특정한 반응'으로 정의했다. 스트레스에 대한 신체의 반응은 신경계, 내분비계, 면역계 모두를 포함하며, 이는 역으로 신체의 모든 기관에 영향을 미친다. 스트레스는 시간이 지날수록 신체에 해로운 영향을 미친다.

셀리에는 스트레스 반응을 유스트레스(eustress)와 디스트레스(distress)로 분류했다. 유스트레스는 스트레스가 증가함에 따라 건강과 건강 행위가 증가하는 유쾌하고 건강한 경험인 데 반해 디스트레스는 스트레스가 증가함에 따라 건강과 건강 행위가 감소하는 불유쾌하고 병리적인 상태이다. 스트레스의 과부하는 디스트레스의 원인이 된다.

과거 인생에서 위험했던 어떤 순간을 회상해보면 등골이 오싹해지고 온몸이 굳어지는 느낌을 가졌던 경험이 있을 것이다. 이때는 위험한 순간이 지나간 후에도 무릎에 힘이 빠지고 정신적인 탈진감을 느낄 것이다. 이것이 과부하 스트레스 반응이다.

최근에는 스트레스를 복합적인 인지적 관점에 의한 지각의 결과로 접근하는 시도가 지배적이어서 지각 평가에 영향을 미치는 조건과 이를 접수해 처리하는 관련 장기, 생리적 전달 과정, 그리고 결과로서의 심리적·행동적 반응을 종합·분석해 건강 증진 전략으로 연결시키려는 노력을 하고 있다.

(2) 스트레스 유발 요인

① 사회 · 심리학적 요인

스트레스 반응을 일으키는 사회·심리학적 유발 요인은 사회화와 지각 사이에 존재하는 적응의 복합적인 상호 작용의 결과에 의해서 발생한다. 인생주기를 경험하면서 발달과업에 따른 사회적인 역할이 주어지게 되면 스트레스 유발 요인의 속성에 따라 대응 현상인 발달과업을 수행하게 된다.

미국 시애틀의 워싱턴주립대학교 의과대학 정신과 교수인 홈스(Thomas Holmes)와 동료인 샌디에이고 해군 건강연구소 군의관 대령 라헤(Richard Rahe)는 스트레스도 때와 경우에 따라 받는 양이 다를 것이라고 생각하고 상황에 따라서 오는 스트레스의 무게를 측정하는 정량화 작업을 했다(Holmes & Rahe, 1967). 이들은 결혼이 일생의 중대사로 스트레스를 준다는 사실을 염두에 두고 그 스트레스 양을 50점으로 가정하고 다른 인생사를 이 점수와 비교해 점수를 매기라고 사람들에게 부탁했다. 부탁을 받은 사람들은 여러 인생사 중에서 스트레스를 일으킬 만한 43개의 사고, 즉 삶의 변화를 초래하는 사건들을 찾아서 이를 정량화했다.

이 실험 결과 스트레스가 많아질수록 질병에 걸릴 확률이 높아지는 것으로 나타났다. 즉 지난 1년 동안 여러 스트레스가 겹쳐 점수가 높아질수록 질병에 잘 걸리는 것으로 나타났다. 300점 이상인 경우 반수 이상이 질병에 걸렸고, 150점 이하에서는 질병에 걸리는 경우가 드물었다. 따라서 홈스와 라헤는 스트레스라는 막연한 개념에 '삶의 변화' 개념을 도입해 스트레스 해소를 '삶의 변화 때문에 흔들렸던 정신 생리 안정을 본래대로 되찾는 데 드는 시간과 노력'이라고 정의했다. 이 이론은 우울증, 불안증과 같은 정신 질환뿐 아니라 위궤양, 당뇨병, 관절염, 천식, 뇌졸중, 심지어는 암의 발생률에도 적용되었다. 연구에 의하면, 미국에서는 배우자의 죽음이, 우리나라에서는 자식의 죽음이 가장 큰 스트레스로 나왔다.

업무상 스트레스 유발 요인으로는 작업 조건, 즉 작업장의 온도, 습도, 소음, 조명 또는 과중한 업무 등을 들 수 있다. 계속 긴장해야 하는 직업, 1초의 오차도 허용되지 않는 직업, 순간의 실수가 큰 낭패를 가져오는 직업에 종사하는 이들은 스트레스를 많이 받는다. 또 남에게 흐트러진 모습을 보일 수 없는 직업, 즉 교직에 종사하거나 화를 내지 못하고 계속 참아야 하는 의료 요원이나 공무원들도 스트레스를 많이 받는 사람들이라 할 수 있다. 직장의 분위기가 인간적이지 못하고 자신의 성격과 맞지 않거나 인간적인 갈등이 자주 생기는 곳에서 일하는 이들도 스트레스를 많이 받게 된다. 스트레스가 많은 직업에 종사하는 이들은 서로의 애로사항을 이해하고 격려하는 분위기를 만들어 서로에게 자신감을 심어주어야 한다.

② 생물 · 생태학적 요인

광범위한 주위 환경과 생물학적 자극에서 비롯되어 스트레스 반응을 나타내는 근원을 생물·생태학적 스트레스 유발 요인이라고 한다. 한 예로 과잉 영양 상태는 비만과 연결되어 동맥경화증·당뇨병 등 스트레스 상태와 성인병을 유발하므로 식습관에 주목할 필요가 있다. 이 외에 스트레스 반응을 일으키는 생물·생태학적 유발 요인으로는 카페인, 염분, 담배, 소음 등을 들 수 있다.

③ 성격적 요인

대부분의 심리학자들은 자아 개념이 성격을 결정하는 가장 중요한 요인이므로 자아 개념의 지각 정도가 행동으로 연결된다고 본다. 자기 지각 혹은 자아 개념이란 자기 자신에 대해 스스로 갖고 있는 일종의 심상(image)이다. 자기 자신에 대해서 열등한 자아 개념을 가진 사람은 질병에 대한 민감성이 높다. 사람들은 상황에 따라 불안한 순간을 경험하지만 원인이 되는 스트레스 요인이 제거되면 곧 불안감이 해소된다. 그러나 어떤 사람은 스트레스 요인이 제거되어도 스트레스 상태에 계속 머물러 있는 불안 반응성 성격을 보인다. 불안한 정서 상태는 내분비선과 교감신경계를 자극해 생리적 각성을 초래하므로 지나치게 되면 신체적·정신적인 위기 상황으로 연결될 수 있다. 불안 반응성 성격인 경우 스트레스 요인에 대해서 지나치게 민감하기 때문에 인지적 반응은 물론 내장근 및 근 반응까지 연결되어 정신과 신체의 장애를 유발할 수 있다.

일반적으로 성격의 유형은 A형과 B형으로 분류할 수 있다. A형 성격 유형의 사람들은 스트레스에 민감하다. 이들은 계속 시간을 의식하고 시간에 쫓기면서 사는 사람들이다. 빨리 먹고, 빨리 움직이고, 기다리는 것을 못 참고, 한 번에 두 가지 이상의 일을 하려 한다. 주먹을 꽉 쥐고 이를 악물고 살아가며, 무엇을 어떻게 성취했나보다는 얼마나 많은 것을 성취했는가로 인생을 평가한다. 이들은 고혈압, 당뇨병, 위궤양 등 각종 성인병에 잘 걸린다. 또한 자신의 감정, 즉 화난 것이나 슬픈 것 등을 잘 표현하지 못하고 참거나 속으로만 삭이는 사람들, 다시 말해 화를 안으로 쌓아가는 사람들에게서 스트레스에 의한 신체 반응이 심하게 나타난다. 이와 반대의 성격, 즉 느긋하고 시간에 쫓기지 않으며 할 일이 많아도 초조해하지 않고 여유 있게 대처하는 특징의 성격을 B형 성격이라 한다.

(3) 스트레스 대처 방법

대처(coping) 전략은 환경에 적응하거나 환경을 변화시키기 위해 사용하는 학습되고 목적적인 인지적·정서적·행위적 반응을 말한다. 대처 과정에서 감정, 행동, 환경을 조절할 수 있는 능력은 성공적인 적응에 필수적이다. 스트레스 대처 과정은 인지적 평가와 대처로 구성된다. 인지적 평가는 다시 두 단계로 이루어지는데, 일차적으로 본인이 과연 어떤 위험에 처해 있는가가 평가된다. 이차적으로 부정적 결과를 예방, 극복하거나 긍정적 결과를 얻기 위해 무엇을 할 수 있는가가 평가된다. 이 일차적·이차적 평가가 수렴되어 개인-환경의 상호 작용이 하나의 도전인지 위험인지 결정된다. 대처에는 정서 중심적 대처와 문제 중심적 대처가 있는데 대체로 문제 중심적 대처가 효과적이다. 지나친 정서 중심적 대처는 필요한 인지적 판단을 방해하기 때문이다. 문제 중심적 대처는 상황이 변화 가능한 것이라고 보고 괴로움을 유발하는 개인-환경의 관계를 변화시키고자 한다. 반면 정서 중심적 대처는 주로 상황을 변화시킬 수 없다고 보고 감정을 조절하고자 한다.

스트레스가 꼭 해로운 것만은 아니다. 종종 새로운 자극을 주어 동기와 에너지를 부여하고 성취를 이루게 한다. 무대 공포증은 배우로 하여금 더 완벽한 연기를 하도록 자극하며, 하나의 실패는 새로운 도약의 계기가 될 수 있다. 비가 오고 나면 땅이 더 굳어진다는 말이 있듯이 너무 고생을 모르고 자란 사람들은 오히려 세상 살아가는 지혜를 배우지 못했기에 성공하기 어려울 수 있다. 그러나 과도한 스트레스는 그 부정적 효과 때문에 적절히 관리할 필요가 있다.

스트레스를 관리하기 위한 일차적 방안으로는 스트레스를 유도하는 상황의 발생 빈도 최소화, 스트레스에 대한 저항력을 높이는 정신적 훈련, 스트레스를 초래하는 정신적 자극을 피하기 위한 역조건화 등이 있다.

① 스트레스를 유도하는 상황의 발생 빈도 최소화

홈스와 라헤의 연구는 질병의 위험 요소로서, 또한 건강 수준에 강한 영향을 미치는 것으로서 생활 변화(life change)의 중요성을 지적한다. 질병이 발생할 통계학적 확률은 생활의 변화가 적을 때보다 많을 때 높아진다. 스트레스를 주는 사건으로는 가족관계의 변화, 작업장의 변화, 지역적 변화 등이 포함될 수 있다. 적응은 환경 변화에 대한 인간의 안정화 경향을 반영한다. 또한 적응은 존재의 연속성과 양립할 수 있는 범위 내에서 신체적·정신적 제한을 가한다. 과다한 스트레스를 유도하는 상황이 발생하지 않도록 예방하는 방법으로는 올바른 습관 형성, 불필요한 변화의 회피, 시간상 구획 짓기, 시간 관리, 환경 개선 등이 있다.

가. 올바른 습관 형성

많은 행위들이 일상화되고 고정화된 행동 방식을 통해 자동적으로 이루어진다. 일상적인 일은 신체적·정신적 에너지의 소비에 대한 요구를 줄이고 변화에 대해 저항해 안정화된 힘으로 작용한다. 일상적인 일을 수행하지 못함으로써 부과되는 위협은 입원 환자의 사례를 통해 확인해볼 수 있다. 모든 활동이 이전과 다르게 이루어지기 때문에 환자는 더 많은 에너지를 사용하게 된다.

나. 불필요한 변화의 회피

많은 생활의 변화가 있고 그에 따른 부정적 긴장 상태가 유발된 경우 불필요한 변화는 피해야 한다. 가령 가족 구성원 중 한 명이 질병을 앓거나 실직을 한다면 지역적인 이동이나 임신, 혹은 다른 생활의 변화를 고려할 때가 아니다. 많은 변화에 의해 발생된 과도한 스트레스는 상승 작용을 한다.

다. 시간상 구획 짓기

다양한 스트레스원에 적응하기 위해 매일, 주마다, 혹은 달마다 시간을 구획 짓는(time blocking) 것으로, 특정 변화에 초점을 두고 적응을 위한 전략을 개발하는 데 소요되는 시간을 구획지어 마련하는 것이다. 가령 가족 구성원 중 한 명이 당뇨병으로 진단받았다면 병을 진단받은 이는 새로운 요구를 충족시키기 위해, 가족들은 더 나은 간호와 지지를 제공하는 것을 배우기 위해 따로 시간을 마련해야 한다. 새로운 정보를 습득하고 사려 깊은 계획을 수립하는 것은 특정한 변화에 쉽게 적응할 수 있도록 하며 적응을 방해하는 감정과 정서를 표현할 수 있는 시간을 제공한다. 시간상 구획 짓기의 큰 장점은 목표나 관심사의 중요성이 환기되고 필수적 업무가 이루어질 수 있도록 보장한다는 점이다. 이것은 강박감, 불안, 좌절, 실패와 관련된 느낌들을 감소시킨다.

라. 시간 관리

이 스트레스 관리 접근법은 사실상 이용 가능한 시간 내에 삶에서 가장 중요한 목표를 달성하기 위해 자기 자신을 관리하는 것이다. 건강 증진 활동에 참여하지 않는 이유로 사람들은 종종 시간이 없기 때문이라고 하는데, 건강에 더 많은 시간을 분배할 수 있도록 시간 관리를 해야 한다. 심혈관 질환의 고위험성을 지닌 A형 성격의 사람은 시간에 대해 압박을 받기 때문에 특히 이러한 시간 관리 기술이 필요하다.

가치와 목표를 설정하기 위한 명료화 기술을 사용한 후에 우선순위가 정해진 목표는 시간 관리를 위한 틀에 넣어진다. 개인의 목표와 관련되어 있지 않은 활동에 소모되는 시간을 밝혀서 이 시간을 어떻게 쓸 것인지 재구성해야 한다. 중요하지 않은 일에 과도한 시간이 할애되었다거나 비현실적인 기대를 갖게 되는 경우 스트레스를 받게 된다. 비현실적이거나 우선

순위가 낮은 요구에 대해 '아니요'라고 말하는 것을 배움으로써 시간적 과부하를 피할 수 있다. 사람은 긴장과 압박 상황에서 최선의 노력을 기울일 수 없기 때문에 과부하는 좌절을 가져오고 달성된 일을 통해서 만족을 얻을 수 없게 된다.

시간 관리의 중요한 접근법은 일을 축소시켜 작은 부분으로 나누는 것이다. 전체적인 일은 과부하로 보일 수 있다. 그러나 일을 작은 부분들로 나누면 실행하기 쉬워진다. 전체적인 건강 증진 행위를 하나의 일로서 달성하려 하면 오히려 질리게 된다. 반면 각 구성 성분별로 나누면 숙달하기 쉽고 자기 자신의 능력을 느낄 수 있다.

다른 사람에게 책임을 위임해 그들의 협조를 얻어 과부하를 피하는 것 또한 중요하다. 다른 사람의 기술을 이용하고 그들이 할당된 일을 할 수 있는 능력이 있음을 깨달음으로써 '모든 사람에게 모든 것(all things to all people)'이어야 한다는 기대로부터 자유로워지게 된다.

시간을 관리하는 또 다른 중요한 방법은 해야 할 일의 긴급도와 중요도를 구분해 우선순위에 따라 행동하는 것이다. 4분면 매트릭스를 통해 긴급도와 중요도를 각각 가로축, 세로축으로 나눈다. 이 중 중요도가 높고 긴급도가 낮은 일은 대체로 미루는 경향이 있는데 큰 목표를 실현하기 위해서는 의식적으로 스케줄 안에 포함시키는 것이 중요하다. 그러나 긴급도와 중요도 모두 낮은 일은 줄일 필요가 있다. 마감 기간까지 기한이 짧거나 중요한 일은 지연하지 말고 해결해야 시간적 급박함이 최소화되고 불필요한 스트레스와 압박을 덜 받게 된다(정윤아, 2015).

마. 환경 개선

환경을 변화시키는 것은 스트레스를 유도하는 상황을 최소화하는 가장 적극적인 접근법이다. 일과 관련된 스트레스는 마찰을 일으키거나 스트레스를 만드는 경험과 사람을 조심스럽게 확인해 가능한 한 접촉 범위를 최소화함으로써 피할 수 있다. 물리적 작업 환경의 변화는 새로운 지위를 얻거나 새로운 회사로 옮기지 않는 한 어렵다. 그러나 직접적인 대인관계 환경은 상호 작용 양상을 계획해 사려 깊게 수정할 수 있다. 스트레스를 유발하는 모임은 참여하는 것에 스트레스를 덜 받거나 즐거움을 느끼는 사람에게 위임하는 것이 좋다.

스트레스는 종종 직면한 작업 환경을 구성하는 데 자기 주장(assertiveness)이 부족하게 되어 스스로에게 좌절할 때 초래되기도 한다.

② 스트레스 저항을 증가시키는 신체적 · 정신적 준비

스트레스에 대한 저항은 신체적·정신적 조절에 의해 이루어진다. 신체적·정신적 조절은 운동 증진, 자존감의 강화, 자기 효능감의 강화, 자기 주장의 증진, 이완 방법 등으로 구성된다.

가. 운동 증진

스트레스에 대한 운동의 긍정적인 효과로는 우선 심호흡계의 적합성(fitness)이 향상됨으로써 심리적인 변화가 일어난다는 것이다. 그러나 종종 신체적 합성과 심리적 반응이 일치하지 않으므로 이러한 설명은 근거가 약하다. 두 번째 효과는 운동과 관련된 자기 효능감이 변화함으로써 다른 상황에서도 능숙하게 대처하게 되고 결국 자아 개념과 대처 능력이 향상된다. 세 번째는 운동 후에 뒤따르는 스트레스에 대한 감소된 반응으로 스트레스원에 대한 심리적·신체적 반응이 무뎌진다. 어떠한 조건에서 운동이 실질적으로 스트레스에 대한 저항력을 강화시킬 수 있는지에 대해서는 보다 심화된 연구가 필요하다.

나. 자존감의 강화

인격적 특성으로서 자존감을 개발하는 데는 많은 시간이 들지만 자존감의 수준은 변화시킬 수 있다. 긍정적인 가치 이미지를 얻기 위한 방법에는 여러 가지가 있다. 한 가지 방법은 긍정적인 언어를 사용하는 것이다. 이러한 기법을 사용하게 되면 높은 가치를 두는 자신의 긍정적인 면을 확인하게 된다. 매일 한 가지씩 자신이 가진 긍정적 특성을 3×5cm 크기의 색인 카드에 정리해서 그 카드를 눈에 띄는 장소에 두고 매일 여러 번씩 읽는다. 이 방법은 자신에 대한 긍정적인 생각으로 편안함을 느끼게 하며 자기 비하로 소모되는 시간을 줄일 수 있다. 자신에 대한 긍정적인 특성을 규명하는 것은 타인으로부터 존중받는 특성에 대해 관심을 가질 수 있게 한다. 자신의 긍정적 특성에 대한 지각과 인식은 이러한 특성을 반영하는 행동을 좀 더 자주 하게 하고 의미 있는 타인으로부터 긍정적 반응을 얻을 수 있도록 한다.

다. 자기 효능감의 강화

성공한 경험은 장애물을 극복하고 효과적으로 일할 수 있는 능력이 있다는 긍정적인 느낌을 길러준다. 특정한 가치 있는 행동을 성공적으로 수행한 경험은 개인의 기술과 능력에 대한 긍정적 메시지를 제공한다. 자기 효능감으로부터 얻어진 자신에 대한 신뢰는 넓은 범위로 가지를 뻗쳐 동기화 수준, 감정, 사고, 행동에 영향을 미친다. 자기 효능감을 가진 사람은 실제 능력보다 나은 행동을 한다. 즉 자신이 할 수 있다는 믿음을 가진 사람은 좀 더 확신을 가지고 상황에 접근해 자신이 가진 기술을 더욱 잘 사용할 수 있다.

라. 자기 주장의 증진

부정적이고 수동적인 사람에게 긍정적이고 결단력 있는 행동을 길러줌으로써 스트레스에 대한 저항력을 증가시킬 수 있다. 자기 주장은 자신과 자신의 생각, 감정에 대한 적절한 표현이며 이것은 삶을 살아가는 데 더욱 큰 만족을 준다. 자기 주장은 공격적이기보다 건설적이며 삶의 과정에서 부딪치게 되는 문제를 좀 더 효과적으로 다룰 수 있게 한다. 자기 주장은 개인이 느끼는 감정이나 지각을 다른 사람과 공유함으로써 개인이나 집단의 생산성을 증가시키는 방법이다. 좀 더 자기 주장적이 되기 위한 방안을 살펴보면 다음과 같다.

- 대화 중에는 상대와 눈을 맞춘다.
- 다른 사람의 긍정적 특성을 언급한다.
- 먼저 대화를 시도한다.
- 의견을 제시한다.
- 느낌을 표현한다.
- 반대 관점을 가지고 있을 경우 이를 밝힌다.
- 새로운 활동에 참여하거나 새로운 활동을 배우는 데 솔선수범한다.

마. 이완 방법

이완 방법은 교감신경계에 대한 신체의 반응을 차단시키고 부정적 긴장 상태의 경험에 대한 반응으로 일어나는 신경호르몬의 변화를 실질적으로 줄이는 방법이다. 대상자의 관심을 전환시키기 위해서 어떤 암시(근육 이완이나 정서적 이완)를 제시해 그 반응을 통합된 시상 하부 반응으로 접수하도록 해서 교감신경계 활동을 감소시키는 방법으로, 근육 긴장을 완화시키기 때문에 불안의 감소와 불안과 관련된 여러 상황이나 특정 질환의 예방과 치료에 좋은 효과를 볼 수 있다.

이완은 신체 산소 소모량의 감소, 대사량 저하, 호흡수 감소, 맥박 감소, 근 긴장 감소, 수축 기압 및 이완 기압의 감소, 알파 뇌파의 증가와 같은 변화를 가져온다. 쾌적하고 조용한 방이나 편안한 잔디밭, 안락의자는 집단 이완 훈련을 하는 데 좋다. 이완을 하기 전에 옷은 느슨하게 하고 안경과 신발은 벗고 의자에 앉아 편안한 자세를 취해야 한다. 시작 단계에서 공기를 부드럽게 들이마시고 내쉬도록 자신의 호흡에 초점을 맞추어야 한다. 이 활동의 목적은 자신과 지각할 수 없었던 신체의 기능에 대한 인식을 증가시키는 것이다.

여기에는 회상을 통한 이완, 숫자 세기를 통한 이완, 심상을 통한 이완 등이 포함된다. 회상을 통한 이완을 촉진하기 위해서는 반복할 수 있는 문장이 필요하다. 이러한 문장은 교감 신경 활동과 수의근의 긴장을 감소시킬 수 있는 생리적 심상을 가져온다. 숫자 세기를 통한 이완 방법은 조용히 10에서 1까지 세면서 몸 전체를 이완시키는 것이다. 이 방법은 사무실 등에서 스트레스가 과다한 사회적 상황을 마주했을 때 특히 유용하다. 2~3분간이면 능숙한 사람은 눈을 뜬 채 특정 사물에 초점을 두고 앉은 상태로 몸 전체를 이완시킬 수 있다. 이것은 단시간 내에 이완을 달성할 수 있는 방법으로 하루 동안 여러 번의 간단한 이완 과정을 통해 전반적인 이완 훈련을 증진시킬 수 있다. 심상을 통한 이완 방법은 즐거운 풍경이나 과거의 경험에 수동적으로 집중하는 것인데 이완에 상당히 유용한 방법이다. 태양의 따뜻함을 회상하거나 따뜻한 모래의 느낌, 부드러운 미풍의 느낌, 야자나무가 흔들리는 모습, 파도치는 소리 등을 떠올리면 편안하고 즐거워진다. 이러한 회상은 근 이완을 촉진시킨다.

■ 참고문헌

건강보험심사평가원(2016), 「다빈도질병 통계」.

고미야 가즈요시(2015), 『꼭 필요한 최소한의 시간력』, 정윤아 옮김, 비전코리아.

교육부·보건복지부 질병관리본부(2016), 「청소년건강행태온라인조사」, 국가승인 통계 제117058호.

국민건강보험공단(2015), 『2014년 건강보험통계연보』, 국민건강보험공단·건강보험심사평가원 공동 발간.

김동준(2012), 「비만과 소화기암과 관련된 인자」, *The Korean Journal of Gastroenterology*, 59(1), 8~15, http://dx.doi.org/10.4166/kjg.2012.59.1.8

김유진·오상우(2012), 「한국인의 남녀 직업군별 복부비만과 대사증후군의 위험」, *Korean Journal of Obesity*, 21(2).

대한비만학회(2000), 『임상 비만학』, 고려의학.

_____(2012), 「비만치료지침 2012」. http://www.kosso.or.kr/general/에서 검색.

박정숙 외(2005), 『생활과 건강』, 계명대학교출판부.

보건복지부(2014), 「건강보험 중기 보장성 강화 계획」.

_____(2015a), 「2013 국민건강통계」.

_____(2015b), 「국민영양조사 제6기 2차년도(2014) 주요 결과」.

_____(2016), 「암등록통계」.

_____(2016), 「2015 국민건강통계 I」. http://blog.naver.com/grace stock_1/220807382939에서 검색.

보건복지부·한국영양학회(2015), 「한국인 영양소 섭취기준」. http://www.kns.or.kr/FileRoom/FileRoom_view.asp?mode=mod&restring=%252FFileRoom%252FFileRoom.asp%253Fxsearch%253D0%253D%253Dxrow%253D10%253D

%253DBoardID%253DKdr%253D%253Dpage%253D1&idx=79&page=1&BoardID=Kdr&xsearch=1&cn_search=에서 검색.

이경혜·우선자·양순옥·한영란·이숙·정승은(2002), 『가족건강간호학』, 신광출판사.

이광자 외(2002), 『가족 건강과 간호』, 이화여자대학교출판부.

이방현·윤호주 외(2004), 『생활 속의 의학』, 한양대학교출판부.

이선옥·구미옥·김성재(2007), 『생활과 건강』, 한국방송통신대학교출판부.

전국대학보건관리학교육협의회(2016), 『생활과 건강증진』, 계축문화사.

정은진·장은재(2016), 「빅데이터를 활용한 다이어트 현황 및 네트워크 분석」, 대한영양사협회 학술지, 22(4), 310~319.

진영수(2002), 「노화와 운동」, 『노인병』, 6(1), 11~18.

질병관리본부(2012), 「성인 예방접종 가이드」.

_____ (2016), 「표준 예방접종 일정표(소아용)」.

_____ (2016), 「질병정보: 메르스」. http://cdc.go.kr/CDC/heal th/CdcKrHealth0101.jsp?menuIds=HOME001-MNU1132-MNU1147-MNU0746-MNU2419&fid=7952&cid=68870에서 2017년 1월 18일 검색.

최명애·이인숙 역(1997), 『건강증진과 간호실무』, 현문사.

최민규·백유진(2016), 「금연치료 최신지견」, *Journal of the Korean Medical Association*, 59(11), 872~880. https://doi.org/10.5124/jkma.2016.59.11.872

통계청(2015), 「2014년 사망원인통계 결과」.

_____ (2016), 「사망원인통계(2016)」.

한국영양학회(2004), DRIs 관련 한국영양학회지 게재 자료, 37권 9호.

한국음주문화연구센터(2002), 『알코올 백과』.

Choi, H. M., Kim, J. H., Kim, C. I., Jang, K. J., Min, H. S., Yim, K. S., Byun, K. W., Lee, H. M., Kim, K. W., Kim, H. S., Kim, H. A.(2011). *Essentials of Nutrition*

(3rd ed.), Kyomunsa, 151~152.

Holmes, T. H., & Rahe, R. H.(1967). "The Social Readjustment Rating Scale", *Journal of Psychosomatic Research*, 11(2), 213~218.

Institute for Health Metrics and Evaluation(2017). Nearly one-third of the world's population is obese or overweight, new data show, IHME. Retrieved from http://www.healthdata.org/news-release/nearly-one-third-world%E2%80%99s-population-obese-or-overweight-new-data-show

Light, L.(1990). "Interactions between Memory and Language in Old Age", In J. E. Birren & K. W. Schaie(Eds.) *Handbook of the Psychology of Aging*, New York: Academic Press, 275~290.

White, R. W.(1975), *Lives in Progress*(3th ed.), N.Y.: Holt, Rinehart and Winston.

WHO/Europe(2016), *Health System*, Denmark: WHO/Europe.

제2부

생애주기별 건강 관리

아동의 건강 관리

제3장

1. 아동의 성장과 발달

아동의 성장발달은 신체적 성장과 정신 사회적 발달이 함께 일어난다. 성장(growth)은 아동의 신체적 크기가 증가하는 것으로 전체적 혹은 부분적인 크기의 증가를 나타내는 양적인 변화를 의미한다. 신체적 성장은 신장, 체중 등이 증가하고 유치가 영구치로 대체되며 2차 성징이 나타나는 등 쉽게 관찰되고 측정이 가능하다. 발달(development)은 질적인 변화로서 경험, 학습, 훈련과 같은 외적 작용에 의한 심리 사회적 변화이며, 발달 측정을 위한 표준화된 검사를 통해 확인할 수 있다. 이러한 성장과 발달은 아동의 외형적인 성숙뿐만 아니라 환경과의 상호 작용을 통해 생각, 기술, 적응력 증가라는 내적 성숙 과정이 함께 이루어진다.

아동의 성장과 발달은 개인차가 있지만, 이 장에서는 시기별로 일반적인 성장발달의 특성을 살펴보고자 한다.

1) 성장발달의 특성

아동의 성장발달 과정은 개인 차이가 있고 독특한 양상을 보이지만 대체적으로 다음과 같은 공통된 특성이 있다.

① 발달은 계속적이다

- 인간의 발달은 지속적이고, 비가역적이며, 일생 동안 계속되는 복합적인 과정이다.
- 성장발달이 일어나는 속도는 시기에 따라 빠르기도 하고 느리기도 하지만 일생 동안 지속된다.

② 발달에는 방향이 있다

- 단순한 것에서 복합적인 것으로: 옹알이 과정을 거쳐 차차 말하기를 배운다.
- 전체적인 것에서 구체적인 것으로: 색연필을 쥐고 낙서를 할 수 있고, 이후 선 그리기를 하게 된 다음 글씨를 쓸 수 있다.
- 머리에서 꼬리로: 머리에서 몸을 지나 발을 향해 아래쪽으로 진행한다. 즉, 머리와 목을 가눈 후에 두 손으로 젖병을 쥐게 되고, 혼자 설 수 있게 된다.
- 중심부에서 말초로: 몸의 중심에서 팔다리를 향해 바깥쪽으로 진행한다. 즉, 물건을 손 전체로 잡다가 점차 손가락으로 잡게 된다.

③ 발달은 예측 가능하지만 그 속도는 각각 다르다

- 발달의 순서는 변하지 않으며 모든 아동은 일관된 양상을 보인다.
- 그러나 발달 속도는 빠를 때도 있고 느릴 때도 있다. 영아기의 성장률은 매우 빠르다가 학령기 동안에는 점차 안정되어 비교적 느리게 성장

하며, 청소년기에는 다시 속도가 현저히 증가한다.

④ 발달에는 개인차가 있다

발달이 일어나는 연령은 개인에 따라 큰 차이가 있다. 걸음마를 배우는 나이는 평균 12개월이지만 아동에 따라 9개월 혹은 15개월에 걸음마를 하기도 한다.

⑤ 발달에는 민감기가 있다

- 성장 과정에는 일정한 신체기관이 특정한 방식으로 환경과 상호 작용하는 한정된 시기가 있다. 이 시기를 민감기 혹은 최적기(critical period)라고 한다. 임신 후 첫 3개월은 태아의 신체 성장의 민감기이다.
- 심리적 발달 또한 민감기가 있는데, 영아는 생후 첫 1년간 초기 애착과 기본적인 신뢰감을 형성하게 된다. 이 기간 동안 부모와 애착관계를 형성하지 못하면 성인이 되어서도 타인과 안정된 애착관계를 형성하기 힘들다.

2) 시기별 성장과 발달

(1) 신생아기(출생~1개월)

신생아기는 신생아가 따뜻하고 안전한 자궁에서 나와 외부 환경에 적응하는 기간으로, 스스로 호흡하고 음식물을 직접 소화시켜 노폐물을 배출하고 감염에 대한 방어력을 키우며 독립적으로 항상성을 유지한다. 이렇게 다양한 변화가 일어나는 신생아기는 일생 중 가장 취약한 기간으로 많은 관심과 애정 어린 보살핌이 필요한 중요한 시기이다.

① 신체 계측

- 신장은 평균 50cm이며, 여아에 비해 남아가 더 크다.
- 체중은 2.5~4kg(평균 3.4kg)이며, 생후 3~4일 동안은 생리적 체중 감소가 있어 출생 시 체중의 5~10%까지 손실되고 생후 10일경에 회복된다.
- 피부는 붉거나 분홍색으로, 치즈와 같은 연노란색의 태지가 덮여 있으며, 등과 어깨에 솜털이 있다. 코나 턱에 흰색의 작은 결절인 비립종(milia)이 나타난다. 이것은 피지선이 막혀서 분비물이 정체된 것으로 여드름보다 작고 감염 증상은 나타나지 않으며, 생후 1~2주 사이에 소실된다. 둔부와 허리 부분에 몽고반점(Mongolian spot)이 있기도 하며, 3~6세 사이에 자연 소실된다.
- 머리둘레는 33~35cm이며, 좁은 산도를 통과하면서 발생된 변형(molding)은 수일 내에 회복된다. 대천문은 생후 14~18개월에, 소천문은 생후 6~8주에 닫힌다(그림 3-1).
- 목은 짧고 곧으며 자유롭게 움직일 수 있으나 혼자서 가누지는 못한다.
- 가슴은 둥근 형태로 머리둘레보다 2~3cm가량 작다. 모체의 호르몬 영향으로 출생 후 첫 주 동안 남녀 아기 모두 유방 울혈이 나타날 수 있으며, 프로락틴의 작용으로 유두에서 젖(마유, witch's milk)이 분비되

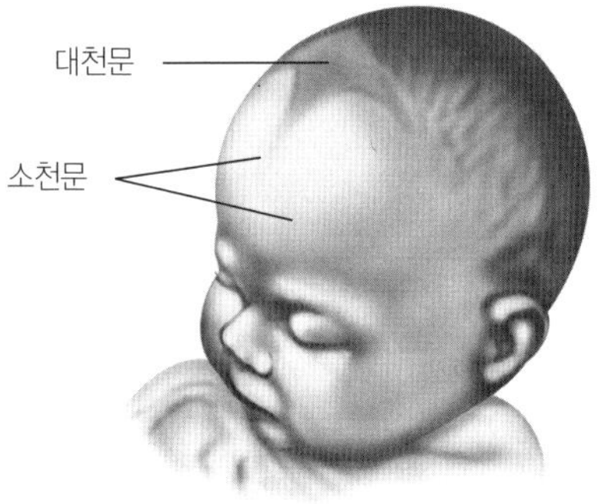

〈그림 3-1〉 신생아의 대천문과 소천문

신생아의 배꼽 관리

- ✔ 배꼽이 떨어지기 전에는 매일 목욕 후에 알코올 등 소독약으로 배꼽 및 배꼽 주위를 소독해준다.
- ✔ 잘 말라야 염증이 덜 생기므로 떨어질 때까지 거즈로 덮거나 싸지 말고 공기에 노출시켜 빨리 건조시킨다.
- ✔ 목욕시킬 때 배꼽에 물이 들어가는 것은 배꼽이 떨어지기 전이나 떨어진 후에도 큰 문제는 없지만 목욕 후에 거즈로 잘 닦아 건조시키고 소독해야 한다.

기도 한다. 이것은 저절로 소실되므로 치료가 필요하지 않다.

- 복부의 탯줄은 생후 6~10일에 탈락된다.
- 여아는 모체 호르몬의 영향으로 소음순이 대음순보다 더 발달되어 있으며, 생후 2~4주 후에 정상 크기로 돌아온다. 남아는 음낭이 부어 있으며, 때로는 고환이 음낭으로 내려오지 않은 잠복 고환이 나타날 수도 있다.
- 사지는 짧고 손은 구부려 얼굴 가까이 대며 손과 발이 보통 차갑다. 생후 수 시간 동안은 푸른빛을 띨 수 있으므로 보온이 필요하다.
- 자세는 팔, 다리를 굴곡시킨 태아기 자세를 취한다.
- 매우 활동적으로 움직인다. 신체 각 부분의 움직임이 상호 협동되지 않는다. 입술에 닿는 물체는 모두 빨려고 한다.

② 신체 기능

- 체온 조절

  신생아의 열 조절 기전은 미숙하며 주위 환경의 온도에 따라서 체온이 쉽게 변화한다. 정상 범위는 36.5~37.5℃이다.
- 소화와 배설

  – 장은 비교적 크고 흡수 면이 넓으며 분비선이 많아 소화 작용이 양

호하다. 그러나 위의 분문 괄약근의 발달이 빈약해 수유 후 역류·구토·산통 등이 초래될 수 있다. 위 내 음식물의 체류 시간은 2~4시간이다. 단백질과 당의 체내 흡수는 좋으나 지방의 소화는 잘 되지 않는다.

- 간 기능이 미숙해 직접 빌리루빈을 간접 빌리루빈으로 전환시킬 수 있는 능력이 부족하기 때문에 종종 생후 2~4일경 황달이 나타나서 생후 7~14일경에 사라진다.
- 점도가 높고 냄새가 없는 암녹색의 태변을 생후 10시간 내에 배설하고 보통 4일까지 본다. 이행변은 묽고 점액을 포함하는 녹황색 변으로 생후 4일~2주 사이에 배설된다. 그 후 정상변을 본다. 영양에 따라서 모유 영양 시에는 난황색의 조금 묽은 변을 1일 2~4회, 인공영양일 때는 황색의 단단한 변을 1일 2~3회 본다.

• 비뇨생식기
  - 신장은 출생 이전부터 기능을 하므로 출생 시부터 출생 후 24시간 내에는 배뇨를 하게 된다. 생후 24시간 내의 요 배설량은 약 15ml이나 10일까지는 100~300ml로 증가한다.
  - 여아는 모체 호르몬의 영향으로 혈성 질 분비물(가성월경)이 있을 수 있으나 2~3일 내에 사라진다.

• 신경 운동
  - 중추신경계의 활동은 반사 작용이 중심이 된다. 모로 반사(Moro reflex), 긴장성 경반사(tonic neck reflex), 파악 반사(grasp reflex), 바빈스키 반사(Babinski reflex), 구역 반사(gagging reflex), 빨기 반사(sucking reflex), 연하 반사(swallowing reflex)가 나타나며, 영아기 동안에 차츰 사라진다.
  - 전신 운동은 신경 계통의 불완전한 발달로 인해 신체가 산발적으로 움직이는 상태를 보이며, 신체 각 부분의 운동은 자극에 의한 눈의

반응, 추적 운동과 얼굴 찡그리기, 반사적 미소, 엎드린 자세에서 머리 수평으로 들기, 팔과 다리의 신전과 굴곡 등이 나타난다.

- 감각
  - 시각은 명암을 구별할 수 있으며 생후 15일경에는 색채를 식별하는 것이 가능하다.
  - 청각은 출생 시부터 발달해 있으나 이도(ear canal)가 양수나 태지로 막혀 있기도 해서 일시적으로 둔한 반응을 나타낼 수 있다. 생후 4주 정도가 되면 어머니의 음성을 식별해 반응한다.
  - 미각은 불완전하나 맛의 차이에 대한 식별은 가능하다.
  - 후각 역시 불완전하나 특수한 냄새(젖·우유)에 대해 몸을 움직이거나 재채기를 하고 반응한다.
  - 촉각은 피부 감각, 온도 감각, 통각이 발달해 있다. 특히 피부 감각이 잘 발달되어 입술·혀·귀·앞이마 등에서 민감하다.
- 수면

  출생 직후 1일 15~20시간 수면을 취하며 2시간 간격으로 잠을 깬다. 신생아가 성장해감에 따라 점차 깨어 활동하는 시간이 길어지고 수면 시간은 줄어든다.

③ 정서적 발달

출생 직후 정서는 미분화된 흥분 상태이다. 또한 개인차가 많다. 신생아는 양육하는 어머니의 태도를 통해 사랑을 느끼며 어머니를 신뢰하게 된다.

신생아의 감정 표현은 쾌정서는 수면이나 조용한 상태로, 불쾌정서는 울음으로 나타난다. 불쾌정서를 유발하는 자극 요인이 신생아에게 지속적으로 반복되는 경우에는 성장한 후에도 계속 흥분하기 쉽고 불안감을 가질 수 있다.

④ 지적 발달

출생 시에는 반사를 통해 반응하는 존재로서 감각 활동을 통해 지적 발달이 이루어진다. 그러므로 처음에는 반사적인 반응만 보이다가 다음에는 시행착오를 통한 학습으로, 그 후 간단한 문제 해결 방법을 통한 학습으로 진전한다.

피아제(Jean Piaget)의 이론에 의하면 이 시기는 감각운동기(sensori-motor period, 출생~2세)의 1단계에 해당한다. 즉 반사사용기(use of reflexes period, 출생~1개월)로서 반사가 생존과 학습을 가능하게 하는 적응행동이 되는 시기이다. 초기에는 자극을 받아들여 반응하는 수동적인 존재에서 점차 자극을 얻으려고 하는 적극적인 존재로 변한다.

(2) 영아기(생후 1개월~12개월)

① 신체적 발달

영아기는 신체적 발달이 가장 빠른 시기이며, 발달 속도는 첫 6개월이 후반기보다 빠르며 갈수록 늦어진다. 이 시기 신체 구조의 특징은 두부가 신장의 1/4에 해당하며 팔다리가 짧다. 전기에는 두위가 흉위보다 크지만 점차로 흉위가 증가한다.

- 생후 1~2개월
  - 소천문이 닫힌다.
  - 고개를 들 수 있지만 목을 가누지 못한다.
  - 움직이는 빛이나 물체에 눈이 따라간다.
  - 소리 나는 곳으로 시선을 돌려 찾으며 머리를 옆으로 돌린다.
- 생후 3~4개월
  - 출생 시 체중의 2배가 된다.
  - 손과 손가락을 가지고 논다.

- 목을 가눌 수 있다.
- 침샘이 발달하나 잘 삼키지 못해 침이 흐른다.
- 지지해주면 앉을 수 있다.
- 엄마를 알아본다.
- 손에 잡은 장난감을 입으로 가져간다.
- 옹알이를 한다.

• 생후 5~6개월

- 엎어놓으면 머리를 90도로 들 수 있고 몸을 움직일 수 있다.
- 적절히 지지해주면 혼자 앉을 수 있다.
- 유치가 난다.
- 엄마가 자리를 뜨면 싫은 감정을 표현한다.
- 뒤집기를 할 수 있다.
- 손에 든 장난감으로 탕탕 칠 수 있다.
- 좋아하는 음식과 싫어하는 음식을 구분하고 싫은 음식을 뱉어낸다.
- 낯선 사람을 구분하고 알아보기 시작한다.

• 생후 7~9개월

- 발을 가지고 놀고 입으로 가져간다.
- 선 자세에서 겨드랑이를 받쳐주면 깡충깡충 뛴다.
- 장난감에 접근하고 한 손으로 잡는다.
- 배밀이로 길 수 있다.
- 혼자 힘으로 앉을 수 있다.
- 자신의 이름을 알아듣고 반응한다.
- 어른이 야단치면 소리 내어 운다.
- 여러 음절로 된 옹알이를 한다.

• 생후 10~12개월

- 잡아주면 발걸음을 뗀다.

- 붙잡고 선다.
- 앉아서 스스로 균형을 잡는다.
- 잘 기어 다니고 물건을 잘 집어 올린다.
- '엄마', '아빠'와 비슷한 소리를 의미 있게 사용하고 말소리를 따라 한다.
- 기동성이 있고 호기심이 많아져 안전사고 확률이 높다.
- 위아래 이가 6~8개가 된다.
- 연필을 쥐고 종이에 그린다.
- '안 된다'라는 의미를 알고 간단한 지시어에 반응한다.

② 정서적 발달

- 생후 1~3개월
  - 출생 후 3개월 이내에 불쾌, 흥분, 쾌감의 정서를 가질 수 있다.
  - 다양한 자극을 좋아한다.
- 생후 4~6개월
  - 흥분, 불쾌, 분노, 혐오, 공포, 쾌정서를 나타낸다.
  - 소리 내어 웃는다.
  - 분노가 싹트는 시기로 성난 듯한 소리로 울기 시작한다.
  - 호기심을 나타내기 시작하며 사람이나 물건을 쳐다본다.
  - 물체를 손으로 가리키거나 하면서 즐거움을 나타낸다.
  - 사람이 곁에 없거나 장난감을 뺏으면 운다.
  - 안아주고 손을 흔들어주고, 웃고 반겨주면 애정을 느끼고 표현한다.
- 생후 7~9개월
  - 꾸짖는 것을 알고 운다.
  - 갑작스러운 이동, 큰소리, 밝은 빛이나 어두움, 보호자가 보이지 않는 것, 낯선 사람 등에 공포를 느끼고 울음으로 표현한다.
  - 물건을 잡아당겨 흔들면서 좋아하고 점차 흥미의 범위가 넓어진다.

- 생후 10~12개월
  - 생후 1년쯤 되면 사랑과 애정 표현을 나타낸다.
  - 반기는 사람에게 접근하려고 하는 행동으로 애정을 표시한다.
  - 발버둥 치기, 떼쓰고 울기 등을 표현한다.

③ 지적 발달

인지 행동이란 생각하고, 지각하고, 기억하고, 개념을 형성하고, 판단하고, 일반화하고, 추상화하는 정신 활동을 말하며 일종의 학습 행위이다. 인지발달은 선천적 능력, 성숙도, 영양, 운동 자극, 접촉, 감각기관의 자극, 언어, 사회적인 관계가 결정한다. 영아기는 피아제 이론에 의하면 감각운동기(sensorimotor period, 출생~2세)에 해당한다. 감각운동기는 세 단계로 세분할 수 있으며, 일차적 순환반응기, 이차적 순환반응기, 이차적 순환반응기의 도식을 새로운 상황에 적용하는 협동기로 구분할 수 있다.

- 일차적 순환반응기(primary circular reactions, 1~4개월): 우연히 알게 된 행동을 좋아하게 되어 그 행동을 다시 해보려는 적극적인 노력을 보이는 시기이다.
- 이차적 순환반응기(secondary circular reactions, 5~8개월): 의도적인 행위가 시작된다. 재미를 얻기 위해 일차적 순환 반응을 반복하던 영아가 행동의 결과로 오는 어떤 반응을 얻는 데 관심을 갖는다.
- 이차적 순환반응기의 도식을 새로운 상황에 적용하는 협동기(coordination of secondary circular reactions, 9~12개월): 이전에 획득한 반응을 이용해 간단한 문제를 풀 수 있다. 자신의 활동과 물체의 움직임을 분별할 수 있으며, 숨겨진 물건을 찾으려고 한다.

(3) 유아기(1~6세)

① 신체적 발달

유아의 성장률은 영아보다 느려진다. 이 시기에는 몸체에 비해 하지의 성장이 빠르다. 복부는 넓어지나 복근의 발달이 미숙해 배가 볼록하게 나와 있다. 지방조직의 증가율은 낮아지며, 근력이 발달하므로 젖살이 빠진다.

- 12~15개월
  - 혼자 걸을 수 있다.
  - 계단이나 높지 않은 곳에 기어 올라간다.
  - 물건을 집어던질 수 있고 공을 발로 찬다.
  - 3~5개의 단어를 사용하고 신체 부위 이름을 말한다.
  - 원하는 물건을 달라고 손으로 가리키고 소리를 낸다.
  - 밀고 끌고 다니는 것을 좋아한다.
- 16~23개월
  - 대천문이 닫힌다.
  - 성장이 감소하고 식욕이 줄어든다.
  - 잘 걷지만 가끔 넘어진다.
  - 옆으로나 뒤로 걸을 수 있다.
  - 각목을 3개 정도 쌓을 수 있다.
  - 컵으로 음료를 잘 마신다.
  - 한 손을 잡아주면 계단을 걸어 올라간다.
  - 밖에 나가서 놀기 좋아한다.
  - 음식을 흘리지만 혼자서 먹을 수 있다.
- 2세
  - 치아가 평균 16개이다.
  - 팔, 다리의 성장이 빠르다.

- 혼자 옷을 벗는다.
- 계단을 오르내린다.
- 문손잡이를 돌려 연다.
- 수직선을 그리고 원 그리는 흉내를 낸다.
- 큰 통 안에 작은 통을 넣을 수 있다.
- 복수형을 알고, 3개의 단어로 된 문장을 말한다.
- 수저를 잘 사용하고 옷을 입힐 때 협조한다.
- 책장을 혼자 넘길 수 있다.
- 무엇이든 자기 고집대로 하려는 성향이 강하다.

• 3세
- 만 2세 반이면 20개의 유치가 모두 나온다.
- 한 발만 딛고 설 수 있다.
- 뒷걸음질을 할 수 있고 높은 곳에 기어 올라가 뛰어내린다.
- 세발자전거를 탈 수 있고 낮에는 소변을 잘 가린다.
- 9~10개의 각목을 쌓을 수 있고 혼자 양말과 신발을 신는다.
- 자기 이름을 말하고 사회성이 생겨 다른 아이들과 어울려 놀기를 좋아한다.
- 가위를 사용할 수 있고 공을 던져주면 팔을 뻗어 잡을 수 있다.

• 4세
- 난간을 잡지 않고 계단을 오른다.
- 네모를 그릴 수 있고 장난감 조작하는 것을 좋아한다.
- 형태와 의미가 나타나는 그림을 그리기 시작한다.
- 혼자 칫솔질을 하고 옷 입기가 가능하다.
- 한두 가지 색깔을 정확히 구분한다.

• 5~6세
- 유치가 빠지기 시작한다.

- 멀리뛰기와 줄넘기를 할 수 있고 머리, 몸통, 다리가 있는 사람을 그린다.
- 사회성이 발달해 엄마와 떨어져도 분리 불안이 적다.
- 단체생활의 규칙을 이해한다.
- 균형이나 운동성이 좋다.
- 매우 활동적이고 충동적이며 끊임없이 움직인다.

② 정서적 발달

- 공포

새로운 공포가 생긴다. 길을 잃거나, 매를 맞거나, 다치게 되는 두려운 경험을 하게 된다. 실생활이나 이야기, 혹은 TV에서 다른 사람에게 일어나는 무서운 일들을 보거나 듣게 되는데, 상상력이 다양해져 걱정을 하게 된다. 나이가 들면서 무서워하는 것들이 줄어들며 공포의 종류가 달라진다.

- 질투

질투는 공포나 분노와 달리 자신을 타인과 비교하는 데서 생긴다. 질투를 표현하는 반응에는 공격 반응과 퇴행이 있다. 질투를 느낄 때 공격적으로 반응하거나 자신의 나이보다 어린 나이의 행동을 보인다.

- 공격성

만 2세 반 내지 3세쯤이 되면 공격성 행동이 나타난다. 나이가 들면서 점점 몸으로 공격성을 표현하는 대신 말로 바뀌게 되고 공격성을 나타내는 원인도 장난감을 얻기 위한 것 등에서 자아 확인으로 바뀐다.

③ 지적 발달

유아기는 피아제 이론의 감각운동기 5, 6단계와 전 조작기(pre-operational period)에 해당한다. 감각운동기에 해당하는 삼차적 순환반응기(13~18개월)

에는 사건에 대한 정신적인 표상이나 사고를 못하나 새로운 활동을 시험해 보기 시작한다. 또한 정신적 결합기(19~24개월)에 이르면 사건을 마음속에 새겨서 얼마 동안 간직한다. 전에 보았던 행동을 기억해 모방할 수 있다. 대상 불변성에 대한 도식이 발달해 물건을 마지막에 숨겨둔 장소에 가서 찾으며 감추는 것을 보지 못한 물건을 찾아낸다.

전 조작기가 되면 환경 내의 대상을 상징화하고, 사물, 장소, 사람을 표현하기 위해 상징을 사용하게 되며 과거를 생각하고 미래를 예측할 수도 있다. 현재 다른 곳에서 일어나고 있는 것을 생각할 수도 있다. 언어 및 학습이 좀 더 풍부해진다. 나이, 시간, 공간 및 도덕에 대한 개념을 좀 더 효율적으로 다룬다. 그러나 현실과 비현실을 구분하지 못하고 사고가 자기 중심적이다.

이 시기의 아동은 중심화(centration) 경향이 있어서 어떤 상황의 한 면에 초점을 맞추면 다른 면을 무시해버려 비논리적 추리를 하게 된다. 아직 상상과 현실을 완전히 구분하지 못하며 우주의 모든 현상을 자기 중심으로 생각하므로 타인의 입장을 고려하기 어렵다. 따라서 전 조작기 아동의 사고 특성은 다음과 같다.

첫째, 자기 중심적 사고로 준거체계가 없고 공상, 직관, 현실이 엉켜 있다.

둘째, 집중 현상으로 대상의 한 면에만 주의를 기울이고 왜곡된 추론을 하게 된다.

셋째, 역전 가능성에 대한 개념이 부족해서 모든 행동에는 그것을 대치, 상쇄할 수 있는 것이 한 가지밖에 없다고 생각한다.

3세경부터 사물의 크기에 관한 지각이 가능하고 직선보다는 원, 원보다는 구를 표현하며 차원이 높은 것에 대한 판단이 생긴다. 시간 지각 발달이 공간 지각 발달보다 늦으며, '어제' 또는 '내일'과 같은 말을 하는 것은 3~4세 사이에 볼 수 있다.

과거, 현재, 미래에 관한 지각이 확립되는 것은 6세경이며 월, 주, 일 등의 개념을 알고 시계를 읽을 수 있는 것도 보통 6세 이후이다.

기억력은 연령이 높아짐에 따라 증가하고 지속 시간이 길어진다. 1세에 수시간, 2세가 되면 수주일, 3세가 되면 수개월, 4세에는 1년, 5세에는 1년 이상으로 길어지게 된다.

이 시기에는 사고 작용에 많은 변화가 생긴다. 자기 주변 세계에 대한 자신의 결론을 논리적으로 뒷받침해줄 수 있는 새로운 사고력이 생기나 완전히 논리적인 것은 아니다. 또한 동일성을 이해할 수 있기 때문에 어떤 사물이 모양이나 형태, 크기가 변해도 역시 같다는 사실을 이해하게 되고 기능을 이해할 수 있다.

(4) 학령기(7~12세)

① 신체적 발달

대부분 키가 크고 말랐으나 여아는 남아보다 지방조직이 많다. 다리 길이가 전체 신장의 66%를 차지해 배꼽에 있던 신체 중심이 배꼽과 치골 중간으로 이동한다. 시력도 어른과 같이 성숙하고 양 눈의 조정이 발달한다.

면역체계가 성숙하고 감염 반응이 국소화된다. 치아가 난 순서대로 빠지며 영구치로 대치된다. 12세경이면 거의 성인 수준의 뇌 중량을 갖는다. 식사량도 성인의 2/3에 해당한다.

이 시기에 일생을 통해 활동하게 될 운동 기능의 기초를 습득하게 된다. 운동 기능의 발달은 지적·정서적·사회적 발달을 촉진시킬 뿐 아니라 성격 형성에도 중요한 영향을 준다. 조직적인 놀이에 강한 관심을 가지고 활발히 활동한다. 놀이기구를 이용하는 것보다 자신의 신체를 사용하는 데 더 흥미를 가지며 자전거 타기, 달리기, 축구, 수영 등 에너지를 발산하는 여러 활동을 즐긴다.

② 정서적 발달

친구 사이에서는 인정받지 못할까 두려워 불쾌정서를 잘 표출하지 못하나 가족에게는 불쾌정서를 잘 표출한다.

- 분노

  주로 사회적 관계와 관련해 일어나며 흔히 물건이나 인물에 대한 직접적 행동으로 나타난다.

- 공포

  5세 이후에는 신체적 고통과 관련이 있는 것에 민감하게 반응한다. 구체적인 것보다 상상적이고 가상적인 것, 초자연적인 것에 대한 공포가 많아진다.

③ 지적 발달

학령기의 지능 변화는 매우 크다. 5세부터 시간, 숫자, 대인관계, 공간관계, 원인과 결과의 기본적인 개념을 익히기 시작하면서 12세까지 언어, 산수, 정치, 종교, 사회적 관계, 과학, 문화적 풍습, 심리 등에 대해 많은 지식을 얻게 된다.

지각 및 인식 방법은 어린 시절과 차이가 있으며, 사물의 한 면에만 중점을 두는 경향이 많이 감소해 점차 동시 자극을 통합할 수 있고 부분과 전체의 관계를 이해한다. 논리적 작용을 이해, 분류하고, 이지적 사고를 할 수 있는 능력이 생김으로써 학업을 효율적으로 할 수 있게 된다. 일반적으로 수에 대한 보존 개념을 가장 먼저 획득하고 그 다음으로 길이, 면적, 양, 무게 그리고 부피의 순서로 획득한다. 이때를 피아제는 구체적 조작기로 명명했다.

2. 아동의 건강 증진

1) 건강 증진

인간은 어느 시기에나 건강이 중요하지만 신생아기부터 학령기에 이르는 아동의 건강은 이후 전 생애 건강에 기초가 된다는 점에서 특히 중요하다. 따라서 아동의 건강을 유지·증진시키기 위해서는 이들의 발달특성을 이해하고 이를 기초로 정기적인 건강평가, 예방접종, 영양 공급, 안전대책, 질병 관리 등이 필요하다.

(1) 건강평가

아동의 성장발달이 연령에 따른 평균 기대 수준에 속하는지를 정기적으로 확인해야 한다. 영아기에는 한 달에 1회, 유아기에는 6개월~1년에 1회 체중과 신장, 흉위와 두위를 측정하고 신체 검진 및 발달을 평가한다. 이때 중요한 것은 같은 연령 아동의 평균치보다 크고 작음이 아니라 안정된 성장을 유지하는가에 있다.

한국인 아동의 성장발달은 연령별 체중과 신장의 평균과 백분위수를 참조해 해석 및 평가할 수 있다(그림 3-2, 3-3).

(2) 영양

생후 첫 1년 동안 체중이 약 3배 정도 증가하므로 균형 잡힌 영양을 공급하는 것이 매우 중요하다.

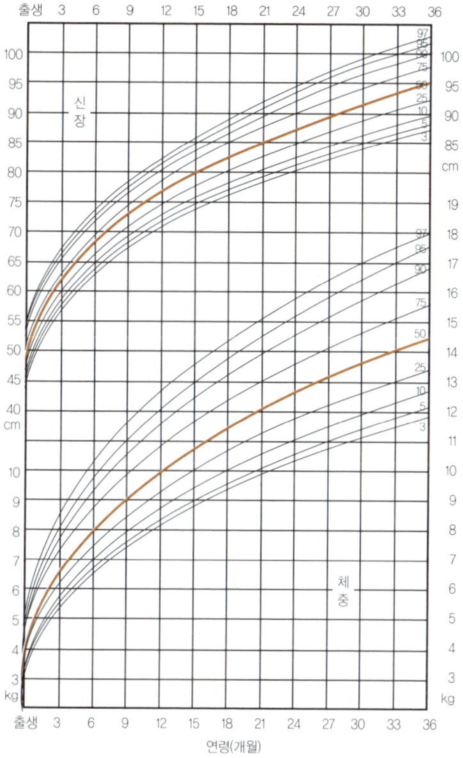

〈그림 3-2〉 남아(0~36개월)의 성장발달곡선

출처: 질병관리본부 · 대한소아과학회

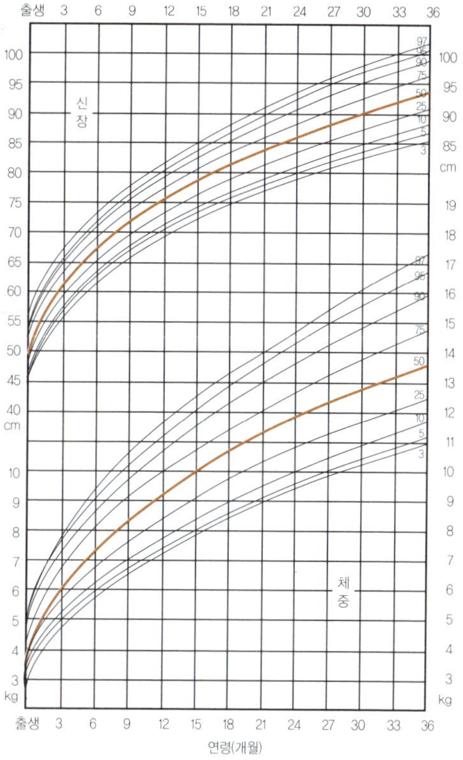

〈그림 3-3〉 여아(0~36개월)의 성장발달곡선

① 모유 영양

신생아는 출생 후 어머니 젖으로 성장에 필요한 영양을 공급받는다. 모유는 영양 면에서 매우 우수하며 소화, 흡수도 잘된다. 모유 수유를 한 영아는 인공 영양아에 비해 이환율이나 사망률이 낮고 알레르기 질병률도 낮다. 또한 엄마와 살을 맞대고 젖을 빠는 아기는 안정과 만족감을 얻게 되며, 정서 발달에도 도움이 된다. 이것은 일생을 통해 모자간의 친밀한 관계를 이루는 기초가 된다.

젖은 아기가 원하는 만큼 먹이지만 젖을 먹이는 전체 시간은 30분 정도가 되도록 한다. 첫 번째 수유 때 왼쪽 유방부터 먹였다면, 두 번째 수유 때는 오른쪽 유방부터 먹인다.

생후 첫 두 주 동안 아기가 1일 3회 이상 적당한 양의 대변을 보고, 6회 이상 충분히 기저귀를 적신다면 아기는 영양 공급을 잘 받고 있는 것이다. 모유 수유를 잘하고 있다면 생후 2주 정도에는 감소되었던 아기의 체중이 출생 시 체중으로 돌아가게 된다.

② 인공 영양(분유 수유)

모유가 영아기까지 최고의 식품이지만 어머니가 HIV에 감염되었거나, 중증 질병에 걸렸거나, 약물 중독이거나 혹은 아기가 선천성 대사이상 질환 신생아인 경우 분유 수유를 할 수 있다.

분유의 양은 상품의 설명서에 따른다. 예를 들어 물 20cc에 분유 1스푼을 섞는다면 분유 80cc를 준비할 때는 물 80cc에 분유를 타는 것이 아니라 분유 4스푼을 탄 총량이 80cc가 되도록 한다. 반드시 손을 씻고 조제를 하며, 수유 전 팔 안쪽에 분유 한두 방울을 떨어뜨려 온도를 확인한다. 먹다가 남은 분유는 세균에 쉽게 오염되기 때문에 버리는 것이 좋다. 수유가 끝나면 트림시킨다(그림 3-4).

사용한 젖병은 바로 물로 세척하고, 끓는 물에 넣거나 젖병 소독용 증기 소독기를 이용해 소독한다.

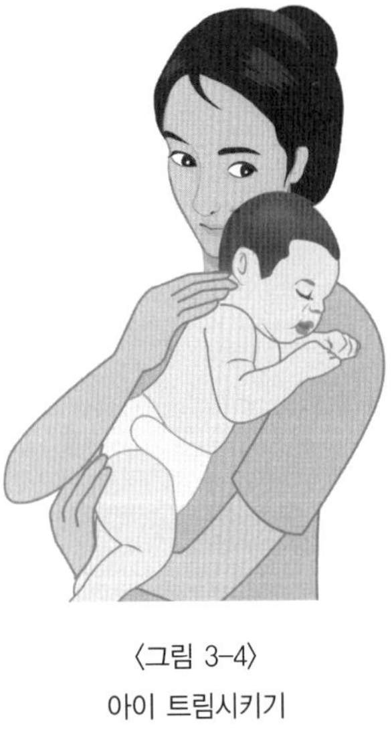

〈그림 3-4〉
아이 트림시키기

③ 혼합 수유

모유가 부족하거나 어머니가 일정 시간에는 수유를 할 수 없을 때 모유와 조제유(분유) 수유를 겸해 실시하는 것이다.

혼합 수유를 할 때에는 매회 모유를 먹이고 난 후에 조제유를 주는 방법과 모유와 조제유를 교대로 먹이는 방법이 있다. 직장에 나가는 어머니는 아침과 저녁에는 직접 모유를 주고 낮에

트림시키기

- ✔ 우선 다 먹은 아기를 세워서 안아준다.
- ✔ 고개를 어깨에 올려 편안하게 해주고 어깨에는 역류 구토에 대비해서 가제 수건을 받쳐놓는 것이 안전하다.
- ✔ 등 한복판에서 약간 왼쪽은 위와 식도를 연결하는 부분이 있는 곳인데 그곳을 손가락으로 살살 어루만져준다.
- ✔ 늦어도 수유 후 5분 내(주로 30초 이내)에 트림을 시킨다.
- ✔ 등을 손바닥으로 쓸어주어도 되지만 탁탁 때리지는 않는다.

는 보관된 모유나 조제유를 주기도 한다.

생후 수일 이내부터 혼합 수유를 하면 어머니의 젖을 빠는 횟수가 줄어 유방의 젖을 완전히 비우는 횟수나 정도가 적게 되므로 생성되는 모유가 줄어든다. 유즙 분비의 촉진을 위해서는 젖을 자주 빨리고 또한 완전히 비우는 것이 효과적이다.

④ 고형 식이와 이유

영아기의 영양은 성장발달 증진, 건강의 유지 및 증진, 활동에 필요한 에너지 공급원이 된다. 이 시기는 성장이 매우 빠르게 진행되므로 적절한 영양을 공급하는 것이 중요하다.

생후 1년 동안은 모유 수유를 권장하며 4~5개월에는 고형식을 주고 점차 이유(weaning)를 한다. 이것은 액체로 된 음식(모유, 분유)에서 밥이 주식이 되기 이전에 고형식을 먹이는 연습을 하는 것이다. 고형식을 먹이기 시작했더라도 돌까지는 모유나 분유가 주식이 되어야 한다. 이 시기가 되면 다른 사람이 음식을 먹는 것에 관심을 보이고 혼자서 앉을 수 있으며 이가 나기 시작하는데 모유나 조제유만으로는 필요한 영양을 제대로 섭취하기 어렵기 때문에 고형식을 시작해야 한다.

처음에는 쌀미음부터 시작하고 야채를 한 가지씩 첨가해본다. 4~6개월 정도에는 약간 무른 음식을 하루 2번 주고 7~9개월이 되어 잘 먹게 되면 하루 3번 줄 수 있다. 이유식을 시작할 때 주의 사항은 다음과 같다.

- 새로운 음식은 소량씩 주기 시작한다.
- 영아가 배가 고플 때 준다. 고형식을 준 후 모유나 분유를 먹인다.
- 고형식 시작 초기에 새로운 음식을 줄 때에는 영아가 새로운 맛과 감촉에 익숙해지도록, 또한 알레르기 반응을 알 수 있도록 일주일에 한 가지씩 재료를 늘려간다.
- 영아가 먹고 싶어 하지 않으면 억지로 주지 않는다.
- 식사 시간을 즐겁게 하고 먹는 장소를 일정하게 한다.
- 6개월 이후에는 계란 노른자, 옥수수, 밀가루, 소고기, 닭고기 등의 음식으로 시작한다.
- 12개월 이후에는 생우유, 계란 흰자, 조개류, 등 푸른 생선, 초콜릿, 견과류, 수박, 딸기, 토마토, 멜론, 꿀, 조미료가 든 음식(젓갈류, 장류 등) 등을 시작할 수 있다.

⑤ 유아의 식이

유아기에는 식이 습관이 성인과 비슷해 하루 3번의 식사와 간식을 먹는다. 2~3세에는 하루 1300~1400kcal가 요구되며, 4~5세에는 1500~1800kcal가 필요하다. 즉, 열량 요구량은 아동의 크기와 활동량에 의존하며 근조직과 골 형성을 위해 무기질, 비타민, 단백질이 필수적이다. 식사 시간은 사회화와 좋은 식습관 형성을 위해 중요하다. 유아기에 좋은 식습관을 습득할 수 있도록 하기 위해서는 다음과 같은 사항에 주의한다.

- 소량의 음식을 주고 필요시 더 준다.
- 음식을 강요하지 않는다.

- 서두르지 말고 혼자 식사하도록 도와준다. 꾸물거리고 안 먹으면 더 이상 먹지 않을 것인지 묻고 그릇을 치운다.
- 음식을 담는 그릇을 예쁜 것으로 하며 그릇에 가득 담지 않는다.
- 식사 분위기를 즐겁게 하고 주위가 산만하지 않게 한다.
- 음식을 상이나 벌로 주지 말고 상 차리기를 돕게 한다.

⑥ 아동의 식이

학령기 아동은 체중당 열량 요구량이 성인보다 더 많다. 열량 요구량은 1000kcal를 기준으로 여기에 각 연령에 100kcal를 곱해 더하면 된다. 즉 7세에는 1700kcal, 11세에는 2100kcal가 요구되나 실제 요구량은 체중과 아동의 활동량에 따른다. 특히 학령기 말에는 골격 발달에 필요한 열량, 단백질, 비타민, 무기질(철과 칼슘)이 더욱 요구된다.

아동에게 식탁 예절을 지도하며 음식에 대해 고마움을 알게 하고 즐겁고 안락한 분위기에서 식사하도록 한다. 부모가 평상시 좋은 식습관을 보여주는 것이 중요하다. 또한 식단을 계획하고 준비하는 것을 돕도록 하는 것도 올바른 식습관 형성에 도움이 된다.

(3) 치아 관리

① 영아기

생후 6개월이 되면 앞니 2개가 처음으로 나기 시작한다. 부드러운 거즈에 물을 적셔서 잇몸을 하루에 한두 번 닦아준다. 충치 예방을 위해 영아가 자면서 모유를 먹거나 잠자리에서 젖병을 빨지 않도록 하는 것이 좋다.

② 유아기

2세가 되면 약 20개의 유치가 난다. 1~2세부터 노리개 젖꼭지의 사용을 줄이도록 하고, 2~4세의 아동은 손가락 빨기와 같은 습관을 없애도록 한다. 3세 이전까지는 치약을 삼킬 수 있으므로 불소가 함유된 치약은 사용하지 않도록 한다. 6세부터는 유치가 빠지기 시작하므로 정기적인 치과 진료와 치아 건강을 위한 영양 습관 및 위생 습관이 중요한 시기이다.

③ 학령기

학령기에는 구강에 많은 변화가 발생하기 때문에 6개월에 한 번 정도 정기적인 치과 검진이 필요하다. 또한 이 닦는 법, 치실 사용법 등을 배워야 하며, 충치나 맞물림 장애가 있는 경우 빨리 치과에 가서 관리를 받아야 한다.

(4) 낮잠과 휴식

낮잠과 휴식은 영유아들의 신체 활동 후에 몸을 회복시켜줄 뿐 아니라 에너지를 보존하고 면역력을 높여 질병에 걸리지 않고 건강한 생활을 유지할 수 있도록 돕는다. 불충분한 수면은 피로를 유발하고 성장발달을 방해하기 때문에 낮잠과 휴식 시간을 충분히 갖도록 해주어야 한다.

일반적으로 영아는 16~20시간, 2세 이후의 유아는 12시간, 5세 이상의 유아는 11시간 정도의 잠을 잔다. 또한 개인차가 있기 때문에 낮잠을 강요하는 것은 옳지 않지만, 2세 미만의 영아는 하루에 3시간 정도, 2~5세의 유아는 1~2시간 정도의 낮잠 시간을 가지도록 하는 것이 좋다.

2) 신체 활동과 안전사고 예방

어린이가 안전한 환경에서 자랄 수 있도록 부모뿐만 아니라 주위 모든 사람들이 주의해야 한다.

① 신생아

• 푹신한 베개·의복·이불 등이 아기의 코나 입을 막지 않도록 한다.
• 수유 후 트림을 꼭 시킨 후 눕힌다. 반듯이 눕히기보다 오른쪽 옆으로 비스듬히 눕힌다. 젖을 토했을 때 폐에 들어가거나 코가 막혀 질식할 수 있으므로 세심히 관찰한다.
• 수유 시 젖꼭지가 아기의 코나 입을 막지 않도록 한다.
• 얼굴을 할퀴지 않도록 손싸개를 씌워준다.

② 영유아기 아동

이 시기부터는 집 밖에서 하는 신체 활동이 늘어나기 때문에 안전에 대한 교육과 부모나 주위 어른들의 역할 모델이 중요하다.

• 사고 예방을 위해 위험한 행동을 못하게 하고 위험에 대해 경고한다.
• 모든 약품, 세척제 등은 아동의 손이 닿지 않는 곳에 보관한다.
• 날카로운 도구나 기구를 치운다.
• 전열 제품을 사용할 때는 아동과 떨어진 곳에서 사용하고 만지지 말라고 이야기해준다. 전기 콘센트에는 안전캡을 끼워서 아동의 손이 닿지 않도록 한다.
• 방바닥에 아동이 집어먹을 수 있는 것을 두지 않는다.
• 물을 받아놓은 통 근처에서 놀지 않게 한다. 욕실의 수도꼭지는 찬물 쪽으로 고정해두고 변기뚜껑을 닫아두며 욕실 바닥에도 미끄럼 방지용 매트를 깔거나 테이프를 붙인다.
• 가스레인지 위의 냄비는 손잡이를 잡을 수 없도록 돌려둔다. 식탁보를 당겨 다치는 일이 없도록 하며, 아이가 어릴 때는 사용하지 않는 것이 좋다.
• 현관이나 계단, 베란다는 어린이용 안전문을 설치하거나 문을 잠가둔다. 고정 장치를 문에 설치해 문이 닫히면서 손가락이 끼이는 일이 없

도록 한다.

- 놀이터의 기구들이 안전한지 확인한다.
- 4~5세가 되면 화재 경보의 의미, 낯선 사람에 대한 위험, 건널목 건너기, 차 뒤에서 놀지 않기 등을 가르쳐준다.
- 퀵보드나 인라인 스케이트, 자전거를 탈 때는 보호장구를 착용하도록 한다.
- 자동차를 탈 때는 반드시 아동용 카시트를 이용해야 한다.

③ 학령기 아동

이 시기의 아동은 야구, 축구, 농구 등의 구기 스포츠를 잘하게 되고 자전거, 스케이트보드 타기 등의 활동성 운동을 통해 운동 능력을 계속 발달시킨다. 따라서 부상의 위험이 높아지는 시기이기도 하다.

- 대부분의 부상은 보호장구를 착용하고 안전 지침을 따르면 예방할 수 있다. 자전거를 탈 때 헬멧을 쓰거나 차를 탈 때 안전벨트를 반드시 착용하도록 하고 위험한 행동이나 안전 습관에 대해 교육한다.
- 운동을 할 때 신체를 과도하게 사용함으로써 생기는 부상을 줄일 수 있도록 한다.
- 찻길 주변에서는 놀지 않도록 교육한다.
- 독성물질, 전기기구, 발화장치를 보관하는 수납장은 문을 잠가둔다.

3) 훈육

훈육의 목적은 첫째, 아동을 위험에서 보호하는 것으로 해야 할 일과 하지 말아야 할 일을 가르치는 것이고, 둘째, 잘못된 행동을 수정하고 바람직한 행동을 하도록 돕기 위한 것이다.

칭찬이나 잘한 행동에 대한 격려가 잘못한 행동에 대한 체벌보다 더 중요하다. 칭찬할 때는 구체적으로 상황을 지적해 칭찬하고 야단칠 때도 아동이 자신의 행동이 잘못된 것인지 알 수 있어야 한다. 실수한 것은 야단치지 않도록 하고 두 돌이 안 된 아동은 아무리 잘못했어도 체벌하는 것은 좋지 않다. 부모가 감정을 못 이겨 아이에게 꾸중하고 화풀이를 하면 안 된다. 또한 부모가 먼저 좋은 행동을 보여야 한다. 부모는 밤늦게까지 TV를 보면서 아이가 일찍 잠자리에 들지 않는다고 꾸중하면 아이는 자신이 잘못했다고 생각하지 않아 반발심을 가질 수 있다.

아동의 행동에 대한 부모의 태도는 일관성이 있어야 한다. 학령기가 되면 규칙이 필요하고 규칙을 일관되게 적용함으로써 타인을 신뢰할 수 있게 된다. 학교와 같은 사회조직 내에서는 규칙을 지켜야 한다는 것을 학습하게 하며 타인의 권리를 침해할 때 자신의 권리도 제한받게 됨을 알도록 한다. 이 시기의 아이들에게 훈육을 할 때 지켜야 할 원칙은 다음과 같다.

- 어린 영아는 훈육이 필요하지 않으나 아동의 경우 기어 다니기 시작하면 안전 규칙이 필요하다. 6개월부터 훈육을 시작한다.
- 잘못을 할 때마다 명확한 규칙을 말한다. '동생을 밀어 넘어뜨리지 말아라', '엄마가 전화 통화할 때는 방해하지 말아라' 등 구체적으로 규칙을 말해준다.
- 받아들일 수 있는 적절한 행동을 지시한다. 자신이 무엇을 해야 할지 아동은 알 필요가 있다. '동생과 놀아주어라', '엄마가 전화 통화를 하고 있을 때는 책을 보고 있어라', '뛰지 말고 걸어라' 등 적절한 행동을 알려준다.
- 중요하지 않거나 문제되지 않는 잘못된 행동은 무시한다. 계속 꾸짖는 것은 피한다. 다리를 흔들거나, 식사예절이 부족하거나, 정상 수준의 거부증은 나이가 어릴 때는 중요한 문제가 아니다.
- 공정하고 가능한 규칙을 사용한다. 손가락을 빨거나, 엄마와 떨어지는 것을 두려워하거나, 배변 훈련과 같이 정상 발달에 포함된 행동에 벌을

주면 안 된다.

- 처음에는 2~3가지 규칙으로 제한한다. 예를 들면, 우선 찻길로 뛰어들지 않도록 한다. 이것은 자신은 물론 다른 사람들에게 피해를 입히지 않도록 예방하는 것이다. 다음으로 상해를 입을 수 있는 행동을 제한한다. 또한 뒹굴면서 떼쓰기, 징징대고 우는 소리내기와 같이 부모를 지치게 하고 화나게 하는 행동을 제한한다.
- 자연스럽게 행동 규범을 알게 한다. 날씨에 맞게 옷을 적절히 입지 않으면 춥거나 몸이 젖을 수 있다는 것 등을 알 수 있게 지도한다.
- 일을 끝낸 후 결과에 대해 보상한다. '방을 치운 후에 나가서 놀 수 있다' 등 해야 할 일과 그에 대한 보상을 알려준다.
- 부모의 느낌을 아동에게 전달한다. '그런 행동을 하면 엄마는 화가 난단다' 등과 같이 아동의 잘못된 행동에 대해 부모가 어떻게 느끼고 있는지에 대해 이야기한다.
- 바람직한 행동을 했을 때는 반드시 보상을 해준다. 아동을 보고 미소 짓거나 칭찬해준다. 아동이 가장 좋아하는 보상은 부모의 관심이다.

4) 성교육

성교육의 적절한 시기는 아동이 성에 관심을 가지거나 호기심을 보이고 질문을 하면 어느 때나 가능하다. 성교육은 인간으로서 갖추어야 할 성 역할과 성을 대하는 태도를 가르쳐주는 것이므로 필수적인 교육이다. 아동에게 여성과 남성의 역할은 서로 다르지만 똑같이 중요하다고 알려주고 아동이 성에 대한 질문을 할 때 당황하거나 거부해서는 안 된다. 따라서 미리 준비해둘 필요가 있다.

4세를 전후해 성을 구분하고 성적인 호기심이 생겨 이런저런 질문을 하게 되는데 올바른 교육을 통해 생명의 소중함을 알려줌으로써 나와 남을 아끼는 마음을 갖게 한다. 가능한 한 생식기에 정확한 명칭을 사용하고 몸의 기관에 대해 가르칠 때 이름도 가르쳐준다.

아동도 성추행이나 성폭력에서 자유로울 수 없다. 자신의 몸의 소중한 곳을 아무나 만져서는 안 된다고 알려주고 싫을 때는 싫다고 말할 수 있도록 교육해야 한다.

3. 아동의 주요 건강문제 관리

아동의 질병은 유전성, 선천성 질병에서부터 발달기에 나타나는 질병까지 다양하다. 주로 성인들에게 나타나는 신체적·정신적 질병에 걸리기도 하는데 심지어는 악성 종양과 후천성면역결핍증도 발생한다. 여기서는 아동을 양육하면서 흔히 경험하게 되는 증상과 질환을 다루고자 한다.

1) 아동에게 흔한 증상

(1) 열

아동은 심하게 울거나 운동한 후에도 열이 날 수 있다. 그러나 갑작스럽게 열이 나면 대개 세균이나 바이러스 감염에 의한 것이다. 몸은 이때 대항해 싸우게 되고 그 과정에서 열이 나는 것이므로 무조건 해열제를 먹이는 것은 바람직하지 않다. 반대로 열이 계속 오르도록 방치해서도 안 된다. 고열이 나는데도 추워한다고 이불로 싸두면 열이 상승해 열성 경련을 일으킬 수 있으므로 주의해야 한다. 일반적으로 열이 있는 상태란 고막 체온이 37.5℃ 이상, 항문 체온이 38℃ 이상인 경우이다. 증상에 대한 관리는 다음과 같이 한다.

1 열이 날 때 찬물이나 알코올을 사용하면 오히려 근육을 수축시키고 몸이 떨려 열을 발생시키기 때문에 좋지 않다.

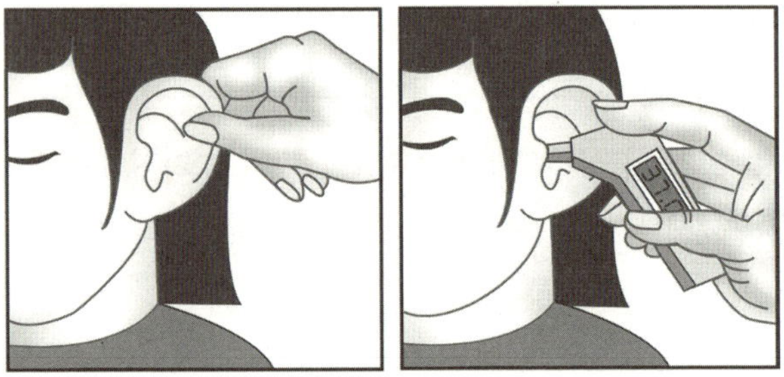

〈그림 3-5〉 체온 재는 법

- 우선 옷을 얇게 입히고 방안을 서늘하게 한다. 그리고 머리와 목을 차게 식혀주고 땀에 젖은 옷은 바로 갈아입힌다.
- 열이 내리지 않는다면 미지근한 물에 적신 수건으로 몸을 문지르듯 닦아준다.[1]
- 열이 나게 되면 몸에서 많은 수분이 소실되므로 수분을 보충해준다.
- 해열제는 상비약으로 구비해두는데 일반적으로 타이레놀과 부루펜 시럽을 사용한다. 그러나 해열제는 질병 치료제가 아니고 열을 내리기 위한 치료 보조제이다. 해열제의 용량을 임의로 늘리거나 투약 간격을 줄이면 안 된다.

체온 재는 법

✔ 가능한 한 어린이를 안정시킨 후 체온계를 이용해 정확히 재도록 한다.

✔ 고막 체온계는 사용이 간편해 흔히 사용되나 중이염이 있을 경우 측정에 오류가 있을 수 있을 수 있으므로 이런 경우에는 겨드랑이 체온을 측정하는 것이 좋다.

✔ 3세 이하의 아동은 귀를 후하방으로 당기고 3세 이상의 아동은 귀를 후상방으로 당긴 후 고막 체온계를 삽입한다.

(2) 기침과 가래/콧물과 코막힘

기침은 목에서 폐에 이르는 기도 내의 분비물이나 이물질을 몸 밖으로 내보내기 위한 반사 작용이다. 가벼운 기침에서 온몸을 울리는 기침까지 형태가 다양하다. 원인은 기관지 염증으로 인한 것이 대부분이지만 알레르기, 심리적인 긴장으로 기침을 하는 경우도 있다. 기침하는 아동을 보는 것은 괴롭지만 기도 안의 나쁜 물질을 밖으로 내보내려는 자연스러운 현상이기 때문에 억지로 못하게 하거나 기침을 억제하는 약에 의존하는 것은 좋지 않다. 증상에 대한 관리는 다음과 같이 한다.

- 아동을 세워 안고 등을 쓸어주거나 요 밑에 쿠션이나 방석을 괴어 윗몸을 높여준다.
- 가래를 묽게 해서 배출되기 쉽도록 수분 섭취를 늘려주고 습도를 조절하며 실내를 청결히 한다.
- 코가 막혀 아동이 답답해할 때는 실내 습도를 50~60% 정도로 해준다. 코막힘이 심해 입으로 숨을 쉬거나 수유가 곤란하면 가제 수건에 따뜻한 물을 적셔 온습포를 해주거나, 콧속에 식염수를 한두 방울 떨어뜨린 후 코 흡입기나 면봉으로 콧물을 제거해준다. 이때 코 흡입기나 면봉을 너무 깊숙이 넣지 않도록 주의해야 한다.

(3) 구토

구토는 위장 속의 음식물이나 위장액을 비정상적으로 게우는 것이다. 설사, 변비와 함께 소화기계 이상이 있을 경우 나타나는 대표적인 증상이다. 구토를 하더라도 어린이의 상태가 좋아 보인다면 4시간 정도 모유나 우유를 주지 말고 보리차 등으로 수분을 보충하면서 경과를 지켜보고, 만약 상태가 나빠지거나 투사성 구토(projectile vomiting)를 하는 경우에는 진료를

2 심하게 토할 때는 몸을 일으켜주거나 안아준다. 눕혀놓을 때는 토물이 기도를 막지 않도록 머리를 옆으로 돌려준다.

받도록 한다. 증상에 대한 관리는 다음과 같이 한다.[2]

- 더럽혀진 이불이나 옷을 갈아입히고 보리차나 경구용 전해질 제재(페디라산, 에레드롤에프산)를 조금씩 자주 먹인다.
- 어린 아동인 경우 진료를 받지 않고 6시간 이상 굶기는 것은 금한다. 입으로 아무것도 섭취할 수 없다면 진찰을 받도록 하고 밤이라면 응급실로 간다.

(4) 설사

설사는 묽은 변을 자주 보는 현상이다. 음식을 급히 섭취한 경우, 과일과 같은 섬유질이 많은 음식을 섭취한 경우, 장내 감염 등으로 인해 장이 비정상적으로 자극된 경우 과도한 장운동을 유발함으로써 발생할 수 있다. 장내 감염은 일반적으로 바이러스나 박테리아가 원인인데 음식이 오염되었거나(식중독), 오염된 손을 깨끗이 씻지 않은 경우 구강을 통해 전염되기도 한다. 이 외에 감기 혹은 중이염이 있는 경우에는 열을 동반한 설사를 한다. 일단 설사를 하게 되면 음식물로부터 인체에 필요한 수분을 흡수할 수 있는 시간이 충분하지 못해 탈수가 나타난다. 특히 어릴수록 탈수는 심각하며, 발한과 함께 구토, 열을 동반한 설사를 하는 경우에는 더욱 위험하다. 증상에 대한 관리는 다음과 같이 한다.

- 설사가 잦으면 기저귀를 사용하는 어린아이의 경우 기저귀 발진이 생길 우려가 있으므로 설사 후 바로 기저귀를 갈아주고 휴지나 물티슈로 닦는 대신 물로 직접 씻겨준다.
- 설사 자체는 병이 아니고 몸속의 나쁜 물질을 내보내는 작용이므로 무조건 지사제를 써서 설사를 막는 것은 좋지 않다.
- 변의 색과 물기, 냄새, 횟수를 비롯해 점액질이 섞여 있는지 혹은 혈변을 보는지를 자세히 관찰하고 의료인에게 정보를 제공해야 한다.

(5) 탈수

탈수는 구토, 설사, 열로 인해 수분이 상실되고 적절한 수분이 공급되지 못한 경우 발생한다. 설사를 하는 아동은 장운동이 과도해 수분을 섭취할 수 있는 충분한 시간을 갖지 못하기 때문에 탈수가 더욱 급속히 진행된다. 열이나 발한으로 인해 탈수가 나타난 경우는 복합적인 문제가 야기된다. 즉 인체의 화학 반응이 파괴되고, 필요한 영양분이 소실되며, 순환 혈액량이 저하되어 심각한 위험을 초래한다.

아동의 경우 탈수가 오래 지속되면 영구적 뇌 손상이나 사망의 원인이 되기도 하므로 응급치료를 받아야 한다. 탈수의 증상은 입과 입술이 건조해지고, 심해지면 아이가 늘어지고 생후 18개월 미만의 영아는 대천문이 움푹 들어간다. 또한 소변량이 감소되고 농축된 소변(소변 색이 짙은 황색)을 본다. 탈수가 오래 진행되면 8~12시간 동안 소변이 배설되지 않는다. 증상에 대한 관리는 다음과 같이 한다.

- 아동이 구토나 설사를 하면 체온을 측정하고, 열이 있는 경우에는 미지근한 물로 닦아주어 열을 내리도록 한다. 매 10분 간격으로 소량의 수분을 마시도록 격려한다. 이때 희석되지 않은 주스나 우유는 주지 않고 대신 물이나 상품화된 전해질 용액을 섭취시켜 상실된 수분과 전해질을 보충한다.
- 처방 없이 지사제나 진토제를 복용시키지 않는다.
- 소변 색을 관찰한다. 소변 색이 정상이 되고 소변 보는 횟수가 규칙적이면 회복을 의미하는 징후이다. 영아의 경우 상태가 정상으로 회복되면 3배 희석된 조제유나 설사용 분유를 먹이고, 점차 조제유의 농도와 양을 증가시켜 2~3일 이내에 정상 농도의 우유를 주도록 한다.
- 큰 아동의 경우 고형 식이를 줄 때는 저섬유 식이부터 시작해 점차 양을 늘려간다.

(6) 변비

변비는 변을 보기가 어렵거나, 복부에 불편감을 느끼고 딱딱한 변을 보는 것으로 며칠에 한 번 보느냐는 아동마다 장운동이 다르므로 별 의미가 없다. 증상에 대한 관리는 다음과 같이 한다.

- 딱딱한 변을 본 후 항문에 열상이 생겨 아파하거나 피가 나는 경우 따뜻한 물에 좌욕을 해주는 것이 도움이 되며, 어린 아동인 경우 면봉 끝에 바셀린이나 베이비오일을 묻혀 항문을 살살 자극해주는 것도 한 방법이다.
- 모유를 먹는 영아는 변비가 거의 없으나 분유 수유를 하는 영아의 경우는 변비가 생길 수 있으니 수분 섭취를 늘려준다. 수분 섭취가 충분한 경우라면 시럽이나 설탕물을 수유 중간에 준다.
- 이유식을 시작했거나 밥을 먹는 경우라면 식사량이 충분한지 확인하고 특히 식이 섬유와 수분을 많이 섭취시킨다.

2) 아동에게 흔한 질환

(1) 급성 비인두염(감기)

① 원인 및 증상

급성 비인두염, 즉 감기는 바이러스에 의해 발생하는 것으로 아동에게 가장 흔한 질병이다. 계절과 상관없이 발생하지만 특히 환절기에는 일교차가 크고 건조해서 바이러스가 활동하기 쉽다.

증상은 열, 기침, 재채기, 콧물, 코막힘이 있고 설사와 구토가 같이 오기도 한다. 어린이에 따라 목이 붓고 아파서 잘 먹지 못하기도 한다. 연령, 과거의 감염 경력, 알레르기, 영양 상태에 따라 증상의 정도가 다르게 나타난다.

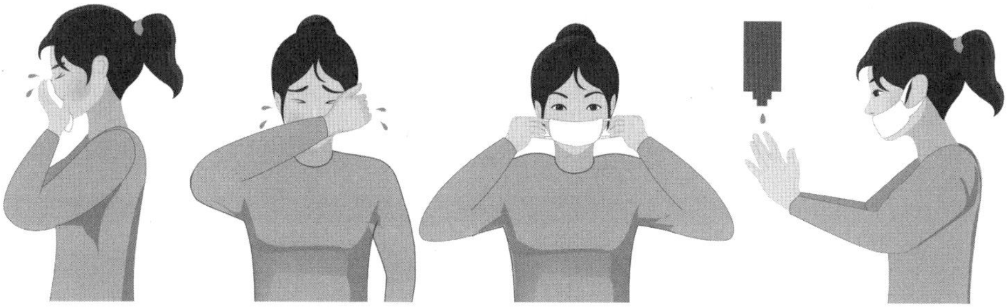

기침 · 재채기할 때 휴지나 손수건 사용
휴지나 손수건이 없으면 소매 위쪽으로 가리기
기침이 계속되면 마스크 착용
기침이나 재채기 후에는 손 씻기

〈그림 3-6〉 기침 · 재채기 교육

② 예방

급성 비인두염을 예방하기 위해서는 외출 후 반드시 손발을 씻고 양치질을 하게 한다. 또 실내 공기가 오염되지 않도록 자주 환기하고 구석구석 물걸레로 청소하며 실내에서는 반드시 금연한다. 집 안이 건조하지 않도록 젖은 빨래를 널어둔다. 가습기를 사용할 경우 가습기 청소를 자주 한다.

주로 기침이나 재채기할 때 튀어나오는 작은 침방울 속에 포함된 병원균에 의해 감염되는 비말감염이므로 아동에게 기침이나 재채기를 할 때에는 휴지나 손수건으로 입을 가리라고 교육한다(그림 3-6).

③ 치료 및 관리

- 바이러스 질환이므로 균을 없앨 수 있는 약은 없다. 증상을 관리하는 대증요법으로는 푹 쉬면서 안정할 수 있도록 해주고, 적절히 보온하고(열이 날 경우 제외), 식사는 소화가 잘되는 것으로 소량씩 자주 주고 음료를 수시로 먹여 수분 섭취량을 늘려준다.
- 열이 나면 옷을 벗겨 시원하게 해주고 미지근한 물을 적신 수건으로 몸을 닦아준다. 그래도 열이 떨어지지 않으면 타이레놀이나 부루펜 시

럽 등 해열제를 먹이는데, 구토하면 좌약으로 된 해열제를 사용한다.

- 감기는 어린 아동에게는 1년에 4~5회 정도 걸릴 정도로 잦은 질병이다. 그러나 이차적으로 합병증(중이염, 경부 임파선염, 후두염, 기관지염, 폐렴, 축농증)이 생기지 않도록 1주일을 경과하게 되면 진찰을 받고 처방에 따라야 한다.

(2) 편도선염

① 원인 및 증상

편도선염은 대부분 인두염과 함께 발생하며, 많은 임파조직과 잦은 상기도 감염 때문에 어린 아동에게 흔한 질환이다. 연쇄상구균이나 바이러스에 의한 급성 감염이다. 1세 미만의 아기가 편도선염에 걸리는 것은 드문 일이나, 학령기 전기 어린이는 편도선과 아데노이드의 크기가 상대적으로 증대하고 감염성 미생물에 노출되는 기회가 늘어나 발생 빈도가 증가한다. 그러나 아이의 연령이 10세경이 되면 감염에 대한 저항력이 증가해 아데노이드가 작아지면서 편도선염의 발생 빈도는 감소한다.

증상은 인후통과 음식, 침을 삼키기 힘들어하고 편도선에 붉고 노란색 반점의 염증 부위가 보인다. 미열이나 고열이 있고 목의 임파선이 붓는다. 아데노이드까지 염증이 확대되면 구강호흡을 하거나 코를 골고 코맹맹이 소리를 한다. 호흡 시 불쾌한 냄새가 난다.

② 치료 및 관리

- 어린이가 인후통을 호소하거나 음식 등을 잘 삼키지 못하면 병원에 가서 인후를 검사한다.
- 바이러스에 의한 감염은 대증요법을 시행하고 세균성인 경우 항생제 치료가 필요하다.

- 열이 나는 경우 관리는 급성 비인두염의 관리와 같다.
- 감염이 없을 때에도 연하 장애나 호흡 장애를 초래할 정도로 편도선이 붓거나 종양이 있는 경우에는 절제술을 하게 되므로 진찰을 받아야 한다.

(3) 중이염

① 원인 및 증상

중이염은 중이에 발생하는 염증으로 상기도 감염 시 동반되며, 유스타키오관의 폐쇄나 아데노이드의 비대로 인해 발생한다. 중이에 분비물이 고이고, 귀의 통증과 함께 난청을 유발하기도 한다. 특히 어린아이들은 유스타키오관이 성인에 비해 상대적으로 짧고 직선으로 되어 있어 자주 발생한다. 또한 영아는 누워 있는 시간이 길어 코나 인후로 침입한 박테리아가 쉽게 중이염을 유발하기도 한다.

중이염에 걸리면 귀앓이를 심하게 하며 통증이 매우 심하고 조기 치료되지 않으면 영구적 난청이 될 수 있다. 어린 영아는 귀를 잡아당기거나 비비며 운다. 귀에서 농성 분비물이 관찰되고, 38.6℃ 이상의 고열을 동반한다.

② 치료 및 관리

- 상기도 감염 시 증상을 관찰하고 소아과나 이비인후과에서 진찰을 받도록 한다.
- 아이의 체온을 측정해 열이 있는지 확인하고 편안하고 시원하게 해준다.
- 귀에 심한 통증을 호소하면 온찜질을 해주어 통증을 완화시킨다. 통증을 완화하기 위해 어린이용 진통제를 투약한다.

(4) 천식

① 원인 및 증상

천식은 유전 경향이 강한 알레르기 질환으로 원인을 제거하는 것이 중요하다. 꽃가루, 동물의 털, 먼지, 진드기, 곰팡이 등을 비롯해, 견과류, 유제품, 생선, 메밀 등의 식품과 감기 바이러스, 독감, 심한 운동, 스트레스, 찬 공기, 매연, 담배연기, 향수 등 천식을 유발하는 원인은 여러 가지가 있다.

열은 별로 없으나 계속해서 기침을 하고 그르렁거리는 소리를 내며 숨쉴 때 휘파람 같은 소리를 내기도 하고 숨이 차며 숨을 가쁘게 쉬는 것이 일반적인 증상이다. 이전에 아토피 피부염을 앓았거나 음식 등에 알레르기가 있는 어린이인 경우 새벽이나 아침 기침이 오래 지속되면 전문의의 진단을 받을 필요가 있다.

② 치료 및 관리

천식을 치료하기 위해서는 적절한 약물을 쓰는 것이 중요한데 반드시 의사의 처방을 받아야 하고 처방받은 약물의 사용법을 숙지한다. 일반적으로 다음 사항을 잘 지켜야 한다.

- 집 안에 동물을 키우지 않는다.
- 실내에서 금연하고 환기를 자주 한다.
- 실내 온도를 20~22℃, 습도를 50~60% 정도로 유지한다.
- 물걸레를 이용해 구석구석 먼지를 제거한다.
- 햇볕이 잘 들고 통풍이 잘되는 방에 있게 한다.
- 이불과 요는 자주 햇볕에 말리고 뜨거운 물(55℃ 이상)로 세탁한다.
- 천 소파와 카펫을 사용하지 않는다.
- 심리적으로 안정시킨다.

(5) 요로 감염

① 원인 및 증상

어린아이들의 경우 신장과 방광, 신장과 요도 간의 거리가 짧고 세균이나 병원체에 대한 저항력이 약하기 때문에 요로 감염이 잘 생긴다. 신체 다른 부위의 염증이 파급되어 이차적으로 생기는 경우도 있다. 요로계 기형으로 요가 역류되는 경우는 요로 감염이 계속 반복되므로 정확한 진단을 받아야 한다.

증상은 열이 올랐다 내렸다 하며 이 외에도 구토, 복통, 설사, 경기 등 다양한 증상을 동반한다. 여아가 남아에 비해 요로 감염이 더 자주 발생한다. 소변을 보고 난 후 시원하지 않다거나 화장실을 자주 들락거리는 경우, 배가 아프다거나 소변 볼 때 아프다고 하거나 소변에서 이상한 냄새가 나거나 색이 탁한 경우, 별다른 증세 없이 고열이 나는 경우는 요로 감염을 의심할 수 있다.

② 예방 및 관리

- 요로 감염을 예방하기 위해서는 소변을 참지 않도록 하고 평소에 물을 많이 마시도록 한다.
- 속옷은 면으로 된 헐렁한 것을 입히고 꽉 끼는 바지를 입히지 않도록 한다.
- 손을 자주 씻어주고 여아의 경우 변을 닦을 때 앞에서 뒤로 닦는다.
- 요 배양 검사에 따라 처방된 항생제를 투약한다. 증상이 좋아졌다고 임의로 항생제 치료를 멈추면 치료 기간이 길어지고 후유증이 크므로 완치 때까지 계속 약을 복용해야 한다.

(6) 신생아 황달

① 원인 및 증상

출생 후 적혈구가 파괴되어 빌리루빈이 생산된다. 이때 생성된 간접 빌리루빈은 직접 빌리루빈으로 전환되어 배설되어야 하는데 출생 시에는 이 작용을 하는 간의 효소가 충분히 활동하지 못해 생리적 황달이 발생한다. 만삭아의 경우 간접 빌리루빈이 7mg/dL이상으로 상승되면 황달이 나타난다. 신생아의 55~70%에서 생후 2~3일부터 발생해 7일 이내에 소실된다.

② 치료 및 관리

생리적 황달은 특별한 조치를 필요로 하지 않으나 광선요법이 도움이 된다. 이때 황달이 심하게(빌리루빈 10~12mg/dL 이상), 오래(생후 10일 이상) 지속되는 것은 병리적 상태이므로 피부색을 관찰해 노란색이 옅어지지 않으면 진찰을 받고 필요시에는 입원 치료를 받아야 한다.

(7) 기저귀 발진

① 원인 및 증상

기저귀 발진은 기저귀가 닿는 부분, 즉 엉덩이, 아랫배, 회음부, 사타구니 등에 발진이 생기는 것을 말한다. 심하면 피부가 벗겨지고 진물이 나며 피가 맺히고 심하게 가려워한다.

천 기저귀를 쓰는 경우 세탁 방법이 잘못되었거나 혹은 너무 강한 세제를 사용하거나 충분히 헹구지 않았을 때 생길 수 있다. 또한 젖은 기저귀를 오래 채워두는 경우, 아기용 파우더와 대소변의 암모니아, 세균, 산 등이 아기 피부를 자극해서 생기는 경우도 있다. 감기에 걸렸거나 설사를 하는 경우에도 기저귀 발진이 생기기 쉽다.

② 예방 및 관리

기저귀 발진을 예방하기 위해서는 무엇보다 청결히 해주는 것이 중요하다. 종이 기저귀든 천 기저귀든 대소변을 본 즉시 갈아주고 물티슈로 닦아주기보다는 물로 씻기고 완전히 피부를 말려준다. 증상이 심한 경우 일정 시간 기저귀를 채우지 않는 것이 좋다. 시중에 판매되는 기저귀 발진용 연고를 발라줄 수 있지만 곰팡이균 등의 이차 감염이 동반될 수 있으므로 증상이 심한 경우 병원 진료가 필요하다.

(8) 땀띠

① 원인 및 증상

땀띠는 더워서 땀을 흘릴 때 땀샘의 구멍이 막혀서 땀이 배출되지 못해 물집 등이 잡히는 것을 말한다. 땀이 많이 나는 부위, 즉 이마와 목 주위, 피부가 접히는 부분에 좁쌀같이 오톨도톨한 발진이 돋는다.

② 예방 및 관리

땀띠를 예방하는 방법은 땀 흡수가 잘되도록 면 옷을 헐렁하게 입히고 자주 닦아주고 시원하게 해준다. 피부가 접힌 부위에 땀이 찬다고 거즈를 둘러주는 것은 좋은 방법이 아니다. 대개의 경우는 시원하게 해주고 땀을 잘 닦아주는 것으로 좋아진다.

(9) 경련

① 원인 및 증상

경련은 뇌의 비정상적 반응에 의해 나타나는 일종의 발작성 경기이다. 아동에게 흔한 것은 감염 시 체온 상승으로 인한 열성 경련으로, 생후 6개월에서 6세 사이에 자주 발생하며 가족적 성향이 있다. 기타 원인으로는 뇌염 혹은 뇌막염, 혈액 내 화학 성분의 변화(저혈당, 저칼슘혈증), 혹은 급격한 감정 변화 등이 있다.

아이는 경련이 진행되는 동안 의식을 잃게 되고, 호흡 정지와 경직, 그리고 몇 분간 팔다리를 폈다 구부렸다를 반복하게 된다. 또한 경련이 일어나기 전에 괴성을 지르기도 하고, 경련이 진행되는 동안 소변이나 대변을 불수의적으로 보기도 한다. 경련 후에는 혼수 혹은 수면에 빠진다. 경련은 생명을 위협하는 질환은 아니지만 뇌 손상을 초래하기도 하므로 신중하게 다루어야 한다.

② 치료 및 관리

아이가 의식을 잃으면 즉시 안전한 곳에 눕히고 머리를 한쪽으로 돌려주어 혀가 기도를 막지 않도록 한다. 경련이 진행되는 동안 절대 혼자 두지 않는다. 아이가 잘못해서 다칠 수 있으므로 경련을 억지로 멈추려고 시도하지 않는다. 이를 갈 때 입 속에 무언가를 억지로 넣으려 하거나 강제로 입을 벌리지 않는다. 경련 후에도 열이 지속되면 옷을 벗기고 미온수로 닦아주어 열을 내리게 한다. 아이가 잠을 자면 가벼운 홑이불을 덮어준다. 처방 없이 약을 투여해서는 안 되며 아이를 조용한 환경에서 안정시킨다. 경련이 심하거나 지속될 경우 병원 치료가 필요하다.

(10) 아토피(영아습진, 태열)

① 원인 및 증상

아토피는 재발이 잘되는 만성 질환이다. 시간이 지나면서 저절로 좋아지는 경우도 있지만 잘 관리되지 않으면 나중에 천식이나 알레르기성 비염 등 알레르기 질환으로 이어진다.

영아형 아토피인 경우는 얼굴, 턱, 귀 밑, 기저귀가 닿는 부위, 팔, 다리에 잘 생긴다. 피부가 건조해 거칠고 붉어지며 짓무른다. 가려움증이 심한 것이 특징인데 진물이 나고 피가 나도록 긁게 되면 피부에 손상을 입게 되고 더 가려워지는 악순환이 계속된다.

② 예방 및 관리

목욕은 더러움을 없애는 정도로 미지근한 물과 세정제를 사용해 하는 것이 좋고 때수건을 사용해서는 안 된다. 목욕 후 3분 이내에 보습제를 충분히 발라준다. 시판 이유식이나 선식 등을 먹이는 것은 좋지 않다. 면으로 된 헐렁한 옷을 입히고 세탁 시 잘 헹군다. 애완동물을 키우지 말고 물걸레질을 자주 해서 환경을 깨끗이 한다. 치료제로는 스테로이드 연고와 가려움증을 가라앉히기 위한 항히스타민제를 처방받아 사용해야 한다.

3) 아동의 정신건강문제와 간호

(1) 자폐 스펙트럼 장애

자폐 스펙트럼 장애는 다른 사람에 대한 반응이나 애착 행동이 없고 사회적 상호 작용 및 의사소통 발달에서 저하를 보이는 발달 장애이다. 이는 여아보다는 남아에게서 더 많이 나타나며, 보통 12~24개월 사이에 발견된다. 출생 후부터 다른 아이들과 다르게 잘 울지 않거나 안거나 업어주려 할 때 몸을 뻗치며 거부할 때가 많고, 옹알이를 하지 않거나 소리를 내더라도 의미 없이 소리를 내는 등 언어 발달도 비정상이거나 늦다. 어머니에 대한 애착 행위가 없고 격리 불안이 전혀 나타나지 않는 경우도 있지만, 반대로 타인에 대해 심한 공포를 보이는 경우도 있다. 빙글빙글 돌거나 손뼉을 치고 몸을 흔드는 등 반복적으로 이상 행동을 되풀이하며, 못하게 막으면 심하게 떼를 부리기도 한다. 차바퀴가 돌아가는 것을 계속 본다든지 몇 시간 동안 스위치를 켰다 껐다 하는 등 혼자 놀기에 집중한다.

장애에 대한 진단이나 심각성의 판단은 사회적 의사소통과 상호 교류에 있어서의 장애, 제한적이고 상동적인 행동, 관심사나 활동 등에 기초해서 판단한다. 자폐증과 유사한 행동을 보이나 자폐증이 아닌 경우도 있으므로 정확한 진단이 필요하다. 아직까지 자폐의 원인은 확실히 밝혀지지 않았다. 아이가 자폐아로 판단되면 전문의를 찾아가 정밀 검사를 받고, 자폐가 진단되면 특수 교육을 받아 사회에 대한 적응력을 기르는 것이 가장 중요하다.

(2) 주의력결핍 과잉행동장애

주의력결핍 과잉행동장애(ADHD)는 주의 산만, 과잉 행동, 충동성이 주요 증상이다(그림 3-7). 집중력이 약해 쉽게 싫증을 내고 주의가 산만하거나

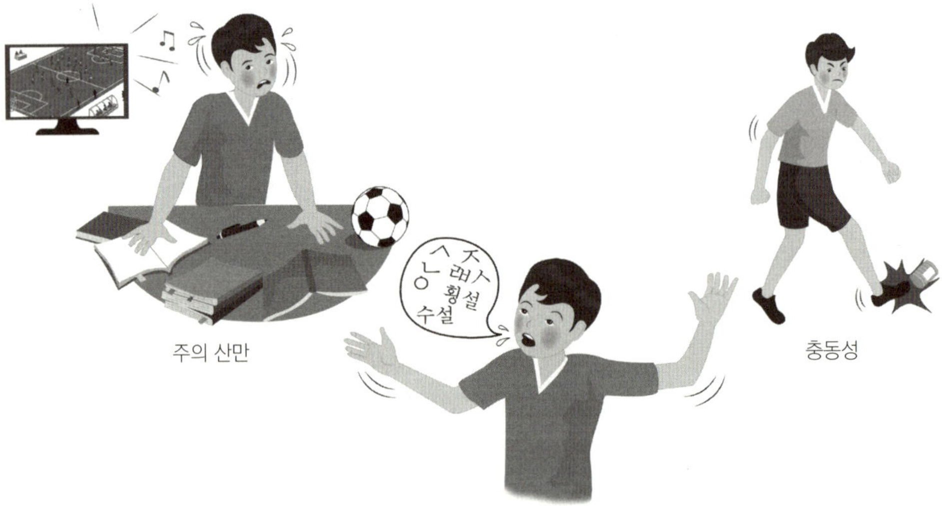

〈그림 3-7〉 주의력결핍 과잉행동장애의 주 증상

참을성이 적고 감정의 변화가 크며 매우 충동적인 행동을 보이는 것이 특징이다.

보통 7세 이전에 발병이 시작되어 만성적으로 가정, 학교, 사회 등에서 여러 문제를 야기하는 장애이다. 여아보다 남아에게서 3배 정도 더 많이 발생하며, 성인기까지 지속되는 비율이 30~50%에 달한다. 아동의 활동이 정상인지 과잉 행동인지 구별하는 것이 어렵기 때문에 많은 경우 부모는 자녀가 그저 활발한 아이라고 판단하기 쉽다. 그러나 주의력결핍 과다행동장애 아이의 행동은 방향성이나 목적성이 결여되어 있는 반면, 활동적인 아이는 무슨 일이든 하고자 하는 목적이 뚜렷하며 일을 시작하면 끝맺고자 하는 성취 의욕이 있어 차이를 보인다. 장애 여부의 판단이 어려운 경우, 아이가 항상 산만한지 아니면 특정 장소에서만 산만한지, 연령에 맞는 행동을 하는지, 어머니가 제재를 가했을 때 어느 정도 통제가 가능한지, 인지 기능이 어느 정도인지 등 여러 가지 요소들을 종합해 아이의 집중력이 정상인지 아닌지를 평가하게 된다. 주의력결핍 과잉행동장애는 학교에 진학하면서 수업에 집중하기가 어려워 학습 능력이 저하되거나 충동적 과잉 행동으로 인해 사회적으로 고립되면서 발견되기도 한다.

주의력결핍 과다행동장애로 진단된 경우 전문가의 도움을 받아 주의력을 높이는 데 도움이 되는 약물 치료와 더불어 학습 훈련, 행동조절 훈련, 사회적 기술 훈련, 부모 교육 훈련 등 여러 영역에서 부모와 자녀가 함께 교육적 중재를 병행해 과잉 행동이나 충동성을 감소시킬 수 있다.

(3) 틱 장애

틱 장애는 신체나 얼굴의 근육이 빠르고 반복적으로 수축하는 운동 장애이다. 이는 신경이나 근육의 이상으로 발생하는 것이 아니며, 어린이의 의사와 무관하게 불수의적으로 발생한다. 주요 증상은 눈 깜빡거리기, 입이나 코 실룩거리기, 머리를 뒤로 젖히기, 앞으로 턱 내밀기, 코 훌쩍거리기, 코로 킁킁 소리내기 등이며, 드물게는 머리를 때리기도 한다. 틱은 대부분 일시적으로 나타나는데 특히 불안하거나 피곤할 때 심하게 나타나고, 안정을 취하면 사라진다.

아이의 틱 증상에 대해 과민 반응을 보이면 아이가 불안해져 상태가 더욱 악화될 수 있으므로 주변 사람들은 무관심한 것 같이 행동하는 편이 좋다. 피곤할 때 증상이 더욱 심해지므로 충분한 휴식을 취할 수 있는 환경을 조성해주고 아이가 머리를 부딪치는 습관이 있으면 혼자 두지 않도록 한다. 또한 사고 예방을 위해 침대나 가구의 모서리 등에 스펀지를 대어 안전한 환경을 만들어주어야 한다. 항도파민 제제 등 약물 치료와 함께 이완 훈련 등 행동 치료를 병행함으로써 틱을 효과적으로 억제할 수 있다.

4) 아동의 응급처치와 간호

(1) 화상

① 원인 및 증상

화상은 불, 뜨거운 액체, 화학 약품, 빛, 전기 등으로 인해 피부가 손상된 것이다. 표재성 화상을 제외한 대부분의 화상은 반흔을 형성하거나 감염, 쇼크 등의 위험을 동반하므로 철저히 치료해야 한다. 특히 전기로 인해 화상을 입은 경우 화상의 범위가 작아도 심도가 깊어 심각하다.

화상을 입게 되면 피부가 거칠고 발적과 종창이 나타나며 수포를 형성한다. 전기 화상을 입은 경우 화상 부위가 작고 검은색을 띤다. 어린이의 경우는 성인과 달리 몸체 36%, 다리 36(18+18)%, 팔 18(9+9)%, 머리 18%로 화상 범위를 측정한다. 20% 이상의 2도 화상, 10% 이상의 3도 화상을 입었을 때에는 입원해서 치료받아야 한다.

② 화상의 분류에 따른 응급처치

화상의 범위와 심도에 따라 다음과 같이 응급처치를 한다.

가. 표재성 화상

- 화상을 입은 직후 10~15분간 찬물로 씻어준다. 이때 수압이 센 샤워기는 사용하지 않는 것이 좋다.
- 환부를 붕대나 수건으로 넓게 싸주고, 크림이나 로션, 유분이 많은 것은 바르지 않는다.
- 아동이 심한 통증을 호소하면 소아용 진통제를 먹인다.
- 환부를 바닥에서 높은 쪽에 위치시켜 혈류의 흐름을 지연시킴으로써 통증을 완화해준다.

나. 심재성 화상

- 화학 약품으로 인해 화상을 입은 경우는 고무장갑을 끼거나 옷이나 타월을 이용해 아동의 옷을 벗긴다. 옷을 제거할 때까지는 화상이 지속됨을 명심해야 한다. 또한 화상으로 인해 옷이 피부에 달라붙은 경우 억지로 떼어서는 안 된다.
- 전기로 인해 화상을 입은 경우 전원을 꺼서 전류를 차단하고, 나무와 같은 비전도성 물체를 사용해 아동을 전원으로부터 떼어놓는다.
- 상처 부위는 찬물로 씻어 열기를 가라앉힌다.
- 환부를 소독, 드레싱하거나 깨끗한 수건으로 싸서 감염을 예방하고 환부를 보호한다. 화상연고나 로션, 특히 지방이나 유분이 들어간 것은 절대 바르면 안 된다.
- 아동의 다리를 높이 들어올리고 머리를 옆으로 돌려주어 중요 장기에 혈액의 유입이 잘 되도록 하여 쇼크를 예방한다.
- 구급차를 부르거나 가능한 한 빨리 가까운 응급실로 이송한다.

3 골절로 인해 뼈가 구부러지거나 휘어 있으면 억지로 펴지 않는다.

(2) 골절

① 원인 및 증상

아동의 뼈는 성인과는 달리 휘는 특성이 있기 때문에 골절이 되면 전체적으로 부러지지 않고 일부만 부러져 휘게 될 수 있다. 따라서 손상 부위를 움직일 수 있더라도 골절 유무 확인을 위해 방사선 검사가 필요하다.

골절 부위에 통증과 부종이 생기며 주변이 퍼렇게 멍이 든다. 또한 골절 부위의 모양이 변형되고 움직임이 제한된다.

② 응급처치

- 골절이 되면 골절 부위를 복원하고,[3] 주변 조직이나 장기의 손상이 동반된 경우, 특히 뼈가 외상에 의해 피부 밖으로 돌출된 경우는 감염의 위험이 높기 때문에 즉시 의료기관으로 이송해 치료를 해야 한다.
- 외상이 있는 경우에는 소독된 거즈로 덮어준다. 이때 환부를 닦거나 만지지 않도록 유의한다.
- 골절 부위가 악화되는 것을 막기 위해 움직임을 최소화하고 부동 상태를 유지하도록 교육하고, 이동 시에는 환부 주위를 부목으로 고정시킨다.

(3) 중독

① 원인 및 증상

영유아에게 흔하며 중독물질은 약제, 살충제, 광택제, 세제, 석유와 휘발유 등이다. 병원으로 갈 때 아이가 먹은 중독물질을 가지고 가는 것이 좋다. 증상은 중독물질에 따라 다양하게 나타난다.

② 응급처치

- 부식성 물질을 삼켰을 경우 억지로 토하지 않도록 하고 중독물질을 확인하는 것이 중요하다. 장난감에 들어 있는 수은전지도 삼켰을 경우 부식되어 위장 출혈과 천공을 일으킬 수 있으므로 바로 응급실로 가도록 한다.
- 담배 한 개피에도 어린이에게 위험한 정도의 니코틴이 함유되어 있으므로 어린이 손이 닿는 곳에 담배나 재떨이를 두지 않도록 한다.

(4) 질식

① 원인 및 증상

질식은 이물질이 기도 내로 들어간 상태이다. 응급상황을 유발하는 이물질로는 땅콩, 단추, 돌, 사탕 등이 있다.

이물질이 기도를 막아 기도 폐색이 발생한 경우 아이는 침을 뱉거나 기침을 하고 숨을 헐떡인다. 입술 주위에 청색증이 나타나거나 의식을 잃기도 한다. 이때 폐로 공기가 들어갈 수 있는 상태인 경우 아이에게 기침을 유발해 이물을 기도에서 입 밖으로 뱉어내도록 한다. 그러나 아이가 기침을 매우 심하게 하거나 숨이 차서 헐떡거리거나 얼굴이 새파랗게 되면 매우 심각

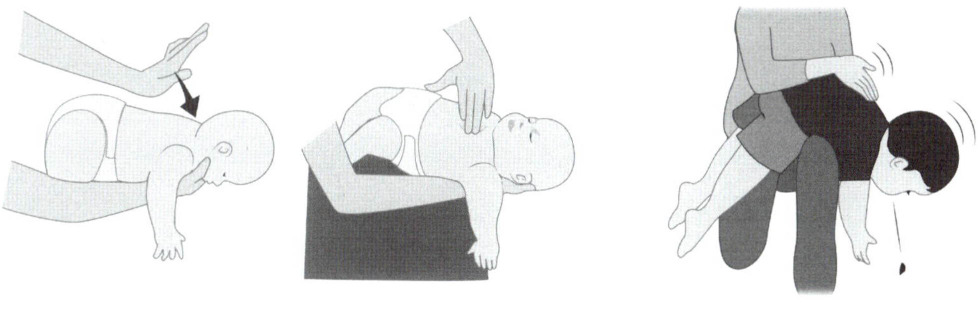

〈그림 3-8〉 영아 질식 시 응급처치법

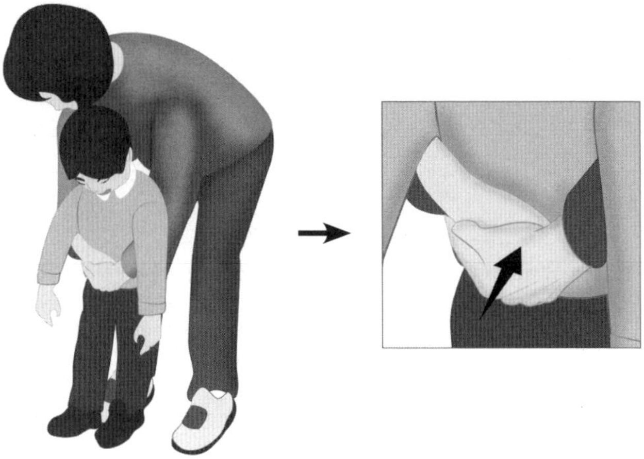

〈그림 3-9〉 유아 질식 시 응급처치법

한 상태를 의미하므로 즉시 응급처치를 실시해야 한다. 기도가 완전히 폐쇄된 경우 의식을 잃기도 한다.

② 응급처치

- 돌 이전의 영아라면 〈그림 3-8〉과 같이 아이의 턱을 손에 받치고 머리를 가슴보다 아래로 하여 등을 가볍게 4회 이상 두드려준다. 또는 똑바로 눕힌 상태에서 명치 끝을 올리듯이 눌러준다.
- 기침으로 인해 이물이 목구멍 가까이 나와 육안으로 보이면 손가락을 입 속에 넣어 이물을 제거해준다. 그러나 이물이 깊숙이 있어 보이지 않는 경우 손가락으로 빼내려 하면 이물이 더 깊이 들어갈 수 있으므로 시도하지 말아야 한다.
- 돌 이후의 유아라면 〈그림 3-9〉와 같이 하임리히법을 사용한다(364쪽 참조).
- 질식 사고를 예방하기 위해 질식을 유발할 위험이 있는 동전, 바둑알, 작은 장난감 등은 갖고 놀지 못하게 치운다. 3세 이전 아이에게는 땅콩,

포도, 팝콘 등을 주지 않는다. 어린아이에게 인절미는 주지 말고, 음식도 목에 걸리지 않도록 잘게 썰어서 먹인다. 또 아이를 똑바로 눕힌 채로 우유를 먹여서는 안 된다.

- 움직이거나 말할 때 혹은 심하게 웃을 때에는 음식을 먹이지 말고 입에 무언가를 넣지 않도록 한다.

■ 참고문헌

강문정 외(2014), 『대학생의 성건강』, 수문사.

국민체육진흥공단 홈페이지 http://www.kspo.or.kr

김계숙(2013), 『성건강 간호』, 군자출판사.

김문주(1999), 『여드름 예방과 치료에 대한 고찰』, 최신의학사, 42(3), 1~17.

김미예 외(2014), 『아동건강간호학』, 수문사.

김영혜 외(2006), 『인간성장발달과 건강증진』, 수문사.

김영혜 외(2014), 『아동간호학 각론』, 현문사.

김영혜 외(2016), 『최신 아동건강간호학 I』, 수문사.

김영혜 외(2016), 『최신 아동건강간호학 II』, 수문사.

김지현(2016), 『육아상담소: 이유식』, 물주는 아이.

김태희(2009), 「생리전증후군」, 순천향대학교 의학연구소, 14(3), 79~84.

김희숙 외(2013), 『아동청소년간호학 1』, 군자출판사.

대한영양사협회 홈페이지 www.dietitian.or.kr

보건복지부 홈페이지 www.mohw.go.kr

서울대학교병원 의학정보, 서울대학교병원 홈페이지 www.snuh.org

송길연 외(2005), 『발달심리학』(제6판), 시그마프레스.

안효섭 편(2004), 『홍창의 소아과학』(8판), 대한교과서.

윤성하 외(2015), 「우리나라 청소년의 식습관 현황: 청소년건강행태온라인조사 결과를 중심으로」, 질병관리본부 자료실.

이갑순 외(2006), 『보건교육』, 현문사.

이영휘 외(2013), 『성인간호학』, 정담미디어.

이옥철 외(2006), 『응급 및 재해간호』, 현문사.

이정진 외(2013), 「수면시간이 청소년들의 정서에 미치는 영향」, 대한소아신경학회지, 21(3), 100~110.

임숙빈 외(2015), 『정신간호총론』(제7판), 수문사.

전남련·김진혜·권경미·권순남·강은숙·홍은미(2010). 『유아 건강·안전 교육』. 정민사.

정문희 외(2003), 『보건교육』, 정문각.

정옥분(2014), 『발달심리학』, 학지사.

질병관리본부 홈페이지 http://cdc.go.kr

하영수 외(2012), 『아동건강간호학』, 신광출판사.

홍봉선(2002), 「청소년 성 주체성에 관한 연구」, 『청소년학연구』, 9(3), 79~117.

청소년의 건강 관리

제4장

1. 청소년의 성장과 발달

청소년기는 인간의 발달 과정에서 가장 극심한 혼돈과 좌절, 도전과 격동을 겪는 시기라고 할 수 있다. 청소년은 개인생활이나 사회생활 속에서 정상적인 성숙 과정을 통해 성인으로서 필요한 인격 특성과 삶의 질을 종합하고 구체화한다.

청소년기를 사춘기에서 시작해 정서적·경제적으로 독립할 때까지로 본다면 아동기에서 성인기 사이의 10~15년간이 되며 이는 인간의 평균 수명 중 15~20%를 차지한다.

미국의 심리학자이자 교육학자인 홀(Granville Stanley Hall)이 '청소년(adolescent)'이라는 단어를 처음으로 사용했으며, 청소년기를 인간 발달 과정의 독립된 시기로 설명했다. 프로이트(Sigmund Freud)는 청소년기를 사춘기의 변형이라고 기술했고 청소년기를 성생활의 시작으로 보았던 과거의 인식을 바꿔 '유아기'에도 성(sexuality)이 존재함을 강조했다. 즉 청소년기는 유아기에서 시작되는 성과 성인기에 나타나는 성 사이의 가교 역할을 하는 것으로 생각하게 되었다. 한편 안나 프로이트(Anna Freud)는 청소년기를 격동기로 설명했고, 이 시기에 겪는 격변은 정상일 뿐 아니라 성숙 과정에 꼭 필요한 것으로서, 이러한 격동적인 시기가 없는 것이 오히려 비정상이라고 했다.

우리나라의 경우 청소년이라는 용어가 분명하게 사용되기 시작한 것은 산업사회가 도래한 이후부터이다. 이 장에서는 청소년의 정의, 특성 그리고 발달과업에 관해 살펴보면서 청소년에 대해 새롭게 이해해보도록 하자.

1) 청소년의 정의와 특성

청소년의 정의는 학자들의 학문 영역, 국가, 또는 관련 법규에 따라 각각 달리 내려진다. 또한 청소년기는 영어로 보통 'adolescence'로 표기되나 그 의미에 따라 다르게 표기되기도 한다. 'puberty'는 '성인다운 연령, 체모의 성장, 음모의 발생' 등 생리적 측면의 의미를 내포한다. 'juvenile'은 청소년, 어린이, 소년을 의미하는데 'adolescence'에서 유래한 것으로 성숙으로의 성장을 의미하며 아동기에서 성인기에 이르는 과도기의 남녀를 일컫는다. 이와 같이 청소년 관련 용어는 그 의미에서 다소 차이가 있음을 알 수 있다.

청소년기의 사회적 의미는 의존적인 아동기에서 자립적인 성인기로 가는 전환기이며, 심리학적 의미로 청소년은 주어진 한 사회에서 아동의 행동과 성인의 행동을 구별해서 새롭게 적응해야 하는 한시적 상태를 내포하고 있다.

우리나라의 경우 과거에는 청년(young adult)과 청소년이 혼합되어 사용되었으나 20세기 후반 산업사회가 본격화되면서 급속한 사회 구조의 변화와 문화적 측면의 변화로 청소년문제가 대두되기 시작하면서 청년과 청소년을 구별하기 시작했다.

아리스토텔레스(Aristoteles)는 15~21세까지가 청소년기로서 이 시기에 자의적 행동을 선택할 수 있는 능력을 발달시켜야 한다고 강조했다. 반면에 헐록(E. Hurlock)은 12~21세까지를 초기, 중기, 후기로 나누어 초기 청소년을 12~14세, 중기 청소년을 15~17세, 후기 청소년을 18~21세까지로 구분했다. 한편 뉴먼(Newman)은 초기 청소년을 12~18세, 후기 청소년을 19~22세로 구분했다. 이를 통해 외국의 경우도 그 시대적 상황을 고려해 청소년의 구분을 달리하고 있음을 알 수 있다.

국가별 청소년기의 연령 규정을 보면 이탈리아, 노르웨이, 스위스, 오스트레일리아는 14~18세, 핀란드는 16~18세, 프랑스는 13~18세, 캐나다는 13~16세, 미국은 13~18세 등 주로 고등학교 졸업 때까지를 청소년으로 보는 것이 일반적인 견해이다.

우리나라 청소년 관련 법규를 보면 청소년기를 13세부터 24세까지로 정하고 있다. 즉 민법, 소년법, 미성년자보호법에서는 20세 미만, 근로기준법에서는 13세 미만, 아동복지법에서는 18세 미만, 청소년기본법에서는 9~24세로 규정하고 있다. 우리나라는 과업 위주로 청소년을 정의할 때 결혼 및 직업의 책임을 성취할 수 있는 시기를 대학 졸업 후로 본다. 따라서 이 장에서는 뉴먼의 구분법과 한국의 사회문화적인 면을 고려해 청소년기 연령을 중학교 입학 시기부터 대학교 졸업 때까지, 즉 14세에서 22~23세까지로 보고자 한다.

청소년기는 아동기에서 성인기로 전환하는 과도기로 급격한 신체적 변화와 함께 심리적·사회적으로 심한 혼란과 복잡한 변화를 겪을 뿐만 아니라, 내적·외적 경험을 통합해 성인의 역할 수행을 위한 기초를 형성하는 시기이다. 그러므로 청소년 자신이 해결해야 하는 많은 과제를 갖고 있어서 이에 대한 이해와 도움이 필요한 때이다. 따라서 앤더슨(John R. Anderson)은 과도기(transitional period), 샤롯데(Charotte)는 제2의 반항기, 혹은 질풍노도의 시기, 홀링워스(Hollingworth)는 심리적 이유기 등으로 표현했다. 이는 산업사회에서 기술이 고도화되고 사회 구조가 복잡해질수록 청소년기의 중심 과업인 자아 발견이 더욱 힘들고 시간을 필요로 하며 직업과 사회적 역할을 위한 준비 기간이 길어지기 때문이다.

청소년기는 또한 '자아 발견기' 또는 '자아 정체성의 형성기'라고도 한다. 즉 사회라는 맥락 속에서 '나'를 탐색해 발견해가는 시기로 '자아 발견' 과정은 동시에 사회 발견 과정인 것이다. 자아와 사회의 탐색 과정에서 청소년은 대립, 긴장, 모순을 경험하게 되어 양가감정으로 갈등을 초래하기도 한다.

2) 한국 청소년의 가치관 변화

이상의 내용을 요약하면, 청소년기는 생식기가 성숙되는 생리적 변화와 더불어 신체적·심리적·사회적·지적·정서적 발달이 이루어지는 시기이며, 한 개인의 주체의식을 확립하고 인격과 가치관을 발달시켜 자아 정체성을 형성하는 하나의 과도기적 과정이다.

한국 청소년을 대상으로 한 가치관의 변화를 자아관 및 가치관, 직업관, 사회관 및 국가관, 윤리관, 인생관의 다섯 영역으로 살펴보면 다음과 같다.

(1) 자아관 및 가치관

청소년들은 자신이 지적·사회적 능력은 있으나 도덕적·규범적 측면에서는 자신감이나 확신이 부족한 것으로 인식하고 있다. 한편 과거에 비해 근대적인 친구형 부모를 선호하는 청소년들이 많아지고 있으나 아직도 외국 청소년과 비교할 때 엄격한 부모를 선호하는 경향이 있어 부모의 전통적이고 권위주의적인 가치관에 대해서는 긍정적으로 인식하고 있다.

(2) 직업관

1980년대 청소년들의 직업 선택 기준은 수입을 우선적으로 생각했으나 현재에는 점차 안정성, 자기 발전성, 사회 기여도를 중시하고 있으며, 수동적인 일보다 자신에게 책임과 동시에 권한을 위임해주는 직장을 선호하는 것으로 나타났다.

(3) 사회관 및 국가관

청소년들은 아직도 한국사회가 서열, 가문, 배경 등 귀속 요인에 의해 영향을 받는다고 생각하나 자신들은 이러한 귀속 요인보다는 개인의 능력이나 노력 등 업적주의적인 요인을 중요하게 생각해 이러한 가치관의 차이가 사회에 대한 불만을 야기하는 요소로 작용한다고 인식하고 있다. 또한 우리나라 청소년들은 긍정적인 국가관을 가지고 있고 애국심도 높으나 국가에 대한 희생심은 점차 감소해 개인 중심적 가치관이 확산되는 현상을 보이고 있다.

(4) 윤리관

청소년들이 전통적 윤리관을 수용하는 정도는 점차 낮아지고 있으며, 지향과 현실 인식 간의 괴리로 강한 도덕주의적 사고가 행동에 미치지 못하는 경향이 있다.

(5) 인생관

우리나라 청소년들은 과거의 사회 지향적 가치관은 약화되고 개인생활의 즐거움과 행복한 개인적인 삶을 추구하고 있다. 현대 한국 청소년들의 가치관은 평등주의, 개인주의화되고 있어서 현실 만족주의나 자기 표현주의적인 면이 강화되고 있다.

3) 청소년의 발달과업

발달과업의 개념을 완성시킨 하비거스트(Robert Havighurst, 1972)는 인간 발달기를 6개의 과정, 즉 유아기와 조기 아동기, 중기 아동기, 청소년기, 조기 성인기, 중년기, 노년기로 분류했고, 유아기에서 노년기까지를 하나의 연속적인 과정으로 설명하고 있다. 이는 연령이 9세에서 바로 20세로 가거나 또는 13세로 갈 수 없듯이 이들이 이루어야 할 과업도 유아기에서 노년기로의 단계적 과정을 통해 이루어가야 한다는 것이다. 그러므로 그는 바로 전 단계의 과업을 올바르게 완성하지 못하면 현 단계의 과업을 제대로 수행할 수 없음을 지적하면서 청소년기의 과업을 잘 성취한 자만이 성숙한 성인의 역할을 할 수 있음을 강조했다. 이러한 입장에서 청소년기에 이루어야 할 과업으로 다음의 10가지를 들고 있다.

- 동년배들과 좀 더 성숙한 관계를 형성한다.
- 사회성을 획득한다.
- 자신의 외모를 수용하고 자신의 성 역할을 수용한다.
- 부모나 다른 성인으로부터 독립심을 기른다.
- 경제적 독립을 위한 직업 목표를 설정한다.
- 직업을 준비하고 선택한다.
- 결혼과 가정생활을 준비한다.
- 국민으로서 필요한 지식을 습득한다.
- 사회적으로 책임 있는 행동을 한다.
- 행동 지침으로 도덕적인 가치체계를 기른다.

(1) 신체적 성장발달

신체적 성장발달의 시기나 정도는 개인에 따라 차이가 있는데 특히 10대 청소년들의 성장은 다른 주기에 비해 극적인 변화가 있다.

우리나라 초·중·고등학교 학생들의 체격 검사 결과를 보면 평균 신장은 남학생의 경우 최근 10년 동안 1~2cm, 평균 몸무게 또한 1~2kg 증가한 것을 알 수 있다. 여학생의 경우 신장은 10년 동안 0.5~1cm 증가했고 평균 몸무게는 1~1.5kg 증가했다. 이와 같은 결과를 종합적으로 살펴보면 과거와 비교해볼 때 여학생에 비해 남학생의 신장 및 체중의 증가 폭이 커졌으며 특히 중학생 시기의 증가 폭이 가장 컸다. 그에 비해 여학생의 신장 및 체중의 증가 폭은 완만하게 이루어졌다. 또한 평균 신장의 증가에 비해 평균 앉은키의 증가는 그리 높지 않아 상체에 비해 하체가 긴 서구형 체형으로 변화하고 있음을 보여주고 있다.

청소년기에는 신체의 외적인 면은 물론 내적 성장발달이 이루어지고 운동 기능 및 성적 기능이 발달해 남자 청소년은 남성답게, 여자 청소년은 여성답게 성숙하게 된다. 이러한 신체적 성장발달은 유전, 영양, 건강 상태, 사회경제적·환경적인 면에 영향을 받으나 신체적 성장을 좌우하는 것은 호르몬 분비이다.

청소년의 신체적 성장발달은 체내에서 분비되는 호르몬과 골격계의 상호작용에 의해 일어난다. 신체 성장과 관련된 호르몬으로는 대사 촉진과 혈압에 영향을 주는 갑상선자극호르몬(thyroxine), 신장과 사지의 성장을 자극하는 성장호르몬(somatotropin hormone, STH), 남녀 간 성적 차이와 관련된 부신피질호르몬을 들 수 있다.

이 외에도 최근에는 사회경제적 여건도 성장과 관련이 있는 것으로 나타났다. 예를 들면 한 국가의 경제 상태가 좋아지면 결국 신체의 성장발달에 영향을 주게 된다. 한국의 경우도 과거에 비해 청소년의 신장과 몸무게가 증가하고 초경 연령이 낮아지고 있어 사회, 경제 상태와 성장발달 간에 관계가 있음을 입증하고 있다.

청소년기에는 성호르몬의 분비로 남녀 모습의 차이가 뚜렷해져서 남자 청소년의 경우 치모 및 체모의 발생, 음경 기저부의 착색, 변성 등이 일어나고 근육이 강인해지는 반면, 여자 청소년의 경우는 초경, 유방의 융기, 음모 발생, 골반 확대, 피부 광택, 곡선적 체형을 갖게 된다.

이러한 여러 가지 관련 요소들이 상호 작용해 일어나는 신체 성장은 남녀 간에 차이가 있을 뿐 아니라 청소년이 갖는 성장의 의미도 성장한 지역의 문화적 가치나 금기 사항 등에 따라 차이가 있다. 청소년의 급성장은 청소년기만이 갖는 특별한 사건이므로 이와 관련한 건강문제를 살펴보자.

① 청소년의 급성장

청소년의 급성장(growth spurt)은 전 세계적으로 공통적인 것으로 주로 신장, 몸무게에서 볼 수 있다. 신장의 성장은 주로 청소년기 초기 24~36개월간 지속적으로 이루어져 이 시기에 성인 신장의 20~25%가 자란다. 여자 청소년의 경우 최고 신장 성장 속도(peak height velocity, PHV)는 평균 1년에 9cm, 남자 청소년의 경우는 10.3cm에 달한다.

최고 몸무게 성장 속도(peak weight velocity, PWV)는 청소년기에 절정기에 도달하는데 1년에 성장하는 평균 몸무게는 개인적 차이가 있으며 남자가 5.7~13.2kg, 여자는 4.6~10.6kg이다. 청소년의 남녀별 급성장을 좀 더 자세하게 비교해보면 다음과 같다.

- 여자 청소년의 최고 신장 성장 속도(PHV)가 나타나는 시기는 남자 청소년보다 18~24개월 빠르다.
- 여자 청소년의 연평균 최고 몸무게 성장 속도(PWV)는 남자 청소년보다 느리다.
- 남자 청소년은 연평균 PHV나 PWV가 일치하나 여자 청소년의 몸무게

는 신장의 성장과 일치하지 않아서 신장이 성장한 6~9개월 후에 몸무게가 증가한다.

- 남자 청소년의 경우 신체 성장이 균형과 조화를 잃게 된다. 예를 들면 신장의 급성장이 일어난 12~14개월 후에 근력이 증가하게 되거나 몸통 근육의 성장과 상·하지 근육의 성장이 조화를 이루지 못해 세련미가 없고 청소년 자신도 부정적 신체상을 갖거나 자아 존중감이 저하된다.
- 신체적 성장은 개인차가 있어서 동료 학우보다 조숙하거나 성숙이 늦은 경우에는 청소년의 자아상(self-image)에 영향을 주어 예민한 반응을 보이기도 한다. 먼저 성숙이 늦은 경우에는 다음과 같은 특징이 있다.
  - 친구보다 힘이 약하고 체격이 작아서 어린아이 취급을 받는다.
  - 또래 집단으로부터 소외되어 압박감을 느낀다.
  - 동년배로부터 고립된 느낌을 갖는다.
  - 관심을 얻기 위해 어린아이 같은 태도를 취하도록 간접적인 강요를 받는다.

  이와 달리 조숙한 경우에는 다음과 같은 특징이 있다.
  - 부모와 선생님으로부터 지도자적 역할을 부여받는다.
  - 동년배 사이에서 인기와 사회적 지위가 높아진다.
  - 긍정적 자아상을 가지고 자신의 신체에 대해 만족해한다.
  - 학교 활동에도 적극적으로 참여한다.
  - 드물게는 동년배 집단과 어울리지 못하고 연상 집단에서는 받아주지 않아 고립감을 느끼기도 한다.

② 남자 청소년의 성장

- 15세부터 발육이 둔화되며 허리와 어깨의 폭이 넓어진다.
- 고환과 음경이 11~15세 사이에 성숙하기 시작해 청소년기 후기에는 완

전히 성숙된 정자와 남성호르몬을 분비한다.

- 남성호르몬이 후두의 성장을 가속화해 변성, 즉 성대가 굵어지고 낮은 목소리를 낸다.
- 음경 아랫부분과 겨드랑이, 코밑, 팔다리에 체모가 난다.
- 피지선의 분비가 활발해 지성 피부가 되어 여드름이 생긴다.
- 아포크린 한선(apocrine gland)의 발달로 남성적 체취를 풍기게 된다.
- 밤에 이성과의 성교 없이 정액과 비슷한 분비물이 무의식적으로 나오는 야간 몽정(nocturnal emission)이 있다. 이 몽정은 고환에서 발육된 정자가 정액과 혼합되어 정액낭에 축적되었다가 꿈에서 어떤 자극을

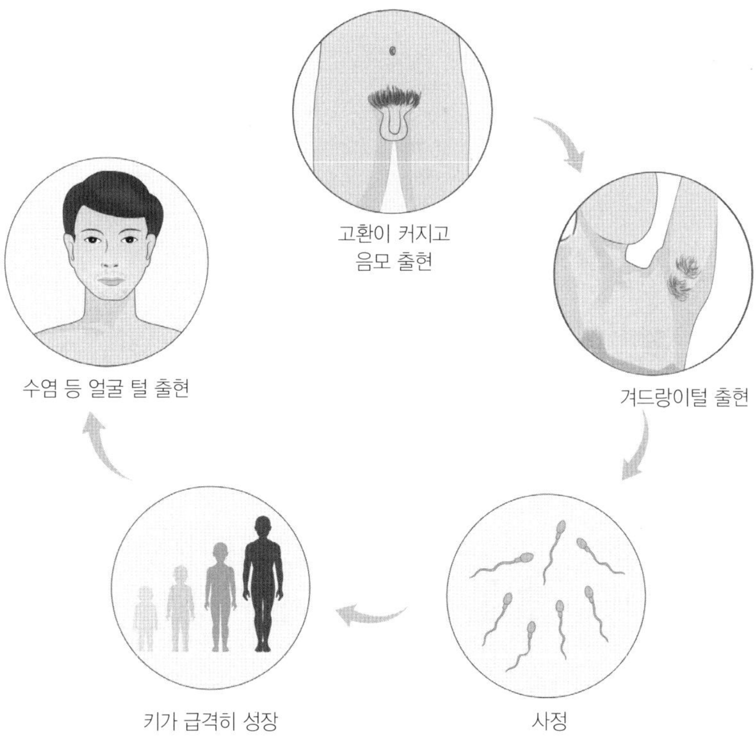

〈그림 4-1〉 남자 청소년의 사춘기 진행 과정

받았거나 방광의 충만, 또는 신체적 자극을 주는 잠옷 등에 의해서 요도를 통해 배출되는 극히 정상적인 것이다. 청소년은 몽정에 대해 친구나 서적을 통해 정보를 얻거나 방치하기도 한다. 이러한 청소년들은 학교나 부모로부터 몽정에 대한 정확한 의미를 교육받지 못하므로 놀라고 당혹감을 느끼기도 하는 한편 남성다움과 생식의 가능성에 대해 쾌락과 즐거움을 느끼는 양가감정을 갖게 된다.

③ 여자 청소년의 성장

• 신장 성장 속도가 동년배 남자 청소년보다 빠르므로 큰 키를 감추기 위

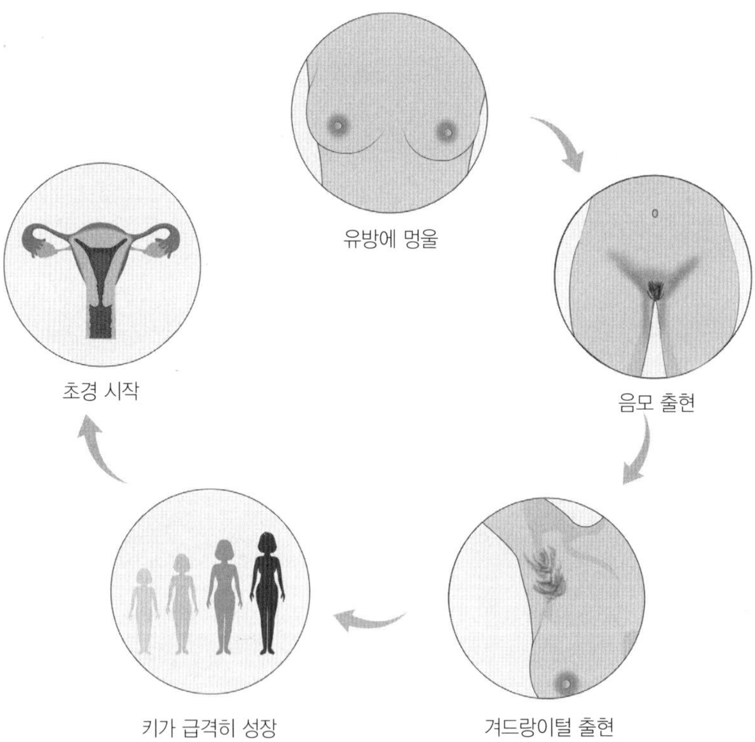

〈그림 4-2〉 여자 청소년의 사춘기 진행 과정

해 고개를 숙이거나 몸을 움츠려 체형이 변하기도 한다.

- 청소년기 초기에 체지방이 증가해 자신이 살이 쪘다고 느끼고 이를 해결하기 위해 무절제한 다이어트를 함으로써 건강문제를 야기한다.
- 성적 변화는 여성다움에 대한 만족감을 느끼면서 그 시대의 사회 규범, 유행에 맞추려는 노력을 하도록 한다.
- 유방의 성숙으로 자신의 성숙함과 여성다움을 인식하고 브래지어를 착용하기 시작하며 이는 자아 정체감 형성에 도움을 준다.
- 초경이 시작되나 월경에 대한 사전 정보는 대부분 성적 성숙과 관련된 정보보다 위생문제와 관련된 정보이다. 자신의 월경 현상에 대한 긍정적 느낌은 자신의 성숙에 대한 자부심과 여성다움에 대한 확신으로 생기며 부정적인 느낌은 월경으로 인한 불편과 당혹감이 반영되어 생긴다. 즉, 여자 청소년은 초경으로 인해 긍정적인 면과 부정적인 면의 양가감정을 갖게 된다.

(2) 심리 사회적 성장발달

청소년기의 심리 사회적 발달 목표는 자아 정체감을 확립하고 독립심을 기르는 것이다. 즉 청소년기가 되면 주위 타인이나 사물과의 종속적인 관계에서 벗어나 내면 세계에 관심을 갖기 시작해 자아를 찾고 자기 가치를 발견하게 된다.

성의식이 높아지고 수치심이 강해져서 이성에 호기심이 있으면서도 표면적으로는 반발하고 반항한다. 또한 자아의식이 높고 독선적이어서 우월감을 과시하려고 하거나 현실을 부정하는 경향이 있다. 그러나 청소년기 후기가 되면 사회적으로 적응해 안정을 찾기 시작한다.

청소년의 정서적 특성은 강렬하고 일관성이 없으며 불안정하다는 것이다. 즉 분노는 초조감이나 혐오감으로, 공포심은 불안감이나 우울감으로 변하고 기쁨이나 환희는 행복감으로 변한다. 청소년기 초기에는 가정 밖, 특히 자신과 비슷한 또래들과 가깝게 지내며, 청소년기 후기에는 정서적으로 독립되어 여유 있게 혼자서 결정하고 자립적 생활을 할 수 있게 된다.

사회적 특징으로는 집단을 형성하고 이성 앞에서 자기를 내세우며 외모에 관심을 갖는다. 권위에 반항하고 자아의식이 발달하면서 사회적 통찰력이 생겨 사회에 대한 적응력이 발달하게 된다. 그러나 이 과정에서 집단에 어울리지 못하고 소외감 또는 열등감을 느끼거나, 지나치게 잘난 체하고 거만해 사회적으로 어울리지 못하는 자신의 모습을 스스로 발견하게 된다.

① 정서적 발달

가. 분노

분노는 개인의 요구가 방해받고 있을 때 불쾌감을 제거하려고 하는 반응으로 시기별로 특성을 갖고 있다. 청소년기 초기에는 사회적으로 인정받지 못하거나 부정적인 평가를 받을 때 분노하며 간섭, 압박, 불공평, 경멸, 비꼬임, 자기 비하 등에 대해서도 분노를 표출한다. 또한 이 시기에 자기 자신과 이상적인 자아를 비교하면서 현실적인 자신과 사회 정의적인 면에 대해 분노를 표출하기도 한다. 후기부터는 진학과 관련해 교사, 부모, 사회제도에 대해 분노가 생기며, 이러한 분노는 밖으로 분출되거나 거꾸로 내성적이 되어 자기를 남과 단절시키기도 한다.

나. 공포

공포의 대상을 보면 시기별로 차이가 있는데, 청소년기 초기에는 돈, 시험, 일, 용모, 능력 등 실제적 물체에 대해, 후기부터는 사회경제적인 면에 공포를 느끼게 된다. 그러나 아동기와는 달리 청소년기부터는 자기가 무서워하는 것을 타인에게 알리고 싶어 하지 않는다. 따라서 청소년이 되면 타인의 반응을 염두에 두게 되므로 직접적인 도피 행동이 적어지거나 또는 어느 정도 자기 방어 행동을 취하는 일이 많아진다.

다. 불안과 걱정

불안이란 장래에 생길지도 모르는 불유쾌한 일에 대해 미리 생각해 걱정하는 것을 말한다. 걱정은 실제적인 원인보다는 상상 때문에 유발된다고 보고된다. 일반적으로 불안과 걱정은 청소년이 되면서 활동 범위가 넓어져 모든 생활 영역에서 발생하는데, 특히 학교생활, 교우관계, 이성관계가 원인이 되어 생긴다. 청소년기에 경험하는 불안의 원인은 시험의 실패, 경쟁에서의 패배, 복장, 식사 예절, 말버릇 등에 대해 주의를 받게 되거나 친구들로부터 웃음거리가 될 때, 학교나 사회에서 통용되지 않는 행동을 해 타인과 대립되었을 때, 가정·학교·사회의 간섭과 규정, 제약 때문에 자기의 요구가 해결되지 않을 때, 자기의 외모에서 결함을 발견했을 때 나타난다. 그러나 필요 이상으로 걱정하는 것이 습관화되면 막연한 근심만을 일삼게 되므로 현재 생활에 적응하는 데 어려움이 생기고 증상이 심하면 정신건강문제로 커질 수 있으므로 걱정이나 근심의 원인을 합리적으로 생각해 습관화되는 것을 예방하는 것이 중요하다.

라. 애정

청소년기의 애정 발달 경향을 보면 청소년기 초기는 성에 대한 호기심이 죄책감과 결부되어 이성을 기피하고 거부하는 성적 반발의 시기(sex antagonism period)라 할 수 있으나 내면적으로는 이성에 대한 애착이 있으며 접근하고 싶은 마음이 있다. 청소년기 초기에는 동성 간의 애정도 깊다. 청소년기 후기부터는 현실적으로 구체적인 이성을 대상으로 하여 구애적 행동을 보이게 된다. 정상적인 이성 간의 애정관계는 청소년기 후기에 형성되어 이성애가 발달한다. 청소년기에는 구애 대상자와 함께하기 위해서 자신의 모든 것을 희생하는 경향이 있으므로 이 시기에 이루어야 하는 사회관계나 지적 발달이 저해될 수 있음을 기억해야 한다.

② 사회적 발달

가. 교우관계

청소년기의 정신적 의존관계를 보면 부모로부터 친구로 이전되어 부모에 대한 신뢰감이나 존경심이 약화되고 친구와의 자립적이고 독립적인 관계가 강해지며, 친구로부터 인정받고 원만한 교우관계를 위해 최선을 다한다. 청소년기의 교우관계는 부모, 교사와의 관계에서와 달리 대등한 입장에서 유지되며, 사회에서 인정하는 행동 유형을 갖게 된다. 즉 청소년들은 상하 수직의 종적인 가족관계에서 벗어나 연령이 같고 상호 평등한 교우관계를 통해 비로소 자아의식을 확립하고 대등한 대인관계 형성에 필요한 사회적 지식과 기술 및 태도를 습득하면서 사회로의 적응을 학습하게 되어 사회적 성장발달을 하게 된다. 헐록은 청소년 교우관계의 이점을 다음과 같이 설명하고 있다.

- 즐거울 때 즐길 수 있다.
- 안정감이 촉진된다.
- 관대함과 이해력이 발달한다.
- 타인들과 원만하게 일할 수 있는 경험을 한다.
- 사회적 기술을 획득하는 기회를 갖는다.
- 사람을 비판하는 기회가 된다.
- 구애 행동을 경험하게 된다.
- 충성심이 발달한다.

청소년의 교우 선택에 영향을 주는 요인으로는 지리적 접근성, 성, 연령, 신체, 지능, 흥미, 성격의 성숙도 등을 들 수 있으며, 이러한 요인들이 거의 비슷할 때 안정감을 느끼게 된다.

청소년 교우관계의 특징은 많은 교우들과 행동을 같이하면서 즐기기보다는 뜻이 같고 마음이 통하는 소수와 인격적으로 결합하는 내면적 결합을 원한다. 바람직한 교우관계는 자타가 서로의 개성을 충분히 발휘하면서 자유롭고 대등하게 협력하고 상호 이해함으로써 성립하게 된다.

나. 이성관계

초기 청소년기에는 이성에 대한 호기심은 있어도 또래의 이성에게 직접 접촉할 용기는 없어서 연상인 이성을 사모하고 존경해 교사, 상급생, 명사, 인기 배우나 가수, 운동선수가 상대가 되는데, 여자는 기혼자를 상대로 삼는 경우가 많다. 즉 그 대상은 선택된 이성이 아니며, 자기 앞에 나타난 이성이면 현실과는 무관하게 무조건 좋아하게 된다. 따라서 청소년기 초기를 '이성 열광기(boy-crazy stage, girl-crazy stage)'라고 하며, 이 시기에는 이성 접촉의 경험이 없어 어색하거나 불안정하고 긴장된 행동을 한다.

후기 청소년기에는 양상이 변해서 연애의 형식이 나타난다. 그러나 오로지 한 이성에게만 집중하고 두 사람만 같이 있으려는 특성을 나타내기도 한다. 청소년기의 이성관계에 대한 적응 여부는 사회문화적인 조건에 따라 크게 좌우된다. 우리나라와 같이 이성관계가 바로 성문제를 연상시킬 정도로 성문제에 예민한 문화에서는 성숙된 이성관계가 원활하게 이루어지기 어렵다. 이성관계에 적응하는 데 중요한 점은 지적이며 건전한 성격을 갖출 때 이상적인 이성 상대자를 선택해 성적 감각을 좀 더 건전하고 활발하게 촉진시킬 수 있다는 것이다.

다. 집단적 사회관계

후기 청소년기에는 흔히 학교 동아리나 교외 동아리 활동에 참가해 집단 활동을 하면서 이 집단 속에서 자기 만족을 얻게 된다. 헐록은 집단 활동을 통한 사회적 행동 발달이 갖는 장점을 다음과 같이 지적하고 있다.

- 청소년에게 안정감을 준다.
- 청소년에게 건전한 오락의 기회를 제공한다.
- 사회성을 발달시킨다.
- 타인에 대한 관용과 이해심을 발달시킨다.

- 사교술을 배운다.
- 사회적 통찰력을 키운다.
- 집단에 대한 충성심을 기른다.

또한 단점으로는 다음과 같은 점을 들고 있다.

- 다른 일을 소홀히 하게 된다.
- 가끔 허세를 조장한다.

청소년은 이 시기에 자아의식이 강해지며, 자기가 공감할 수 있는 집단 활동에 참가해 사회적으로 인정받고자 하는 소속감의 욕구를 충족시킨다. 또한 집단 구성원과 원만한 대인관계를 유지하면서 인격 수양, 친교, 친목, 우정, 학구열을 높이게 된다.

특히 청소년들은 남녀 혼성으로 구성된 학술 연구회 및 토론회 등 순수한 특별 활동을 통한 교양 위주의 정서적 활동을 필요로 한다. 청소년기 후기에 들면 인생관이 거의 확립되고 사명감이 형성되어 현실 사회에서의 자기 역할 및 입장에 대한 지각이 생겨 자존심도 강해진다. 한편 청소년들은 다른 사람들보다 우월하기를 바라지만 자기의 장단점을 인식하게 되어 무분별한 반항적 태도를 억제하고 타인의 입장을 존중하며 이해할 수 있게 된다. 또한 일생을 통해 유지될 친구를 갖게 되고 선후배에 대한 배려가 깊어진다.

청소년기의 사회적 관계를 종합하면 어린이도 아니고 성인도 아닌, 성인으로의 과도기적 발달 과정에 있으므로 독립적이고 자기 주장적인 행동을 하면서도 또 다른 한편으로는 자신의 실제적인 능력 부족을 인식하고 있다. 따라서 청소년은 아이 취급을 하면 화를 내고 어른 취급을 하면 불안해하는 갈등을 겪게 되고 이유 없는 반항적 행동을 하면서 점진적으로 성인을 위한 준비 과정을 거치게 된다.

③ 지적 발달

청소년기의 지적 성장발달은 초기에는 과도기적 현상으로 아동기적 행동을 하다가 후기부터는 지적 기능이 논리적 기억 발달, 추상적 사고 발달, 이상의 발달, 형식 논리의 발달, 문제 해결을 위한 사고의 발달, 비판적 사고 발달 등을 나타내게 된다. 피아제(Jean Piaget)에 따르면, 청소년기 초기의 조작기를 거쳐 청소년기 후기에 복합적인 개념적·지적 발달을 하는 형식적 조작 단계(formal operation period)에 이르게 된다. 따라서 청소년기에는 구체적 사실에 입각한 사고에서 벗어나 추상적으로도 생각할 수 있게 된다. 후기 청소년기의 형식적 조작 단계에서 나타나는 개념적 기술을 보면 다음과 같다.

- 둘 이상의 변수를 조정할 수 있게 된다. 예를 들어 여행을 할 때 거리만 생각하는 것이 아니라 자동차의 속도와 시간 간의 함수관계를 생각할 수 있다.
- 부모와의 관계에 대한 변화를 예측하게 된다.
- 한 사건을 논리적 순서에 따라 가정할 수 있게 된다. 예를 들어 자신의 학교에서의 학업 성취 정도에 따라 대학과 직업을 선택해야 한다는 것을 알 수 있게 된다.
- 자신의 행동 결과를 예상할 수 있게 된다.
- 어떤 진술 내용에 대해 논리성 여부를 감지할 능력이 생긴다. 예를 들어 '모든 사람은 법 앞에서 평등하다'는 말과 중범죄자에 대한 대통령의 특별사면 조치에 대한 모순점을 인식하며 이에 대해 문제를 제기한다.
- 청소년 문화에 대해 상대론적으로 생각할 수 있게 된다. 청소년은 어른들이 그 지역사회의 문화 규범에 맞는 행동을 하기를 원하고 있다는 것과 또 그러한 행동이 다른 지역사회와 문화에서는 허용되지 않을 수 있음을 잘 알고 있다.

결론적으로 청소년의 지적 발달은 행동의 논리적 순서, 즉 가정과 변화를 개념화할 수 있게 하고 행동에 대한 예측은 좀 더 현실적 감각을 찾도록 해준다.

청소년기의 지적 발달은 신체적·심리 사회적 관계를 통해서 이루어지며, 지적 기능은 지능, 사고, 사색, 상상력, 기억, 흥미의 발달로 분류할 수 있다.

가. 지능의 발달

지능의 발달은 청소년기 초기에 절정에 달했다가 점차 그 발달 속도가 느려져 후기가 되면 퇴화하는 경향이 있다. 달리스(Dalis)에 의하면 개인차는 있으나 이미 11세가 되면 성인 지능의 50% 정도가 발달한다. 그 이유는 이미 유전이나 환경적인 요인에 의해서 지능이 발달하기 때문이며, 남녀의 차이는 거의 없으나 지능 요인에 따라서 성별 차이를 보이기도 한다.

나. 사고의 발달

청소년기의 사고 능력은 아동기에 비해 현저히 발달해 구체적·기능적인 것에서 추상적인 것으로, 개체적인 것에서 전체적인 것으로 이동하며 다음과 같은 특성을 갖는다.

- 논리성과 추상성을 갖게 되어 논리적 유희에 빠지기 쉽다.
- 현실성을 무시한 추상성을 중시하는 경향이 있다.
- 기존 질서에 순응하기보다는 비판적이고 합리성이 있는 것만 따른다.
- 기성세대의 타산적이며 불합리한 것을 수용하지 못하고 대항한다.

다. 사색의 발달

청소년기는 다른 어느 시기보다 사색과 명상에 쉽게 잠기게 되어 불안과 동요가 생기게 된다. 청소년기 사색의 특징을 살펴보면 다음과 같다.

- 독선적, 자기 중심적이며 논리적 사고가 발달해 이유와 이치를 따진다.
- 모든 것에 부정적인 의혹을 갖는다.
- 자신을 불신하게 되며 때로는 허무주의적 열등감에 빠지기도 한다.
- 이상을 추구하며 정서적으로 불안해한다.

- 충동적 의사 결정을 하고 순간순간 변하는 과민성을 보이기도 한다.
- 후기 청소년기에는 인생을 구체적이고 현실적으로 생각한다.
- 모든 것을 알려는 욕구를 체념하고 특정 직업과 결부된 학문을 배우려고 한다. 학문을 통해 인류와 사회에 기여할 수 있는 것에 대해 생각하게 된다.

라. 상상력의 발달

청소년은 상상력이 풍부해 공상적 이상을 동경하고 낭만적이고 문학을 좋아하며, 독서와 각종 흥미 대상을 통해 상상력을 키워간다. 상상과 이상은 개념적인 차이가 있다.

- 상상
  - 과거의 지각적 경험을 통해 얻은 것을 객관적 제약 없이 재구성하는 심적 과정이다.
  - 구체적 심상이 내용이므로 주관적이고 비현실적이다.
  - 현재보다는 미래 중심적이어서 융통성이 있는 반면 모순을 내포할 수 있다.
  - 과거와 현재에 제약받지 않는다.
- 이상
  - 원만하고 바람직한 조건을 모두 갖춘 완전한 것을 추구한다.
  - 현실적인 면에 뜻을 두므로 현실 생활을 지배한다.
  - 행동의 방향을 결정짓는 동력이 된다.
  - 현실적 자아와 이상적 자아를 분리시켜 열등감과 정신적 갈등을 일으킬 수 있다.
  - 불안과 긴장의 유발 요인이 된다.

따라서 청소년은 이상에만 치우쳐도 안 되며 또한 현실에만 몰두하지 않도록 이상을 포함하면서도 현실 속에서 자아를 형성해 올바른 성인으로서의 역할을 할 수 있도록 준비해야 한다.

마. 기억의 발달

청소년의 기억은 청각적 기억에서 시각적 기억으로, 기계적 기억에서 논리적 기억으로 변화한다. 기억력은 학습 정도에 따라서 결정되며, 논리적으로 맞는 학습이어야만 기억이 가능해진다.

기계적 기억이 논리적 기억으로 전환하는 시기는 13~15세 사이이며, 17세가 되면 본격적으로 논리적 기억 활동을 할 수 있게 된다. 다시 말하면 청소년들은 논리적으로 이해가 될 때 기억을 잘하게 된다. 청소년은 아동보다 기억력이 뛰어나므로 의지만 있으면 기억할 수 있는데 논리적 이해가 가능할 때 기억의 질적인 면이 더 잘 이루어진다.

바. 흥미의 발달

청소년기의 흥미의 발달은 행동의 원동력으로 탐구적이며 자기 발전의 기초를 이루게 한다. 청소년들은 고등학교에 입학하면서부터 특유한 흥미를 갖게 되는데 흥미의 발달 과정과 내용을 살펴보면 다음과 같다.

- 흥미의 발달 과정
  - 흥미가 불완전하고 쉽게 변한다.
  - 주위의 모든 것에 관심을 가져 항상 분주하다가 흥미를 잃으면 관심도 바뀐다.
  - 흥미 있는 것에 깊이 몰입해서 흥미의 폭이 넓어지고 깊이가 있게 된다.
  - 흥미에 따라 가치관이 형성된다.
  - 흥미가 인정되고 고정된다.
- 흥미의 내용
  - 사회적 흥미: 언어를 통해 지식을 넓히고 생의 보람을 느낀다. 청소년끼리만 통용되는 은어, 약어가 많다.
  - 개인적 흥미: 직업에 대한 흥미를 느끼면서 직업관이 확립되고 전공 영역을 선택하고 결정한다.

- 오락적 흥미: 건전한 오락 활동은 기분을 전환시키고 심리적 안정감을 준다. 즉 흥미 있는 오락 활동은 사회성 발달을 촉진시키며, 욕구불만을 해소시키고, 부적응으로 인한 문제 발생을 사전에 예방하고, 도덕적 표현을 발달시키며, 성숙된 인격 형성에 도움을 준다.

2. 청소년의 건강 증진

1) 영양

(1) 청소년의 영양 요구량과 실태

청소년기 칼로리와 단백질 요구량은 남아의 경우 증가하고 여아의 경우 단백질 요구량은 증가하나 체지방이 남아에 비해 현저히 높기 때문에 칼로리 요구량은 감소한다. 여아의 경우 월경의 시작과 더불어 혈액의 손실과 보충이 반복되기 때문에 더 많은 양의 철분(30~60mg/day)을 필요로 하게 된다. 이는 폐경기 여성이나 일반 성인 남성에 비해 2배 많은 양이다. 요오드 또한 갑상선 기능 유지에 필수적인 영양소이다. 이 시기에 근골격계의 급속한 성장이 이루어지기 때문에 칼슘 요구량이 증가한다. 아연은 성적 성숙과 신체 성장의 완성을 위해 요구량이 증가한다. 이러한 영양 요구량은 대부분 성장이 멈추고 성인이 된 후에는 감소한다.

우리나라 청소년기의 영양 섭취에서 아침 결식과 영양 불균형이 큰 문제가 되고 있다. 보건복지부의 2015년 조사 결과에 따르면 중·고등학교 학생의 27.9%가 주 5일 이상 아침을 거른다고 응답했고 이 수치는 수년 전에 비해 차이가 없다. 청소년의 아침 결식은 다른 끼니의 과식을 유발할 수 있다. 또한 충동적인 간식 섭취와 지방 섭취를 증가시켜 청소년 비만의 원인

〈표 4-1〉 연령대별 한국인 영양소 섭취 기준

영양소	에너지 적정 비율			
	1~2세	3~18세	19세 이상	비고
탄수화물	55~65%	55~65%	55~65%	
단백질	7~20%	7~20%	7~20%	
지질 총지방	20~35%	15~30%	15~30%	
n-6계 지방산	4~10%	4~10%	4~10%	
n-3계 지방산	1% 내외	1% 내외	1% 내외	
포화지방산	-	8% 미만	7% 미만	
트랜스지방산	-	1% 미만	1% 미만	
콜레스테롤	-	-	300mg/일 미만	목표 섭취량

출처: 한국영양학회·보건복지부, 「2015 한국인 영양소 섭취 기준」

이 될 수 있으며 낮은 학습 능력 및 오전 시간의 집중력 저하와 관련이 있다고 보고되었다. 그럼에도 불구하고 우리나라 청소년들의 아침 결식 이유는 주로 50% 이상이 시간이 부족해서인 것으로 나타났다. 이러한 문제를 해결하기 위해 청소년에게 아침식사의 중요성을 인식시키고 아침식사를 권장하기 위한 환경적인 개선이 필요하다.

주 3회 이상 탄산음료를 섭취한다는 청소년은 28.3%로 매년 꾸준히 상승하고 있다. 당이 많이 함유된 음료는 다른 식품보다 상대적으로 에너지 밀도가 크고 이는 불균형적인 식사의 질과도 관계되어 있다. 또한 비만의 위험을 높이는 것으로 나타났다. 따라서 탄산음료로 인한 과도한 당 섭취를 줄일 수 있는 방안이 모색되어야 한다. 이처럼 청소년들의 식생활이 상당히 위험한 수준에 이르고 있다.

청소년들은 영양 섭취에 관한 지식이 대체로 부족하다. 따라서 칼로리는 높지만 영양적 가치가 낮은 음식을 많이 섭취하는데 이는 청소년들이 지방과 탄수화물의 함량이 높은 음식은 선호하나 비타민과 다른 필수 영양소가 함유된 채소나 과일은 잘 섭취하지 않는다는 것을 보면 알 수 있다. 청소년기에는 청소년들의 선호도에 따른 음식 식단이 중요하며 그들의 심리적·문화적 영향에 중점을 두고 식단을 짜야 한다. 〈표 4-1〉은 한국영양학회와 보건복지부가 제안한 2015년 한국인 영양소 섭취 기준을 나타낸 것이다.

(2) 청소년 식단 제안

청소년기는 급성장기이므로 열량을 증가시킬 필요가 있다. 특히 남자 청소년에게서 열량 요구량은 증가된다. 청소년들은 배가 부른 것만으로 영양소를 충분히 섭취했다고 생각하는 것은 잘못된 지식임을 알아야 한다. 이는 적절한 영양 공급과는 다르기 때문이다.

청소년기에 가장 부족해지기 쉬운 영양소로는 철분, 칼슘, 아연 등이 있다. 성장으로 인해 혈액량이 증가해 청소년기에는 다량의 철분을 필요로 한다. 여아는 월경으로 인한 철분 손실로 적절한 철분이 공급되지 않으면 철분 결핍성 빈혈이 생길 수 있다. 또한 청소년기의 적절한 칼슘 보충은 청소년기 이후의 골다공증 예방에도 중요하다. 아연 또한 적절한 성적 성숙과 신체적 성장의 완성을 위해 필수적이다. 철분의 좋은 공급원은 육류와 푸른 야채이며, 칼슘은 유제품에 풍부하게 함유되어 있고, 아연 또한 우유와 육류에 풍부하게 들어 있다.

2) 수면과 여가 활동

(1) 청소년기의 수면

연령에 알맞은 충분한 양의 수면은 건강한 삶을 유지하는 데 필수적이며, 특히 청소년의 정상적인 성장과 정서적 안정, 인지 기능의 발달에 중요하다. 만성적인 수면 부족은 낮 동안의 과다한 졸림을 유발하며 뇌의 기능 중 전

두엽의 기능을 저해한다. 이는 또한 인지 기능의 장애와 수행 능력 및 학업 성취도를 저하하며, 정서적인 불안과 더불어 우울증을 유발할 수 있다. 따라서 수면 부족으로 인한 불법 약물 복용과 음주, 위험 행동 증가, 그리고 사고와 부상의 위험성 또한 유발된다. 그러나 현재 청소년들은 학년이 올라감에 따라 학업량의 증가와 인터넷 사용, 스마트폰 사용 등으로 인해 충분한 수면을 취하기 어려워진다. 이러한 이유 등으로 우리나라 청소년들은 극심한 수면 부족 상태에 놓여 있다.

청소년기에는 급성장을 위해 새로운 세포를 만들고 단백질을 합성하는데 이 시기에 많은 수면을 취해 균형을 맞추게 된다. 통상적으로 성인 남녀는 하루에 7~8시간의 잠을 자야 하며 청소년의 경우에는 9시간가량 수면을 취해야 건강을 유지할 수 있다. 〈표 4-2〉는 미국 국립수면재단(National Sleep Foundation)에서 권고하는 연령별 적정 하루 수면 시간이다.

청소년기에는 충분하지 않은 수면 시간으로 인해 나타날 수 있는 피로 증상을 제대로 인식하도록 하는 것이 중요하다. 적절한 수면을 취하지 않을 경우 스트레스, 쇠약, 욕구불만 등 다양한 신체적 불균형이 나타나기 때문이다. 우리나라 청소년들이 자기 전 대부분 사용하는 스마트폰은 강한 빛

〈표 4-2〉 연령별 적정 하루 수면 시간

나이	하루 적정 수면 시간
0~2개월	12~18시간
3~11개월	14~15시간
1~3세	12~14시간
4~5세	11~13시간
6~10세	10~11시간
10~17세	8.5~9.25시간
성인	7~9시간

출처: 미국 국립수면재단(National Sleep Foundation)

이 뇌를 자극해서 수면을 방해한다. 또한 몰아서 자기와 같이 불규칙한 수면 습관도 신체 리듬의 불균형을 가져와 오히려 더 피로감을 느끼게 된다.

이렇게 적절한 수면을 취하지 않을 경우 청소년은 피로감으로 인해 학습 능력이 저하될 수 있다. 잠은 우리가 낮 동안 배운 것을 머릿속에 잘 정리할 수 있도록 해주고 다음날 활발한 두뇌 활동을 할 수 있는 상태의 뇌로 만들어주는 역할을 한다. 잠을 잘 자지 못하면 낮 동안 익힌 것이 우리 뇌에 충분히 저장되지 못한다. 잠을 잘 자지 못한 다음날에는 아침에 두뇌가 제대로 기능하지 못하는 것도 이런 이유에서이다. 적절한 수면을 취하고 불면증을 예방하는 방법은 다음과 같다.

가. 카페인 섭취를 줄인다.

카페인을 함유하고 있는 음료와 식품을 점심시간 이후에는 섭취하지 않는다. 야간에 적절한 수면을 잘 취하지 못한 사람은 낮 동안의 피로감을 줄이기 위해 습관적으로 카페인을 섭취하는 경우가 있다. 하지만 카페인을 과다하게 섭취하면 다시 야간에 적절한 수면을 취하지 못하므로 악순환이 반복된다.

나. 운동을 한다.

낮에 가볍게 운동을 한다. 어느 정도의 신체적 피로감이 있어야 잠이 잘 온다. 특히 몸보다는 뇌를 지나치게 많이 쓰며 살아가는 현대인과 청소년은 운동을 통해 정신과 몸의 균형을 맞춰주는 것이 중요하다. 적절한 신체 활동은 수면의 질을 증진시킨다. 하지만 야간, 특히 자기 직전의 과격한 운동은 오히려 수면을 방해하므로 낮에 가벼운 운동을 하도록 한다.

다. 잠이 오지 않을 때에는 잠자리를 벗어난다.

잠이 오지 않을 때에는 이부자리를 벗어나는 것이 좋다. 잠이 오지 않는 상태에서 억지로 잠자리에 있는 것은 수면 리듬을 흐트러뜨리고 잠을 더 못 자게 만든다. 이때 독서나 가벼운 목욕 등의 다른 활동을 해보고 잠이 오는 기미가 보이면 다시 잠을 청해본다.

라. 과식과 과음을 피한다.

잠을 자기 직전에 과식하거나 수분을 다량으로 섭취하는 것을 피한다. 이는 위에 부담이 되어 숙면을 취하기 어렵게 만든다.

마. 낮잠을 삼간다.

낮잠을 오래 자면 수면 리듬이 깨지고 밤에 잠을 자는 데 방해가 될 수 있다. 꼭 낮잠을 자야 한다면 20분 정도로 짧게 자는 것이 좋다.

바. 햇볕을 쬔다.

낮에 야외에 나가 햇볕을 쬐는 것은 밤 동안의 수면에 도움이 된다. 밝은 빛에 노출되면 몸에서 세로토닌이라는 호르몬이 분비되어 낮 동안 완전히 깨어 있게 된다. 그 결과 상대적으로 밤에 더 깊은 수면을 취할 수 있게 된다. 특히 햇빛에의 적당한 노출은 수면을 유도하는 물질인 멜라토닌을 밤에 더 잘 분비되게 한다. 이는 숙면을 취할 수 있게 도움을 준다.

(2) 청소년기의 여가 활동

통계청의 조사에 따르면 청소년들은 자신들의 여가 활동의 대부분을 차지하는 TV 시청과 컴퓨터 게임, 인터넷 검색보다 여행, 문화예술 관람, 스포츠 활동, 관광 활동 등 사교적이고 신체적인 활동을 향후 하고 싶어 하는 것으로 나타났다(그림 4-3 참조). 하지만 여가 활용을 하지 못하는 이유에서 학업으로 인한 시간 부족을 1위로 선택한 것으로 나타났다. 이를 통해 우리나라 청소년들의 학업 스트레스와 여가 활동이 관계가 깊다는 것을 알 수 있다.

청소년기에는 자신의 능력과 선호도, 가족과 친구의 영향, 경제적 상황, 주위 환경의 여건에 따라 다양한 여가 활동에 관심을 보인다. 청소년은 신체 활동을 통해 근육량을 유지하고 긴장을 해소할 수 있다. 또한 여가 활

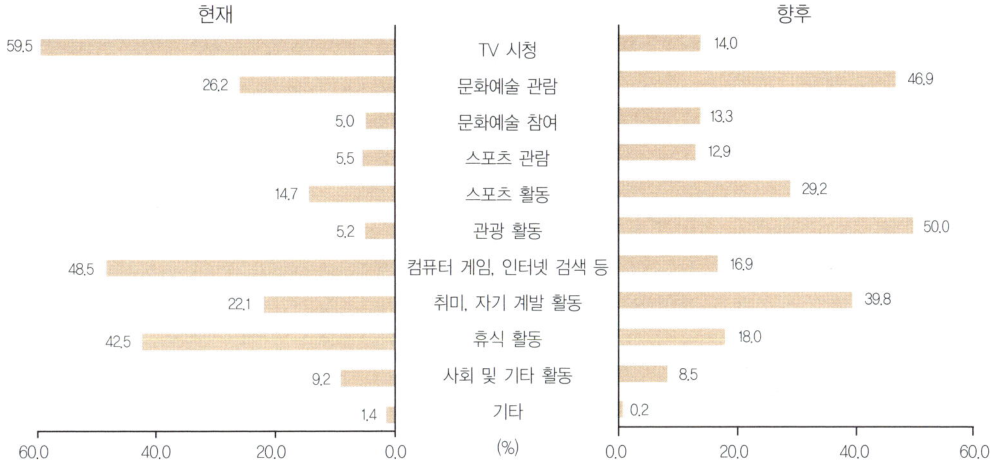

〈그림 4-3〉 여가 활용

출처: 통계청, 「사회조사」

동 중 사회적 활동은 친구, 동료 간의 협동의 중요성, 집단 역동, 그리고 경쟁자로서뿐만 아니라 팀 구성원으로서 자신을 인식할 수 있는 기회이다. 팀 활동에 참여함으로써 청소년은 관용과 수용, 공감, 공정, 옳고 그른 감정에 대한 가치를 자연스럽게 발전시킬 수 있다. 하지만 우리나라의 경우 청소년기에는 수능시험이라는 입시제도로 인해 체육 시간에도 야외 활동 대신 자율학습을 하는 일이 많다. 청소년기의 신체 활동 저하는 스트레스로 인한 우울감 증가로 이어질 수 있다. 따라서 이를 예방하기 위한 적절한 신체 활동과 사회 활동은 청소년기에 필수적이다. 〈표 4-3〉은 국민체육진흥공단에서 제시한 청소년들의 신체 활동 활성화를 위한 10가지 방안이다.

〈표 4-3〉 청소년들의 신체 활동 활성화를 위한 10가지 방안

1. 아침 일찍 기상해 걸어서 또는 자전거를 타고 등하교하기
2. 수업 후, 쉬는 시간이나 휴식 시간에 스트레칭하기
3. 점심시간에 활동적인 놀이 참여하기
4. 방과 후 스포츠클럽 참여하기

5. 텔레비전 시청 또는 컴퓨터 이용 시 스트레칭을 하거나 선 자세로 시청하기
6. 주말에 가족과 운동이나 야외 활동을 하며 여가 시간 보내기
7. 심부름, 청소, 세차 등 가정에서의 생활 활동에 자주 참여하기
8. 친구들과 만나는 장소를 실내보다는 야외로 정해 가능한 한 몸을 많이 움직이도록 노력하기
9. 운동이나 스포츠 종목 중 하나를 나만의 취미로 만들기
10. 신체 활동 참여 계획을 세우고, 일별, 주별 또는 월별로 계획에 대해 평가해보기

출처: 국민체육진흥공단

3) 성

(1) 청소년 성 건강 실태

청소년기가 아동기와 뚜렷하게 구별되는 특징 중에 하나는 신체적으로 성호르몬 분비 및 2차 성징 등 성적인 변화가 일어난다는 점이다. 따라서 청소년기에는 성인과 같은 생식 능력을 갖게 될 뿐만 아니라 성과 관련해 성인의 역할이 가능한 시기이다. 결과적으로 청소년들이 성적 관심과 욕구가 증대되는 것은 성호르몬의 분비가 왕성해지는 청소년기의 자연스러운 발달 현상이다. 반면 이로 인해 심리적 갈등과 스트레스를 가장 많이 겪는 시기이기도 하다. 특히 현대 청소년들의 경우 과거에 비해 빠른 신체적 성숙을 보이고 있지만 교육 기간의 연장으로 인해서 사회적으로 용인되는 방법으로 성 욕구를 해결할 수 있는 기간까지의 시간이 상대적으로 길어졌다. 이로 인해 성적 갈등과 고민은 더욱 증가된다. 따라서 청소년기에 나타나는 성적 욕구를 조정하고 적절하게 분출할 수 있도록 하여 심리적 갈등을 해소하는 것은 청소년기에 필요한 발달과업이다. 이러한 과업이 적절하게 수행되지 못할 때에 정신건강상의 문제를 초래하기도 한다.

현재 우리나라 여아는 평균 10~11세, 남아는 11~12세에 사춘기가 시작

된다. 여아는 보통 사춘기가 시작되고 2년 후 초경을 시작한다. 사춘기와 초경 시작 시점은 개개인에 따라 평균보다 이르거나 늦을 수 있다. 최근 소아비만과 같은 성조숙증의 주요 원인 질환 증가와 인스턴트 식품 섭취 증가, 보약, 스테로이드 등 건강식품과 약물 섭취 증가로 인해 사춘기가 평균보다 일찍 오는 경우가 많다.

또한 우리나라 청소년의 성행위 비율은 점차 증가하고 있으나 대부분의 청소년은 정확한 피임법에 대한 지식이 부족하거나 피임법을 이용하지 않고 있다. 매년 10대 미혼모가 증가하고 10대 미혼모에게서 태어난 아기는 미숙한 관리로 인해 출생 시 저체중 등 여러 건강상의 위험을 갖고 태어난다.

(2) 성교육의 필요성과 중요성

이와 같이 현재 우리나라 청소년의 성교육 필요성은 급속히 증가하고 있다. 청소년기에 성교육이 제대로 이루어지지 않는다면 청소년은 매스컴과 조숙한 또래에 의해 처음 성에 대해 접하게 되는데, 이는 올바르지 못한 정보를 받아들일 수 있는 위험이 있다. 이 시기에 올바른 성교육은 청소년들이 바른 성 정체성과 성 관련 지식을 습득하는 데 필수적이다. 성교육에서 감정을 표현하고 갈등을 해소하는 방법을 적절히 배워야 성적 정체감을 잘 형성할 수 있다. 또한 청소년들은 성행위에 대한 가치의 승화와 이해가 필요하다. 성적 가치는 개개인의 종교적, 가족적, 사회적, 문화적 상황에 의해 많은 영향을 받는다. 청소년들에게는 자신의 성적 행동에 대한 책임감이 중요함을 강조해야 한다.

(3) 청소년 성교육 시 주의할 점

〈표 4-4〉는 학교에서 성교육을 할 때 주의할 점을 나타낸 것이다.

〈표 4-4〉 학교에서 성교육 시 주의할 점

- 신체기관과 성행동에 관한 정확한 표현 사용하기
- 성적 놀이의 정상적인 한계와 위험성 알려주기
- 성적 노출 한계에 대한 사회적인 규칙 알려주기
- 사춘기 성적 특징과 신체, 심리, 사회문화적 특징과 변화 알려주기
- 임신과 출산에 관한 정보 알려주기
- 피임법 알려주기
- 데이트, 이성관계, 사랑의 의미 가르쳐주기
- 성적 사고, 대화, 성적 접촉, 성교와 안전한 성관계 교육하기
- 성 전파성 질병 교육하기
- 동성애와 이성애 교육하기
- 다양한 성적 행동, 성 정체감 장애 교육하기

〈표 4-5〉 부모가 성교육 시 주의할 점

- 자녀의 삶의 모델은 부모로, 자녀는 부모의 지식, 의사소통 기술, 성적 태도, 성적 가치, 친밀한 상호 관계를 배우게 된다는 점을 명심한다.
- 'I message' 대화법을 사용한다.
- 자녀를 진지하게 대하고 존중하며 잘 경청하는 태도로 가능한 한 빨리 성교육을 시작 해야 한다. 성교육은 일생을 두고 지속되는 것이다.
- 유머를 활용하고 대화는 심각할 필요가 없으나 대답은 명료하게 한다.
- 성에 대해 허용되는 규칙과 내용을 명확히 한다.
- 아들과 딸에게 성 역할과 관련된 일관성 있는 태도를 갖는다.
- 몸에 대한 청결, 생식 교육, 성 정체성, 성적 다양성, 인격의 성숙, 성적 발달 확인(월경, 체모, 몽정, 자위행위)에 대해 논의한다.
- 성에 대한 가치관을 점검하고 올바르게 변화시킨다.
- 성행위를 일찍 시작하지 않도록 하며 건강한 성적 결정을 할 수 있도록 하고, 선택에 대한 책임을 지도록 한다.
- 책이나 소책자, 인터넷 빅 이슈 등 다양한 자료를 활용한다.
- 대중 매체의 성에 대한 가치관을 논의한다.
- 성에 대한 편견이 무엇인지 확인한다.
- 여성의 성 상품화, 여성의 성 역할 비하에 대해 알도록 하고, 양성 평등적이고 인간의 존엄성을 조성하는 가치관에 대해서 논의한다.

〈표 4-5〉는 부모가 자녀에게 성교육을 할 때 주의할 점을 정리한 것이다.

1 피임기구를 사용한다고 해서 100% 피임이 되는 것은 아니다.

(4) 청소년의 피임법

청소년 성교육에서 중요한 부분이 피임법이다. 피임법은 안전하고 효과적이어야 하며 부작용이 없어야 한다. 피임기구는 소지하기 간편하고 사용하기 쉬워야 한다. 청소년들은 피임 지식이 부족하므로 간편하면서도 완전한 피임 방법을 설명해주어야 한다. 〈표 4-6〉은 보건복지부에서 발표한 피임법과 그에 따른 실패율을 나타낸 것이다.[1]

〈표 4-6〉 각 피임법에 따른 첫 1년간의 피임실패율(%)

피임 방법		최저 실패율(%)	일반 실패율(%)
피임 안함		85	85
호르몬 피임제	복합경구피임제	0.1	7.6
	프로게스틴단일 경구피임제	0.5	3.0
	피임패치	0.1	0.15
자궁 내 장치	구리 자궁 내 장치	0.6	0.8
	레보놀게스트렐 분비 자궁 내 시스템	0.1	0.1
	남성용 콘돔	3.0	13.9
질외사정		4.0	23.6
월경주기조절법		9.0	20.5
불임수술	난관불임수술	0.05	0.05
	정관불임수술	0.1	0.15

출처: 보건복지부 · 대한의학회

3. 청소년의 주요 건강문제 관리

사춘기의 급격한 신체적 변화가 끝난 청소년기 후기에는 일부 신체적 능력이 저하되기도 해서 시력이나 청력의 경우 14세를 전후로 하여 차차 약화된다. 그러나 일반적으로 신체의 감각과 반응이 절정에 도달하는 시기라 할 수 있다. 청소년기는 사망률이 가장 낮은 시기이기는 하나 많은 건강문제들이 내재되어 있다. 증상이나 병증을 무시하면 결국에는 큰 문제로 확대되어 병이 깊어질 뿐 아니라 가족은 물론 지역사회에까지 영향을 미칠 수 있다. 청소년의 주요 건강문제에 대해 자세하게 알아보자.

1) 월경 장애

월경 장애는 월경의 양, 기간이 비정상적이거나 통증을 동반하는 경우를 말한다. 흔한 월경 장애로는 월경통(dysmenorrhea)과 월경전증후군(premenstrual syndrome, PMS)이 있다.

(1) 월경통

월경통은 월경 때에 심한 통증이나 전신 장애를 일으키는 현상으로서 청소년기에 가장 흔한 건강문제 중의 하나이다. 이는 월경 시작 직전에 골반통과 하복부 통증이 시작되어 월경 기간 동안 지속된다. 통증은 보통 초경 시작 후 6~12개월 이내에 나타나며, 월경이 시작되기 전에 발생해 1~2일간 지속된다. 월경 시작 후 이틀 정도 지난 뒤에는 대개 없어지지만 월경 기간 중 또는 끝난 후에도 지속되기도 한다. 청소년의 약 10%는 매달 1~3일 동안 아무 일도 할 수 없을 정도로 통증이 심한 경우도 있다. 월경통의 원인은 확실하지 않으나 자궁내막에서 분비되는 프로스타글란딘 호르몬에

〈표 4-7〉 이차성 월경통의 다른 원인

- 자궁내막증(endometriosis)
- 자궁 혹은 질 기형(uterine or vaginal anomalies with obstruction of menstrual flow)
- 자궁 내 유착(Asherman's syndrome)
- 자궁 내 폴립 혹은 자궁 내 피임장치(endometrial polyp or intrauterine device)
- 자궁근종(uterine leiomyoma)
- 자궁선근증(adenomyosis)
- 골반울혈증후군(pelvic congestion syndrome)
- 잔류난소증후군(ovarian remnant syndrome)
- 만성 기능성 낭종 형성(chronic functional cyst formation)

의한 자궁근의 과도한 수축이 가장 유력한 기전으로 알려져 있다. 월경통은 다음의 3가지 종류로 분류할 수 있다.

- 경련성 월경통: 자궁수축으로 생기는 월경통으로 약 20분 간격의 통증이 골반, 허리, 대퇴부 안쪽에 나타난다.
- 울혈성 월경통: 골반의 혈관 확장과 혈액순환 장애로 생기며, 골반 장기 울혈증이라고도 한다. 하복부에 묵직한 통증이 지속적으로 나타나며 월경 전 증상으로 많이 나타난다. 대개는 월경이 시작되면 증상이 없어지지만 월경통을 동반할 때에는 월경 첫날에 통증이 많이 있다.
- 폐쇄성 월경통: 월경 혈이 밖으로 빠져나가지 못해 생기는 월경통으로 특히 자궁에 혹(선근종)이 있을 때 잘 생긴다. 자궁 경관 폐쇄 등 기질적인 질환으로 생기는 이차성 월경통이다. 그 밖의 다른 이차성 월경통의 원인을 정리해보면 〈표 4-7〉과 같다. 이 중 가장 흔한 원인은 자궁내막증이다.

원인별로는 크게 일차성, 이차성 월경통으로 분류할 수 있다(그림 4-4).

- 일차성 월경통: 젊은 여성에게 주로 발생하며, 자궁이나 난소에 이상이 발견되지 않고 증상이 나타나는 경우를 말한다. 통증의 정도와 빈도는

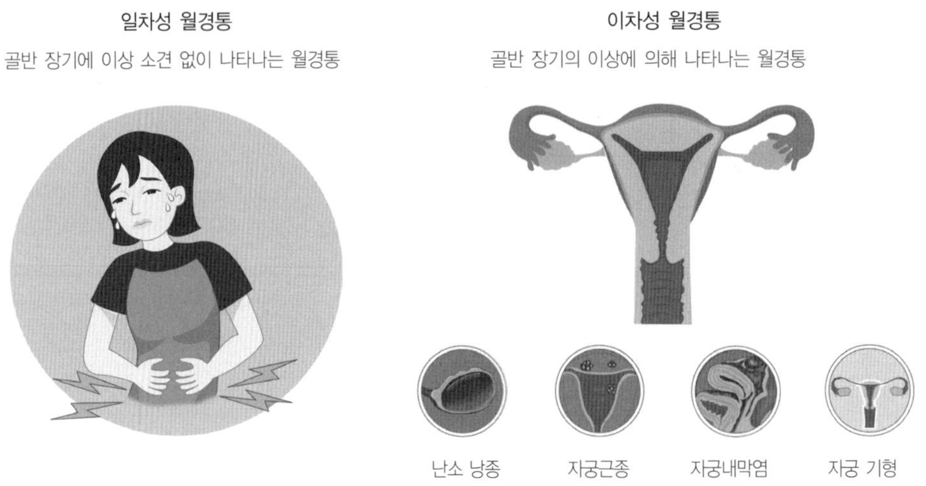

〈그림 4-4〉 일차성 월경통과 이차성 월경통

개개인에 따라 다르다.

- 이차성 월경통: 30대 이후 여성에게서 주로 발생하며 자궁과 난소에 이상이 있는 경우이다. 자궁내막염, 자궁근종이 원인일 수 있다. 이때의 증상으로는 자궁 부위의 통증과 자궁 비대증 등이 있다. 기질적 월경통은 불임의 원인이 될 수도 있어 반드시 치료해야 한다.

월경통은 진통제를 사용해 효과적으로 치료할 수 있다. 진통제는 비스테로이드성 항염증제(NSAIDs)를 사용하는데 이는 자궁수축을 일으켜 산통과 같은 통증을 유발하는 프로스타글란딘의 생성을 억제한다. 진통제는 월경 시작 직전 혹은 직후 6~8시간마다 규칙적으로 복용해 지속적으로 프로스타글란딘의 생성을 억제해야 한다. 또 다른 치료법으로는 호르몬 치료가 있다. 피임 효과까지 원하는 환자에게는 먹는 피임약을 처방해 월경통을 치료한다. 이러한 피임제는 배란을 억제하고, 자궁내막의 증식을 억제해 프로스타글란딘 농도가 가장 낮은 상태의 내막을 유지하기 때문에 일차성 월경통에 효과적인 치료가 될 수 있다. 이차성 월경통은 골반강 내의 근본

〈표 4-8〉 월경통에 도움이 되는 식단과 실천 방안

- 장아찌, 젓갈 등의 짠 음식은 피하고 싱겁게 먹는다.
- 따뜻한 물이나 카페인 함유가 적은 차를 수시로 마시고 찬 물이나 찬 음식은 피한다.
- 참치, 꽁치, 삼치, 고등어 등의 등 푸른 생선을 충분히 섭취한다.
- 돼지고기, 전곡, 견과류, 녹색 채소를 충분히 섭취한다.
- 커피, 콜라, 초콜릿과 같이 카페인이 많이 함유된 식품과 술은 되도록 피한다.
- 규칙적으로 운동을 한다.

2 초콜릿에도 카페인이 많이 함유되어 있어 과도한 섭취를 피해야 한다.

적인 병적 요소를 치료하는 것이 치료법이 된다.

과다한 소금의 섭취는 수분을 축적시켜 혈액순환을 방해하고 반대로 부드럽고 몸을 따뜻하게 하는 음식은 몸의 긴장을 완화하고 흥분을 가라앉힌다. 카페인과 알코올 섭취는 통증을 악화시킬 수 있다. 〈표 4-8〉은 월경통에 도움이 되는 식단과 실천 방안을 정리한 것이다.[2]

(2) 월경전증후군

월경전증후군(PMS)은 월경 시작일을 기준으로 1~2주일 전, 즉 일반적으로 배란 이후에 나타나는 다양한 신체적·정신적 증상들이 매달 월경주기에 따라 반복되는 것이다. 20~30대 여성에게 흔히 나타난다. 월경전증후군의 증상은 개인마다 다르게 나타나며 그 정도도 다양하다. 보통 배란기 또는 월경 며칠 전에 증상이 나타나 월경일이 가까워짐에 따라 심해졌다가 월경의 시작과 함께 사라진다. 월경전증후군은 배란기 여성의 3~5%에서는 증상이 심각해 월경전불쾌장애(Premenstrual Dysphoric Disorder, PMDD)로 진단된다. 월경전증후군이 중증인 그룹의 경우 월경통이 있을 가능성이 높다고 알려져 있다.

월경전증후군의 원인은 현재까지 확실히 밝혀진 것은 없다. 보고된 바로는 특정 호르몬의 수치와는 관련이 없다고 하지만 프로게스테론의 감소,

에스트로겐 농도의 변화, 프로게스테론/에스트로겐 비율의 변화를 원인으로 보고 있다. 또한 프로게스테론과 프로게스테론 대사물질의 감소로 상대적으로 에스트로겐 우세 현상이 나타나 이로 인해 증상이 유발된다고도 보고되었다.

여러 가지 증상 중 사지 부종과 복부 팽만 등은 호르몬인 알도스테론, 레닌-안지오텐신 증가, 부신 활동 증가 등이 원인으로 보이기도 한다. 월경전증후군이 있는 집단과 없는 집단 사이에 혈액 내 염분과 수분의 차이가 존재한다는 연구 결과도 있다. 이는 프로게스테론이 소변에서 염분의 배출을 증가시키는 데 영향을 주는 것으로 프로게스테론을 하나의 원인으로 볼 수 있다.

유전적 성향, 음식, 운동 등의 생활 습관, 사회적·경제적·문화적 배경 등도 증상에 영향을 주는 것으로 알려져 있다. 다른 원인 인자로 신경전달물질인 GABA(Gamma-aminobutryic acid), 세로토닌 등이 연관성이 있다는 주장도 있다. GABA는 불안 증상들을 줄여주는 신경전달물질로 프로게스테론의 분해 작용 없이는 생산되기 어려운 것으로 보고되고 있어 프로게스테론과 GABA가 월경전증후군의 원인 인자로 설명되기도 한다. 비타민 B6, 비타민 A, 마그네슘, 아연과 같은 미네랄의 불균형을 원인으로 보기도 한다.

① 증상과 진단

신체적 증상으로는 유방 팽만과 통증, 두통, 골반통, 체중 증가, 배변 장애, 식욕 변화, 얼굴 홍조, 부종, 여드름, 비염, 심계항진, 시력 변화, 결막염 등이며, 정신적 증상으로는 우울증, 집중력 장애, 불안, 피로, 성욕 감퇴, 정서 불안정, 불면증 등 다양하다. 드물게는 정신 신경적 증상의 결과로 결혼 파탄, 사회적 고립, 불성실한 직장생활, 공격적이거나 파괴적인 행동, 자살기도, 소아 학대, 절도나 살인 등의 범죄 행위 등을 하기도 한다.

미국정신의학회(American Psychiatric Association)에서 〈표 4-9〉와 같은

〈표 4-9〉 APA 월경전증후군 진단 기준

1. 감정의 변화가 빠르다. 갑작스러운 슬픈 감정, 분노를 느낀다. 2. 지속적이고 심하게 화가 나고 불안하다. 3. 불안감, 긴장감을 느낀다. 4. 우울한 감정, 희망이 없는 것처럼 느껴진다. 5. 일상적인 활동 시에 감정이 우울하다. 6. 쉽게 무기력해지고 기력이 쇠하다. 7. 집중하는 데 어려움을 느낀다. 8. 식욕의 변화가 있다. 9. 잠을 많이 자거나 불면증이다. 10. 감정이 조절되지 않는다. 11. 유방 통증, 두통, 부종, 근육과 관절에 통증, 체중 증가가 나타난다.

출처: 미국정신의학회(American Psychiatric Association)

월경전증후군 진단 기준을 제시했다. 월경과 관련된 일시적인 증상이 황체기의 마지막 주 동안에 시작되고 월경 시작 후에 완화된다. 월경전증후군으로 진단을 내리려면 이 진단 기준 중 최소 5가지를 포함해야 하고 증상 중 하나는 처음에 제시된 4가지 중의 하나를 포함해야만 한다. 이러한 진단 방법이 있지만 검사 방법이 확실하거나 정확하지 않으므로 개개인의 병력 청취와 검진이 함께 이루어져야 한다.

② 치료

원인이 불확실하므로 특별한 치료 방법도 없다. 개인의 증상에 따라 개별적인 간호를 한다. 일반적으로 증상을 경감시키기 위해 스트레스를 줄이도록 하고 월경전증후군에 관한 교육을 한다. 가족들의 지지도 중요하다. 증세가 가벼운 경우 안정과 이완요법, 식이요법, 생활 양식의 변화, 운동 등으로 완화시킬 수 있다.

카페인이 든 음료, 초콜릿, 단 음식 등은 흥분, 불안, 기분 변화, 우울, 저혈압을 유발할 수 있으므로 섭취를 제한한다. 부종이 있으면 월경 전 7~9일부터 염분의 섭취를 줄이도록 한다. 염분 섭취를 줄이면 복부 팽만, 수분 축적 등을 줄일 수 있다. 단백 식이와 복합 탄수화물을 섭취하도록 한다. 소량씩 자주 먹는 것이 혈당을 안정되게 유지하는 방법이다. 규칙적인 운동은 스트레스와 통증을 줄이고 엔돌핀의 혈중 농도를 높여 우울, 두통을 완화시키고 기분 전환에 도움이 된다. 가장 좋은 운동은 맑고 신선한 공기를 마시면서 빠른 걸음으로 걷는 것이다.

프로게스테론과 프로게스테론 대사물질의 감소로 상대적으로 에스트로겐이 우세한 현상이 나타나 이로 인해 월경전증후군의 증상이 발현된다면 황체기에 경구 또는 질 삽입으로 프로게스테론을 투여하는 방법도 있다. 하지만 현재로서 프로게스테론 사용의 효용성에 대해서 확실하게 검증된 것은 아니다. 다른 약물 치료법으로는 경구 피임약이 호르몬 변화를 억제시키기 위해 널리 사용되어왔다. 그러나 복부 팽만감 및 통증, 두통, 유방 통증 등의 신체 증상에 대해 효과가 상반된 보고도 있어 논란이 되고 있다.

2) 여드름

여드름은 여러 가지 원인에 의해 청소년기에 아주 흔하게 발생하는 질환으로 주로 얼굴, 목, 상체의 모낭과 연결된 피지선에 염증이 발생하는 것이다. 피지선 샘의 염증 질환으로 면포(모낭 속에 고여 딱딱해진 피지), 구진(1cm 미만 크기의 솟아오른 큰 피부 병변), 고름, 결절, 거짓낭 등의 피부 변화가 일어난다(그림 4-5). 후유증으로 오목한 흉터를 남기기도 한다. 12~25세 연령의 인구 85%가 여드름을 경험한다고 알려져 있는 만큼 흔한 피부 질환이다.

붉은 고름이 나오는 여드름을 관리하지 않거나 잘못 치료하게 되면 움푹 파인 자국이나 켈로이드성 흉터를 피부에 남겨 용모에 대한 콤플렉스를 유

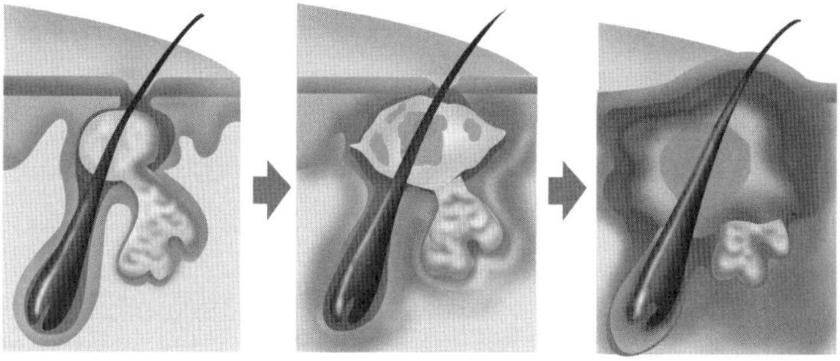

〈그림 4-5〉 여드름의 발생 과정

발하게 된다. 특히 사회 활동이 잦고 미용에 관심이 많은 현대인, 청소년에게 여드름의 예방과 치료의 중요성은 크다. 또한 예민한 여성은 심한 여드름 흉터로 고민하다 대인관계를 기피하기도 하고 그로 인해 생기는 스트레스가 정신건강에 악영향을 미치기도 한다. 따라서 사회생활에서 얼굴로 인한 정서적 상처와 스트레스를 감소시키기 위해 여드름 예방과 치료를 위한 이해가 필요하다.

① 원인

가. 피지 분비 증가

청소년기 중 사춘기에 특히 활발하게 분비되는 남성호르몬인 테스토스테론은 모낭, 피지선, 특정 신체 부위에 있는 여러 분비샘을 성숙시킨다. 피지는 여드름 형성의 직접적인 원인으로, 남성호르몬 때문에 남성 쪽에 피지 분비량이 더 많다. 또 온도가 높을수록 피지 분비는 많아진다.

나. 세균의 모낭 침입

청소년기에는 피지선의 분비가 왕성해지고 모낭의 상피에 불완전하고 미숙한 각질이 비정상적으로 생산되는 각질화(이각화증)로 모낭이 막혀 여드름의 기본 병변인 면포가 형성되기 쉽다. 모공이나 피지선의 입구가 좁아지거나 막혀서 피지가 쌓이면 여드름균이 증식된다. 모낭 속의 상주균인 프로피오니박테리움 아크네스(propionibacterium acnes)는 모낭을 자극하고 여드름의 염증을 유발한다.

다. 유전

여드름에 가족력이 있다는 것은 잘 알려진 사실이지만 정확한 유전 양식은 확실하게 밝혀지지 않았다. 일반적으로 피부는 부모로부터 70~80% 정도가 유전된다. 유전적으로 지성 피부를 가진 사람은, 같은 양의 안드로겐에 대해 다른 사람보다 피지선에서 피지가 더 많이 분비되어 기름기도 많고 모공도 넓어져 여드름 발생률이 증가한다.

라. 호르몬의 영향

테스토스테론 등의 남성호르몬이 피지 생성에 가장 큰 역할을 한다. 이러한 호르몬은 남성은 고환에서 만들어지고 여성은 부신피질과 난소에서 소량 분비된다. 반대로 여성호르몬인 에스트로겐은 피지 분비 억제 작용을 하여 여드름을 약화시킨다. 그러나 또 다른 여성호르몬인 프로게스테론은 배란 직후에 분비되므로 월경 직전 여성에게 여드름을 유발하게 된다.

마. 스트레스

사람이 스트레스를 받으면 스트레스를 극복하기 위해 스트레스호르몬인 코티솔(cortisol)을 분비한다. 코티솔은 스테로이드성 호르몬으로 부신에서 만들어진다. 부신은 스트레스 해소를 위해 코티솔을 만들면서 안드로겐도 같이 만드는데, 이때 만들어지는 안드로겐이 피지선을 자극해 피지 분비를 증가시킨다.

바. 기타 요인

최근 청소년들 사이에서 흔한 화장이 여드름의 발생 원인이 되기도 한다. 화장품의 여러 성분과 과도한 세제, 비누의 사용은 여드름의 악화 원인이 될 수 있다. 또한 나이와 상관없이 공기 오염, 성호르몬 불균형, 약물 남용, 스트레스, 내장 질환과 관련해 여드름이 나는 연령층이 넓어지고 있다.

② 증상 및 종류

여드름은 주로 사춘기에 왕성하며 30대 이후에 감소하지만 성인이 되어서도 여드름이 지속되기도 한다. 사춘기 이후의 여드름은 여성에게서 더 흔하며 청소년기의 여드름은 남성에게 더 많이 발생한다. 여드름은 염증 정도에 따라 붉은 여드름(구진성), 곪은 여드름(농포성), 결정, 낭종 등이 형성되며 여러 형태의 발진이 섞여 있는 것이 특징이다.

초기에 시작하는 여드름은 흰색의 알맹이로 '흰색 면포' 또는 '화이트헤드(White Head)'라고 부른다. 1~2mm 정도의 흰 알맹이가 피부 표면에 생기는데, 여드름이 생기면서 피부 표면 근처의 각질이 두꺼워져 피부 표면에서 막혀 피지선에서 생긴 피지가 배출되지 못하고 고여 있는 상태이다. 이 가운데 내용물의 일부가 모공을 통해 피부 표면으로 나오면 공기와 접촉해 검은색이 된다. 이를 '검은색 면포' 또는 '블랙헤드(Black Head)'라고 한다. 여드름을 진단하는 데 가장 중요한 점은 화이트헤드와 블랙헤드가 있어야 한다는 것이다. 이것이 초기 여드름이고 잘 치료하면 흉터가 생기지 않는다.

화이트헤드나 블랙헤드 상태에서 여드름균이 번식하면 염증 반응이 시작되어 붉은색 여드름이 생기고 통증이 온다. 이 붉은 여드름의 모양은 '구진'이라고 표현되는데 이때부터 절대로 짜서는 안 된다.

붉은 여드름에서 더 많이 곪게 되면 화농성 여드름이 되어 고름이 잡힌다. 이 상태를 '농포'라고 표현하는데 고름 주머니라는 의미이다. 농포를 잡아 뜯거나 짜면 여드름의 내용물과 함께 피부도 함께 뜯겨 흉터를 남기게 된다. 또 고름 주머니가 피부 안에서 터지면 여드름 주변에 많은 염증이 생겨 심하면 손톱만 한 뾰루지가 생기는데 이를 '결절'이라고 한다. 결절은 흉터로 이어지게 되므로 잘 치료해야 한다.

③ 치료

여드름은 치료를 적절히 하면 얼마든지 상태를 호전시킬 수 있다. 여드름의 치료 방법은 매우 다양하지만 단 한 번의 치료로 여드름이 재발하지 않는 피부를 만들 수는 없다. 피부가 좋아진 것처럼 보여도 지속적인 관리를 하지 않으면 재발할 수 있는 것이 여드름이기 때문이다.

여드름의 치료 원칙은 피지 분비의 감소, 비정상적인 모낭 상피의 과각화 억제, 모낭 내 세균 억제, 염증 반응의 억제(국소 도포제, 전신 제제로 항생제, 비타민 A 유도체, 피지 조절 제제, 부신피질 호르몬제, 스테로이드제)의 4가지를 들 수 있다. 때로는 화학적 박피술이나 레이저요법을 사용해 외과적 치료를 할 수 있다. 다음은 단계별 여드름의 치료법이다.

가. 면포성 여드름(화이트헤드, 블랙헤드)

이 단계의 여드름은 내버려두는 것보다 짜는 것이 좋다. 그러나 소독한 기구를 쓰도록 해야 한다. 손으로 직접 짜면 조직이 손상되어 흉터를 남길 수 있다. 피부과에서는 레이저나 바늘 등으로 막힌 모공을 뚫은 뒤 소독한 면포 압출기를 이용해 기술적으로 기름 덩어리를 짜내기 때문에 흉터 없이 치료가 가능하다. 집에서 짤 때는 스팀타월 등으로 막힌 모공을 연 다음 소독한 면봉 2개를 여드름 부위에 대고 살짝 눌려 짠 뒤 소독용 에탄올이나 지성 피부용 화장수 등을 면봉 끝에 묻혀 그 부위를 소독하거나 모공을 수축시키도록 해야 한다.

나. 구진성 여드름(붉은 여드름)

이 시기의 붉은 여드름은 여드름 주변이 곪기 시작하면서 통증이 시작된다. 이때는 절대로 짜지 말고 피부과 전문의에게 치료받아야 흉터를 남기지 않고 치료할 수 있다. 집에서 할 수 있는 최선의 치료는 여드름이 크게 곪지 않도록 하는 것이다. 집에서 짤 수밖에 없는 상황이라면 통증이 시작되는 초기에는 짜지 않는 것이 좋다. 여드름이 더 곪을 때까지 기다렸다가 눌러보아서 통증이 없고 말랑말랑해졌을 때 짜도록 한다. 이때 피부가 손상되지 않도록 가로, 세로 방향으로 한 번씩 짜준다. 또 맑은 피가 나올 때까지 짜야 다시 곪지 않는다.

다. 농포성 여드름(곪은 여드름)

이 시기의 여드름은 많이 붓고 통증이 심해 본인이 짜면 피부가 깊숙이 파이는 흉터를 남길 수 있다. 따라서 반드시 피부과 전문의에게 치료를 받아야 한다. 알코올이나 아스트린젠트로 소독한 바늘로 구멍을 낸 다음 티슈나 화장솜을 이용해 살짝 짜주면 된다.

여드름 치료는 여드름이 난 곳에 직접 약을 바르거나 주사를 놓는 국소 치료와 약을 복용하는 전신 치료, 그리고 여드름을 짜는 물리적인 치료 등으로 나뉜다. 여드름의 형태에 따라 단독으로 또는 복합적으로 치료한다.

- 바르는 약: 국소 도포 항생제, 비타민 A 유도체, 피부재생 연고, 항균제, 항염증제, 면포 용해제
- 먹는 약: 항생제, 비타민 A 변형 제제
- 외과적 시술: 주사요법, 여드름 압출 치료, 박피술

④ 예방법

여드름을 예방하기 위해서는 스트레스를 받지 않도록 하고 과로, 흡연, 음주를 삼간다. 너무 과도하고 잦은 세안을 피한다. 턱을 괴거나 엎드린 자세 등 피부에 압박을 가하는 자극도 여드름을 발전시킬 수 있다. 머리카락이 이마나 얼굴에 직접 닿지 않도록 하며 얼굴이 자주 닿는 베개 등을 청결하게 관리한다. 또한 함부로 손을 이용해 여드름을 짜는 행위는 여드름의 염증을 유발하고 흉터를 남기기 쉬우므로 피해야 한다. 수면이 부족하면 스트레스를 풀지 못하고 호르몬의 균형이 깨지며 성장호르몬에 의한 정상적인 피부 재생 기능이 약화되므로 충분한 수면 등 휴식을 적절히 취해주는 것이 좋다. 또한 화장품이 피부에 닿아 있는 시간을 줄이고 화장은 깨끗하게 지운다. 과도한 자외선은 피부나 모낭을 두껍게 만들어 여드름을

〈표 4-10〉 여드름 예방과 관리를 위한 식단과 실천 방안

1. 몸에 필수적인 영양소 공급을 위해 식사를 거르지 않고 규칙적으로 골고루 섭취한다. 2. 아연이 풍부한 식품을 꼬박꼬박 챙겨 먹는다. 3. 피부조직을 형성하는 단백질, 필수지방산, 비타민 A, 비타민 C 등의 영양소가 풍부한 식품을 충분히 섭취한다. 4. 충분한 수분을 섭취한다. 5. 커피 등 피부에 자극을 줄 수 있는 음료를 피한다. 6. 염증을 악화시키는 흡연이나 과음을 하지 않는다.

악화시킬 수 있다.

식이에서 과도하게 기름진 음식, 유제품, 초콜릿, 육류가 여드름을 유발한다는 보고가 있으나 다소 논란이 있다. 하지만 인스턴트 식품은 피하고 채소와 과일, 곡류를 골고루 섭취하는 것이 좋다. 〈표 4-10〉은 여드름 예방에 좋은 식단과 실천 방안을 정리한 것이다.

3) 척추측만증

척추측만증(scoliosis)은 경추, 흉추, 요추 등 척추의 어떤 부위에서든 측만이 일어난 것을 말한다. 원인 불명의 척추측만증이 가장 흔한 유형이며 다른 건강문제가 없이도 성장하는 아동들에서 나타날 수 있다. 척추측만증은 사춘기 이전이나 청소년기에 흔히 발생한다. 척추측만증은 굴곡이 더 이상 진행되지 않을 때까지 관찰해야 하며 아동기에 치료를 받지 못한 경우 성인 척추측만증으로 진행한다.

굴곡의 정도가 40~45°를 초과하게 되면 심폐계 장애와 통증이 발생하며 병원 치료가 반드시 필요하다. 골격계가 성숙했다면 20° 이하의 굴곡은 특별한 치료가 필요하지 않지만 골격계가 성숙되지 않은 소아, 청소년의 경우는 20~40°의 굴곡 시 보조기를 착용해야 하며 45° 이상의 굴곡 시 수

술적 치료가 필요하다.

① 원인

척추측만증의 원인은 선천성이거나 신경근육성일 수 있다. 선천적 척추측만증은 척추골 부위의 기형으로 나타나는데, 척추골 부위의 기형은 척추골의 한 부분이 결여되어 있거나 척추골 사이에 정상적인 분리가 일어나지 않아 발생한다. 신경근육성 척추측만증은 뇌성마비, 소아마비, 척수 종양, 외상 등과 연관된 다양한 척추 변형이다.

② 증상 및 진단

대부분의 청소년기 특발성 척추측만증은 아무 증상이 없이 척추의 기형만 나타난다. 드물게 증상이 있는 경우 요통이 가장 흔하다. 하지만 요통으로는 척추측만의 부위와 정도를 정확히 알기 어려우므로 요통을 항상 측만증과 연관시켜서는 안 된다. 척추측만증의 각도가 심한 경우 폐 기능 감소

〈표 4-11〉 척추측만증을 진단하는 요소

요소	증상
방향	C자, S자, 여러 방향 만곡 형태
위치	척추 부위와 머리가 몸의 중앙에 위치하지 않음
각도	척추가 휘어진 정도
구조적 불균형	다리 길이 차이 귀의 위치가 다름
기능적 불균형	몸의 좌우 양측 간의 근육 긴장도 차이 가동 범위 차이
이차적 시작 징후	몸의 비대칭적 지방 접힘 뒤에서 볼 때 척추가 휨
기능적 운동 장애	정적 혹은 동적 균형의 어려움 걸음걸이가 바르지 않고 불균형 오래 앉아 있기 힘들며, 허리가 아픔 호흡기, 소화기 계통 장애가 있음

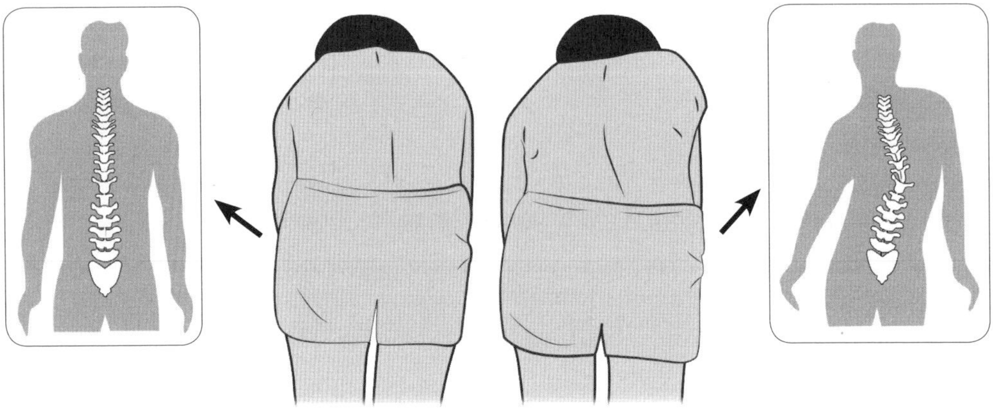

〈그림 4-6〉 정상 척추와 척추측만증

와 운동 중 호흡곤란, 폐활량의 유의한 감소가 나타날 수 있고 이로 인한 우심실 기능부전이 발생할 수 있다. 〈표 4-11〉은 척추측만증을 진단하는 다양한 요소를 정리한 것이다.

척추측만증은 눈으로 보았을 때 양쪽 어깨의 높이가 다르고 양쪽 유방의 크기가 다르며, 등 뒤에서 보았을 때 척추가 휘어졌거나 견갑골이 돌출되는 등의 불균형적인 소견이 있을 때 진단할 수 있다. 환자를 똑바로 선 상태에서 90°로 앞으로 구부리게 하고 환자의 뒤쪽에서 보면 등이 휘거나 견갑골, 갈비뼈가 비대칭적으로 튀어나온 모습을 가장 확실하게 관찰할 수 있다(그림 4-6). 이는 조기 진단에 큰 도움을 주는 방법으로 학교나 가정에서 간단히 시행할 수 있는 검사이기도 하다.

척추 변형에 대한 가족력과 임상 증상이 중요한 진단 정보이기는 하지만 척추측만증에 대한 진단은 후전방, 측방 방사선 촬영을 진행해 10° 이상의 굴곡이 발견되는 경우 내려진다. 10° 미만의 변형은 척추측만증으로 보지 않고 척추 비대칭 상태인 것으로 판단한다.

③ 치료

가장 흔한 특발성 척추측만증의 경우 치료의 목적은 더 이상 굴곡이 진행되지 않도록 하는 것이다. 척추 변형에 대한 비수술적 요법으로는 관찰과 보조기의 착용이 있다. 운동체조요법, 척추 교정술, 침술요법, 전기자극 등의 효과는 뚜렷하지 않다.

가. 관찰

척추측만의 진행 과정을 방사선 촬영과 신체검사를 통해 주기적으로 관찰해 그 경과를 보는 것이다. 성장기 환자 중 굴곡 정도가 20° 이하인 경우와 성장이 끝난 환자 중 50° 이하인 경우에 진행 여부를 관찰한다.

나. 보조기 치료

보조기를 이용한 치료는 성장이 2년 이상 남아 있는 환자에게 효과적인데 이는 측만이 유연해 쉽게 교정되기 때문이다. 이 치료는 굴곡 각도가 20~40° 사이에서 효과적이다. 특히 여자 청소년의 경우 초경 후 1년 이내인 환자에게서 척추측만이 점진적으로 진행된다고 판단될 때 보조기 치료를 시행한다. 보조기 착용 후 4~6개월 간격으로 주기적으로 치료 효과를 관찰한다. 〈그림 4-7〉은 다양한 종류의 보조기를 나타낸 것이다.

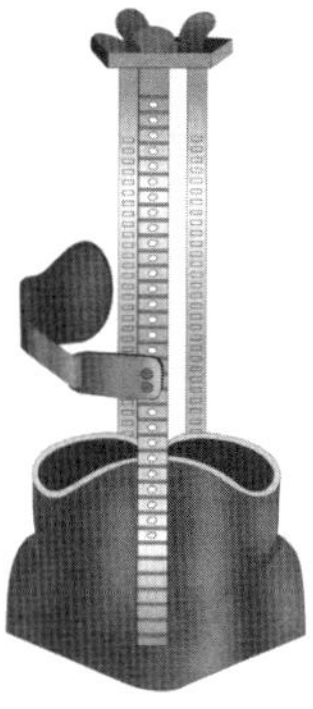

밀워키 보조기

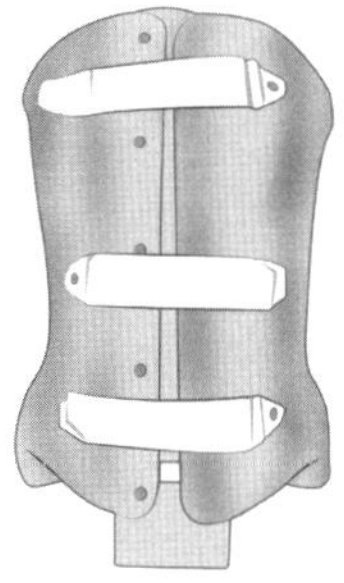

보스턴(흉요천추) 보조기

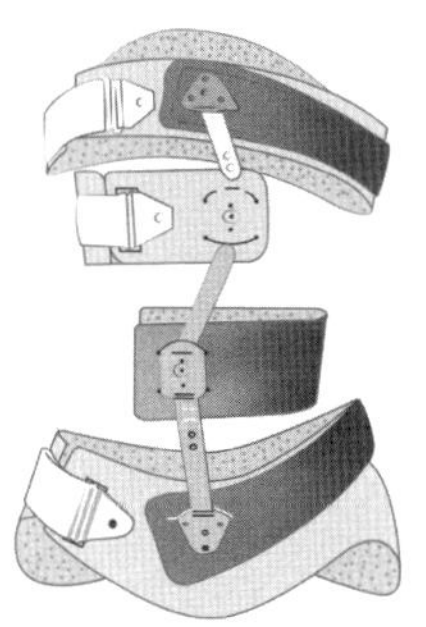

U 보조기

〈그림 4-7〉 척추측만증 환자를 위한 보조기

다. 수술적 치료

수술적 치료는 보존적 치료의 실패뿐 아니라 다른 추가적인 요인들을 종합적으로 고려해 결정한다. 수술에는 다양한 금속을 이용해 척추를 고정시키는 척추 유합술이 있다. 청소년기에 척추 유합술을 하는 경우 유합된 척추로 인해 더 이상 성장이 어렵다. 하지만 대부분의 경우 척추 유합술로 인한 성장의 중지보다는 구부러진 척추가 펴지는 과정에서 신장이 길어지는 것이 크기 때문에 너무 걱정할 필요는 없다.

④ 예방 및 생활 가이드

척추측만의 효과적인 예방법은 아직 알려지지 않았으며 조기 발견이 가장 중요한 요인이다. 척추측만증이 있는 청소년의 경우 운동을 제한하거나 생활 습관을 바꿀 필요는 없다. 정상인과 같다고 여기고 생활하면 되나 성장이 끝날 때까지 방사선 촬영 등을 통해 지속적으로 관찰을 해야 한다. 많은 청소년들이 요통을 경험하지만 대부분의 경우 척추측만증보다는 잘못된 자세와 허리에 무리를 주는 운동, 생활 습관이 원인이다. 바른 자세를 유지하고 적절한 운동을 하는 것이 허리 건강에 도움이 된다는 사실을 알고 시행해야 한다.

척추측만증의 교정을 위해서는 척추 주위의 약한 근육을 강화시키고 만성적으로 수축된 근육들을 이완시키기 위한 운동이 요구된다. 먼저 꾸준한 스트레칭과 함께 전신 균형을 잡아주는 운동인 수영, 걷기, 약한 강도의 근력 운동을 병행하는 것이 바람직하다. 두 번째로 수축된 쪽의 근육을 이완시키고 이완된 쪽의 근육을 수축시키는 비대칭 운동을 통해 균형을 맞추도록 해야 한다. 세 번째는 운동 기능을 효율적으로 조정하는 코어 근육 안정화 운동을 한다. 코어 근육은 척추가 안정화될 수 있도록 돕는다.

4) 중독

청소년기는 주체성의 확립을 이루는 시기로, 기분의 변화가 커지고 외로움과 우울감을 느끼는 일이 많아진다. 또한 청소년기는 정서적인 성숙을 이루어나가는 동시에 의지력과 자기 통제 능력이 발달하는 시기로 아직 자기 통제력이 부족한 청소년은 중독에 쉽게 빠지게 된다.

중독이란 중독을 유발하는 물질이나 행위에 신체적 또는 심리적으로 의존된 상태로, 중독물질로 인한 만족감에 빠져 집착을 통제하지 못하고 금단 증상까지 보이게 된다. 중독은 크게 물질 중독과 행위 중독으로 분류된다. 물질 중독은 알코올, 마약, 부탄가스, 니코틴, 카페인 등 인체에 투여되는 화학물질에 집착하고 중독된 물질을 투여할 수 없을 때 불안감이나 짜증 등의 금단 증상을 경험하게 되는 상태이며, 행위 중독은 도박, 인터넷, 스마트폰, 성, 종교 등의 행위에 빠져 헤어나지 못하는 상태이다. 우리나라는 알코올, 인터넷·게임, 도박, 마약 중독자를 4대 중독자로 정의하고 4대 중독법 법안을 발의해 예방 관리 및 치료에 노력을 기울이고 있다. 2011년 기준, 우리나라의 알코올 중독자는 159만 명, 인터넷·게임 중독자는 68만 명, 도박 중독자는 57만 명, 마약 중독자는 10만 명으로, 100명 중 6명이 4대 중독자인 것으로 추정된다(보건복지부, 2016).

중독은 개인의 우울, 불안, 자살 등 공존 질환 유병률을 증가시킬 뿐 아니라 말초신경증, 뇌 손상, 대사 질환, 내분비 질환 등 각종 신체적 질환을 야기한다. 이에 따라 청소년의 생산성을 저하시키고 취업 기회를 상실시킴으로써 사회경제적 비용까지 발생하게 된다. 중독별로 소요된 사회경제적 비용은 알코올 중독 23.4조 원, 마약 중독 2.5조 원, 도박 중독 78.2조 원, 인터넷 중독 5.4조 원에 달한다(보건복지부, 2016).

(1) 알코올 중독

알코올 중독은 반복적이고 과다한 음주로 인해 개인의 음주 조절 능력이 상실된 상태로, 음주로 인한 성적·공격적 행동, 판단력 상실 등의 신체적 장애 및 심리적 장애를 일으키는 정신 장애이다. 알코올 중독자가 되면 처음에는 사람이 술을 마시지만 나중에는 술이 사람을 마시게 된다고 할 정도로 술에 대한 자제력을 잃게 되고, 그 후에도 음주가 계속되면 음주로 인한 영양 결핍, 간 기능 저하, 기억력과 판단력의 손상 등 신체적 문제가 일어날 수 있다. 이 외에도 알코올 중독으로 인해 가정 내 폭력, 직업 상실, 음주 운전 등 사회적 문제도 일어날 수 있다. 알코올 중독이 의심된다면 다음과 같은 자가 진단 설문지를 통해 자신의 상태를 진단할 수 있다(표 4-12).

〈표 4-12〉 알코올 중독 자가 진단표

문항		점수		체크
01	얼마나 자주 술을 마십니까?	0점	전혀 안 마심	
		1점	월 1회 미만	
		2점	월 2~4회	
		3점	주 2~3회	
		4점	주 4회	
02	술을 마시면 한 번에 몇 잔 정도 마십니까?	0점	전혀 안 마심	
		1점	소주 1~2잔	
		2점	소주 3~4잔	
		3점	소주 5~6잔	
		4점	소주 7~9잔	
03	한 번에 소주 1병 또는 맥주 4병 이상 마시는 경우는 얼마나 자주 있습니까?	0점	없음	
		1점	월 1회 미만	
		2점	월 1회	
		3점	주 1회	
		4점	거의 매일	

<table>
<tr><td rowspan="5">04</td><td rowspan="5">지난 1년간 한번 술을 마시기 시작하면 멈출 수 없었던 때가 자주 있습니까?</td><td>0점</td><td>없음</td><td></td></tr>
<tr><td>1점</td><td>월 1회 미만</td><td></td></tr>
<tr><td>2점</td><td>월 1회</td><td></td></tr>
<tr><td>3점</td><td>주 1회</td><td></td></tr>
<tr><td>4점</td><td>거의 매일</td><td></td></tr>
<tr><td rowspan="5">05</td><td rowspan="5">지난 1년간 평소 같으면 할 수 있었던 일을 음주 때문에 실패한 적이 얼마나 자주 있었습니까?</td><td>0점</td><td>없음</td><td></td></tr>
<tr><td>1점</td><td>월 1회 미만</td><td></td></tr>
<tr><td>2점</td><td>월 1회</td><td></td></tr>
<tr><td>3점</td><td>주 1회</td><td></td></tr>
<tr><td>4점</td><td>거의 매일</td><td></td></tr>
<tr><td rowspan="5">06</td><td rowspan="5">지난 1년간 술을 마신 다음날 일어나기 위해 해장술이 필요했던 적은 얼마나 자주 있었습니까?</td><td>0점</td><td>없음</td><td></td></tr>
<tr><td>1점</td><td>월 1회 미만</td><td></td></tr>
<tr><td>2점</td><td>월 1회</td><td></td></tr>
<tr><td>3점</td><td>주 1회</td><td></td></tr>
<tr><td>4점</td><td>거의 매일</td><td></td></tr>
<tr><td rowspan="5">07</td><td rowspan="5">지난 1년간 음주 후에 죄책감이 든 적이 얼마나 자주 있었습니까?</td><td>0점</td><td>없음</td><td></td></tr>
<tr><td>1점</td><td>월 1회 미만</td><td></td></tr>
<tr><td>2점</td><td>월 1회</td><td></td></tr>
<tr><td>3점</td><td>주 1회</td><td></td></tr>
<tr><td>4점</td><td>거의 매일</td><td></td></tr>
<tr><td rowspan="5">08</td><td rowspan="5">지난 1년간 음주 때문에 전날 밤에 있었던 일이 기억나지 않았던 적이 얼마나 자주 있었습니까?</td><td>0점</td><td>없음</td><td></td></tr>
<tr><td>1점</td><td>월 1회 미만</td><td></td></tr>
<tr><td>2점</td><td>월 1회</td><td></td></tr>
<tr><td>3점</td><td>주 1회</td><td></td></tr>
<tr><td>4점</td><td>거의 매일</td><td></td></tr>
<tr><td rowspan="3">09</td><td rowspan="3">음주로 인해 자신이나 다른 사람이 다친 적이 있습니까?</td><td>0점</td><td>없음</td><td></td></tr>
<tr><td>2점</td><td>있지만 지난 1년간에는 없었다</td><td></td></tr>
<tr><td>4점</td><td>지난 1년간에 있었다</td><td></td></tr>
<tr><td rowspan="3">10</td><td rowspan="3">친척이나 친구, 의사가 당신이 술 마시는 것을 걱정하거나 당신에게 술 끊기를 권유한 적이 있었습니까?</td><td>0점</td><td>없음</td><td></td></tr>
<tr><td>2점</td><td>있지만 지난 1년간에는 없었다</td><td></td></tr>
<tr><td>4점</td><td>지난 1년간에 있었다</td><td></td></tr>
<tr><td colspan="5">도구 설명)
12점 이상: 상습적 과음자로 주의가 필요 → 알코올 전문가에게 상담하세요.
15점 이상: 문제 음주자로 적절한 조치가 필요 → 알코올 전문가에게 치료받으세요.
20점 이상: 알코올 중독자로 빠른 알코올 중독 병원 입원 치료가 필요합니다.</td></tr>
</table>

출처: 알콜중독상담센터 Alcohol 114(http://www.alcohol114.com/self.htm)

(2) 인터넷 · 게임 중독

인터넷 중독은 인터넷 이용이 지나쳐 일상생활뿐 아니라 사회적, 정신적, 육체적 및 금전적 영역에 지나친 장애가 있는 상태이다. 인터넷 중독 상태에 이르면 인터넷 이용 시간을 줄이거나 조절하려고 해도 할 수 없고, 인터넷 이용을 중단할 경우 불안, 초조, 강박적 사고가 나타나게 된다. 인터넷 중독에는 통신 중독, 게임 중독, 음란물 중독 등이 있으며, 인터넷 중독자에게는 가상 세계와 현실 세계의 혼동, 언어 파괴, 폭력성 심화, 성 충동 유발 등의 문제가 발생하기도 한다. 인터넷 중독이 의심된다면 다음과 같은 자가 진단 설문지를 통해 자신의 상태를 진단할 수 있다(표 4-13).

스마트쉼센터에서 제시한 인터넷 중독 예방 지침은 아래와 같다.

- 특별한 목적 없이 컴퓨터를 켜지 않는다.
- 컴퓨터 사용 시간을 가족들과 협의해 결정한다.
- 컴퓨터 사용 시간과 내용을 사용 일지에 기록하는 습관을 들인다.
- 컴퓨터 옆에 알람시계를 두어 사용 시간을 수시로 확인한다.
- 인터넷 사용 이외에 운동이나 취미 활동 시간을 늘린다.
- 인터넷 때문에 식사나 취침 시간을 어기지 않는다.
- 인터넷 사용 조절이 어려울 경우 시간 관리 소프트웨어를 설치한다.

〈표 4-13〉 인터넷 · 게임 중독 자가 진단표

문항		점수		체크
01	인터넷 사용으로 건강이 이전보다 나빠진 것 같다.	1점	전혀 그렇지 않다	
		2점	그렇지 않다	
		3점	그렇다	
		4점	매우 그렇다	
02	오프라인에서보다 온라인에서 나를 인정해주는 사람이 더 많다.	1점	전혀 그렇지 않다	
		2점	그렇지 않다	
		3점	그렇다	
		4점	매우 그렇다	

<table>
<tr><td rowspan="4">03</td><td rowspan="4">인터넷을 하지 못하면 생활이 지루하고 재미가 없다.</td><td>1점</td><td>전혀 그렇지 않다</td><td></td></tr>
<tr><td>2점</td><td>그렇지 않다</td><td></td></tr>
<tr><td>3점</td><td>그렇다</td><td></td></tr>
<tr><td>4점</td><td>매우 그렇다</td><td></td></tr>
<tr><td rowspan="4">04</td><td rowspan="4">인터넷을 하다가 그만두면 또 하고 싶다.</td><td>1점</td><td>전혀 그렇지 않다</td><td></td></tr>
<tr><td>2점</td><td>그렇지 않다</td><td></td></tr>
<tr><td>3점</td><td>그렇다</td><td></td></tr>
<tr><td>4점</td><td>매우 그렇다</td><td></td></tr>
<tr><td rowspan="4">05</td><td rowspan="4">인터넷을 너무 사용해서 머리가 아프다.</td><td>1점</td><td>전혀 그렇지 않다</td><td></td></tr>
<tr><td>2점</td><td>그렇지 않다</td><td></td></tr>
<tr><td>3점</td><td>그렇다</td><td></td></tr>
<tr><td>4점</td><td>매우 그렇다</td><td></td></tr>
<tr><td rowspan="4">06</td><td rowspan="4">실제에서보다 인터넷에서 만난 사람들을 더 잘 이해하게 된다.</td><td>1점</td><td>전혀 그렇지 않다</td><td></td></tr>
<tr><td>2점</td><td>그렇지 않다</td><td></td></tr>
<tr><td>3점</td><td>그렇다</td><td></td></tr>
<tr><td>4점</td><td>매우 그렇다</td><td></td></tr>
<tr><td rowspan="4">07</td><td rowspan="4">인터넷을 하지 못하면 안절부절못하고 초조해진다.</td><td>1점</td><td>전혀 그렇지 않다</td><td></td></tr>
<tr><td>2점</td><td>그렇지 않다</td><td></td></tr>
<tr><td>3점</td><td>그렇다</td><td></td></tr>
<tr><td>4점</td><td>매우 그렇다</td><td></td></tr>
<tr><td rowspan="4">08</td><td rowspan="4">인터넷 사용 시간을 줄이려고 해보았지만 실패한다.</td><td>1점</td><td>전혀 그렇지 않다</td><td></td></tr>
<tr><td>2점</td><td>그렇지 않다</td><td></td></tr>
<tr><td>3점</td><td>그렇다</td><td></td></tr>
<tr><td>4점</td><td>매우 그렇다</td><td></td></tr>
<tr><td rowspan="4">09</td><td rowspan="4">인터넷을 하다가 계획한 일들을 제대로 못한 적이 있다.</td><td>1점</td><td>전혀 그렇지 않다</td><td></td></tr>
<tr><td>2점</td><td>그렇지 않다</td><td></td></tr>
<tr><td>3점</td><td>그렇다</td><td></td></tr>
<tr><td>4점</td><td>매우 그렇다</td><td></td></tr>
<tr><td rowspan="4">10</td><td rowspan="4">인터넷을 하지 못해도 불안하지 않다.</td><td>1점</td><td>전혀 그렇지 않다</td><td></td></tr>
<tr><td>2점</td><td>그렇지 않다</td><td></td></tr>
<tr><td>3점</td><td>그렇다</td><td></td></tr>
<tr><td>4점</td><td>매우 그렇다</td><td></td></tr>
<tr><td rowspan="4">11</td><td rowspan="4">인터넷 사용을 줄여야 한다는 생각이 끊임없이 들곤 한다.</td><td>1점</td><td>전혀 그렇지 않다</td><td></td></tr>
<tr><td>2점</td><td>그렇지 않다</td><td></td></tr>
<tr><td>3점</td><td>그렇다</td><td></td></tr>
<tr><td>4점</td><td>매우 그렇다</td><td></td></tr>
</table>

12	인터넷 사용 시간을 속이려고 한 적이 있다.	1점	전혀 그렇지 않다	
		2점	그렇지 않다	
		3점	그렇다	
		4점	매우 그렇다	
13	인터넷을 하고 있지 않을 때는 인터넷이 생각나지 않는다.	1점	전혀 그렇지 않다	
		2점	그렇지 않다	
		3점	그렇다	
		4점	매우 그렇다	
14	주위 사람들이 내가 인터넷을 너무 많이 한다고 지적한다.	1점	전혀 그렇지 않다	
		2점	그렇지 않다	
		3점	그렇다	
		4점	매우 그렇다	
15	인터넷 때문에 돈을 더 많이 쓰게 된다.	1점	전혀 그렇지 않다	
		2점	그렇지 않다	
		3점	그렇다	
		4점	매우 그렇다	
도구 설명) 청소년(만 10~19세) 자기 보고용 검사로 진단 결과 인터넷 중독 경향성 정도에 따라 고위험/잠재적 위험/일반 사용자군으로 분류됩니다. 0~36점: 일반 사용자군 37~41점: 잠재적 위험 사용자군 42점 이상: 고위험 사용자군				

출처: 스마트쉼센터(https://www.iapc.or.kr/dia/survey/addDiaSurveyNew.do?dia_type_cd=IAYS)

(3) 도박 중독

도박은 금전을 추구해 결과가 불확실한 사건에 내기를 거는 행위이다. 도박 중독은 행위 중독의 하나로, 도박에 심취해 일상생활뿐 아니라 가족 및 대인관계에서 갈등이 일어나거나 재정적·사회적·법적 문제가 발생하고 있음에도 불구하고 자신의 의지로는 도박 행위를 억제하지 못하고 지속적으로 도박을 하는 상태이다.

현재 도박은 경마, 경륜, 경정, 카지노 등 특정 장소를 방문해야만 할 수 있었던 전통적인 방식에서 더 나아가, 인터넷이나 스마트폰, 태블릿 PC 등을 이용해 스포츠 결과에 대해 불법적으로 베팅을 하거나 온라인으로도 도박을 할 수 있게 됨에 따라 시간과 장소에 제한받지 않고 언제 어디서나 도박을 하는 것이 가능해졌다. 이와 같이 도박에 대한 접근성이 높아짐에 따라 도박에 중독되는 연령이 기존의 30, 40대에서 모바일 기기에 익숙한 젊은 세대인 20대 초반으로 낮아지고 있다. 도박 중독은 본인뿐 아니라 가족을 비롯한 주변 사람들에게까지 큰 피해를 입히기 때문에 물질 중독보다 오히려 파괴력이 강한 중독이라고 볼 수 있다. 도박 중독이 의심된다면 다음과 같은 자가 진단 설문지를 통해 자신의 상태를 진단할 수 있다(표 4-14).

〈표 4-14〉 도박 중독 자가 진단표

지난 1년 동안에 대해 생각해보고, 해당하는 번호에 표시하세요.

문항		점수		체크
01	귀하는 도박에서 잃어도 크게 상관없는 금액 이상으로 도박을 한 적이 있습니까?	0점	없음	
		1점	가끔	
		2점	때때로	
		3점	거의 항상	
02	귀하는 도박에서 이전과 같은 흥분감을 느끼기 위해 더 많은 돈을 걸어야 했던 적이 있습니까?	0점	없음	
		1점	가끔	
		2점	때때로	
		3점	거의 항상	
03	귀하는 도박으로 잃은 돈을 만회하기 위해 다른 날 다시 도박을 하신 적이 있습니까?	0점	없음	
		1점	가끔	
		2점	때때로	
		3점	거의 항상	
04	귀하는 도박 자금을 마련하기 위해 돈을 빌리거나 무엇인가를 판 적이 있습니까?	0점	없음	
		1점	가끔	
		2점	때때로	
		3점	거의 항상	

<table>
<tr><td rowspan="4">05</td><td rowspan="4">귀하는 자신의 도박 행위가 문제가 될 만한 수준이라고 느낀 적이 있습니까?</td><td>0점</td><td>없음</td><td></td></tr>
<tr><td>1점</td><td>가끔</td><td></td></tr>
<tr><td>2점</td><td>때때로</td><td></td></tr>
<tr><td>3점</td><td>거의 항상</td><td></td></tr>
<tr><td rowspan="4">06</td><td rowspan="4">귀하는 도박으로 인해 스트레스나 불안 등을 포함한 어떤 건강상의 문제를 겪은 적이 있습니까?</td><td>0점</td><td>없음</td><td></td></tr>
<tr><td>1점</td><td>가끔</td><td></td></tr>
<tr><td>2점</td><td>때때로</td><td></td></tr>
<tr><td>3점</td><td>거의 항상</td><td></td></tr>
<tr><td rowspan="4">07</td><td rowspan="4">귀하는 사실 여부에 상관없이 다른 사람들로부터 도박 행위를 비난받거나 도박문제가 있다는 얘기를 들은 적이 있습니까?</td><td>0점</td><td>없음</td><td></td></tr>
<tr><td>1점</td><td>가끔</td><td></td></tr>
<tr><td>2점</td><td>때때로</td><td></td></tr>
<tr><td>3점</td><td>거의 항상</td><td></td></tr>
<tr><td rowspan="4">08</td><td rowspan="4">귀하의 도박 행위로 인해 본인이나 가정에 재정적인 문제가 발생한 적이 있습니까?</td><td>0점</td><td>없음</td><td></td></tr>
<tr><td>1점</td><td>가끔</td><td></td></tr>
<tr><td>2점</td><td>때때로</td><td></td></tr>
<tr><td>3점</td><td>거의 항상</td><td></td></tr>
<tr><td rowspan="4">09</td><td rowspan="4">귀하는 자신의 도박하는 방식이나 도박을 해서 발생한 일에 대해 죄책감을 느낀 적이 있습니까?</td><td>0점</td><td>없음</td><td></td></tr>
<tr><td>1점</td><td>가끔</td><td></td></tr>
<tr><td>2점</td><td>때때로</td><td></td></tr>
<tr><td>3점</td><td>거의 항상</td><td></td></tr>
<tr><td colspan="5">도구 설명)
0점: 문제없음 1~2점: 저위험성 도박 3~7점: 중위험성 도박 8점 이상: 문제성 도박</td></tr>
</table>

출처: 한국도박문제관리센터(https://www.kcgp.or.kr/pp/gambleIntrcn/2/selfDgnss.do)

도박 중독을 치료하기 위해서는 인지 행동 치료, 동기 강화 치료, 가족 치료, 12단계 촉진 치료, 대안 치료, 약물 치료, 단도박 자조모임 등 다양한 방법을 사용할 수 있다. 한국도박문제관리센터 홈페이지에서는 도박문제 예방을 위한 다양한 교육 프로그램을 온라인으로 제공하고 있다.

(4) 약물 남용 및 중독

약물 남용(drug abuse)이란 정당한 의료 행위의 규정에 맞지 않게 약물을 지속적 혹은 일시적으로 과다하게 사용하는 행위로, 자신의 행동, 인식력, 감정 등을 인위적으로 변화시키기 위해서 향정신성 물질을 불법적·비의학적으로 사용하는 것을 말한다. 약물 중독(drug addiction)은 약물 사용에 대해 강박적으로 집착하거나 일단 약물을 사용하기 시작하면 끝을 보고야 마는 조절 불능 상태를 말한다. 약물을 사용함으로써 해로운 결과가 있으리라는 것을 알지만 약물 사용을 중단할 수 없는 상태인 것이다. 즉, 약물 중독은 약물에 대한 육체적·심리적 의존 상태가 심각해 내성이 생기고, 약물을 사용하지 않았을 때에는 금단 현상이 나타나는 상태이다.

청소년들이 쉽게 남용할 수 있는 약물로는 아편제, 진정제, 자극제, 환각제, 흡입제 등이 있다. 각각의 약물에 대해 살펴보면 아래와 같다.

① 아편제

아편제는 마약의 일종으로, 약물의 효과를 경험한 사람은 스트레스나 압박감이 있을 때마다 반복해서 의존하게 되므로 습관성이 되기 쉽다. 아편제 약물을 습관적으로 복용하는 경우 신체적·심리적 의존도가 커지므로 약효가 떨어졌을 때 신체적으로 고통을 겪게 된다. 또한 반복적인 사용으로 인해 약물의 사용량이 증가함에 따라 약물을 구입하기 위해 돈을 훔치거나 가출을 해서 가정·학교생활이 불가능해지는 일도 빈번하게 일어난다. 아편에 중독되면 몸이 마르고 안색이 어두워지며 사지가 떨리는 증상이 나타나며, 갑자기 사용을 중지하면 금단 증상이 생기는데 금단 증상의 정도는 약물의 사용 기간과 사용량에 따라 다르다.

② 진정제

진정제는 청소년이 쉽게 구할 수 있는 제제 중 하나이다. 진정제는 바비튜레이트 계통의 조제약인 펜토바비탈, 아미탈, 세코바비탈, 페노바비탈 등이 있다. 진정제를 계속 사용하다가 갑자기 중단하면 심한 경련 발작이 일어나게 되는데 경련은 죽음을 초래할 수도 있다. 이 외에 정신적인 착란, 섬망, 환각 등 알코올성 진전 섬망과 비슷한 증상도 일어날 수 있다. 진정제에 중독되면 동공이 열리고, 약물에 대한 신체적·심리적 의존이 생긴다.

③ 자극제

자극제에는 암페타민, 코카인, 덱세드린, 카페인 등이 있다. 암페타민은 투여 시 기분이 좋아지며 안락감이 느껴지는 경험으로 인해 중독되며, 중독된 후에는 심리적인 의존이 일어나고 신체적 의존과 금단 증상도 생긴다. 코카인은 약물 남용자에게 심적 불안정과 다행증을 경험하게 하며 윤리적·도덕적 판단력을 둔화시키고 착란과 망상이 일어나게 한다. 피부 밑에 벌레가 기어 다니는 것처럼 느껴지게 하는 코카인 버그(cocaine bug) 현상도 코카인 중독의 대표적인 증상의 하나이다. 코카인은 신체적 의존을 일으키지 않으므로 명확한 금단 증상이 나타나지는 않으나 강한 심리적 의존을 일으킨다. 덱세드린에는 자극 효과가 있어 중독 시 과잉 행동, 사고의 비약, 불안정, 급속한 기분 변화 등의 증상이 생기거나 심계항진, 혈압 상승, 동공 확장, 경련 발작이 일어나기도 한다.

④ 환각제

환각제에는 LSD(lysergic acid diethylamide), 마리화나 등이 있다. LSD는 소량으로도 심한 환각 증상을 일으키며, 마약과 달리 내성이 생기지 않아 금단 증상이 없다. LSD 사용자는 지각, 사고, 기분, 활동에 급격한 변화를 보인다. 마리화나는 기분을 상승시켜 섭취 시 의기양양하게 만들며 들뜬 기분에 젖게 하거나 꿈을 꾸는 것처럼 몽롱하게 만든다. 따라서 비현실적인 감각이 느껴지며 청각 장애, 시각 장애가 일어날 수 있다. 신체적으로는 현기증, 구강 건조, 동공 확장, 타는 듯한 눈, 빈뇨, 설사, 오심, 구토 등을 일으킨다. 마리화나는 신체적인 의존성은 없지만 강한 심리적 의존성이 있어 중독자로 하여금 약을 얻기 위해 각종 범죄를 저지르거나 비도덕적 행동을 하게 만든다.

⑤ 흡입제

청소년들은 비교적 쉽게 구할 수 있는 접착제, 가솔린, 페인트, 그리고 라이터 기름 등에서 나오는 냄새를 흡입함으로써 도취감을 느끼기도 한다. 흡입제를 흡입하면 시야가 흐려지며 이명(귀울음)이 들리고 몸을 비틀거리거나 반응이 불명료해진다. 30~45분 후에 나른함, 혼미, 때로는 무의식 상태에까지 이르게 되는데, 의식을 회복한 후에는 그 상황을 기억하지 못한다.

이와 같은 청소년 약물 중독을 치료하는 방법은 다음과 같다.

- 약물 중독을 치료하기 위해 약물 치료가 권장될 수 있다. 약물 치료는 금단 증상을 완화하는 데 도움을 주고 재발의 위험을 감소시킨다.
- 약물 남용으로 인한 금단 증상, 중독과 같은 위기 증상에 처해 있을 때는 지속적인 영양 공급과 안전, 개인위생이 중요하다.
- 가족들의 계속적인 노력이 필요하다. 가족들의 노력은 중독의 재발 가능성을 줄이고 증상을 완화하며, 사회적으로 받는 정신적 스트레스를 극복할 수 있도록 도와준다.
- 약물 경험자의 효과적인 치료 사례에 대한 정보를 제공하고, 자조(自助) 모임이나 단체에 참여하도록 한다.
- 무엇보다도 중요한 것은 약물을 끊으려고 하는 개인의 의지임을 잘 숙지시킨다.

5) 섭식 장애

섭식 장애란 음식을 먹는 행동에 이상을 보이고, 체중 및 체형에 대해 비정상적인 반응을 보이는 장애이다. 섭식 장애의 주요 증상에는 식사 거부나 폭식, 구토 등 다양한 제거 행동, 또는 체중 감량을 위한 지나친 운동과 같은 비정상적인 행동 등이 있다. 체중 및 체형에 지나치게 집착해 살이 찌는 것을 병적으로 두려워하거나 체중 및 체형이 자기 자신을 평가하는 가장 중요한 기준이 되기도 한다. 섭식 장애는 청소년기 후반이나 성인기 초기에 발생해 다양한 경과를 보이는 만성적인 질병이다. 정상적인 다이어트가 섭식 장애로 발전하는 것을 예방하기 위해서는 섭식 장애와 다이어트를 구분해 관리할 필요가 있다. 대표적인 섭식 장애에는 신경성 식욕부진증, 신경성 폭식증, 폭식 장애 등이 있다. 섭식 장애는 음식물 섭취나 흡수에 변화를 일으켜 신체적 건강뿐 아니라 정신적·사회적 기능에도 심각한 손상을 일으켜 사망에까지 이르게 되기도 한다.

국외의 신경성 식욕부진증 유병률은 1.2~2.2%, 신경성 폭식증의 유병률은 약 2.3%로 나타났으며, 특히 15~19세 청소년의 신경성 식욕부진증 사망률은 11.5%, 신경성 폭식증 사망률은 4.1%로 나타났다(임숙빈 외, 2015). 우리나라의 경우에도 경제적인 발전과 함께 이루어진 서구 문화의 빠른 도입과 더불어 확산된 다이어트, 각종 체중 조절 방법의 대중화, 여성다움이나 아름다움에 대한 기준의 변화, 비만에 대한 인식 변화 및 기존 가족체계의 변화 등이 섭식 장애의 유병률을 높이고 있다. 국내에서는 2008년에 10,940명이었던 섭식 장애 환자 수가 2012년에는 13,002명으로 지속적으로 증가하고 있다(건강보험심사평가원, 2013). 섭식 장애로 진료를 받는 인원은 여성이 남성보다 약 4배 많으며, 폭식증은 여성이 남성보다 15배 이상 더 많은 것으로 나타났다(국민건강보험, 2015).

(1) 신경성 식욕부진증

신경성 식욕부진증은 생명을 위협할 정도의 극단적인 체중 감소가 특징이다. 신경성 식욕부진증의 핵심 증상은 체중 증가에 대한 지나친 공포심

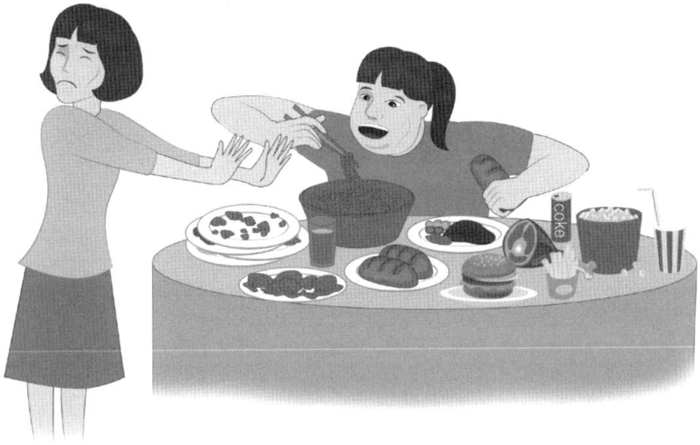

〈그림 4-8〉 신경성 식욕부진증과 신경성 폭식증

과 마른 체형에 대한 지나친 집착이다. 신경성 식욕부진증 환자들은 적은 체중 변화에도 아주 민감하며 체중과 체형에 의해 자존심이 크게 좌우된다. 이들에게 체중 감소는 탁월한 성취와 뛰어난 자기 통제의 상징으로, 체중 증가는 용납할 수 없는 자기 조절의 실패로 받아들여진다.

이들은 극단적으로 말랐음에도 불구하고 자신이 살이 쪘다고 생각하고, 다양한 방법으로 살을 빼려고 노력한다. 주로 전체 음식 섭취량을 줄임으로써 체중을 감량하는데, 처음에는 칼로리가 높다고 느껴지는 음식부터 제한하지만, 이는 결국 몇 가지 음식을 빼고는 거의 먹지 않는 극단적인 식사 제한으로 이어진다. 여기에 더해 구토제나 하제, 이뇨제를 남용하거나 지나친 운동을 함으로써 체중을 감소시킨다. 지나친 체중 감소의 결과, 저체온, 무월경, 부종, 빈혈, 저혈압 등 다양한 내과적 문제가 발생할 수 있다. 신경성 식욕부진증은 강박적, 완벽주의적이며 지적인 여성에게 많이 나타난다.

〈표 4-15〉 신경성 식욕부진증과 신경성 폭식증의 차이

신경성 식욕부진증(anorexia nervosa)	신경성 폭식증(bulimia nervosa)
• 지나친 체중 감소 • 왜곡된 신체상: 체중 감소에 집착 • 강박적 · 완벽주의적 여성에게서 주로 나타남 • 저체온, 무월경, 부종, 빈혈, 저혈압 등의 증상. 심한 경우 사망	• 폭식 후 체중 증가를 막기 위해 스스로 구토 • 관장액, 이뇨제 등의 약물 남용 • 지나친 섭취와 억제의 반복 • 식도 장애, 전해질 이상, 만성적 우울, 심장 이상 등의 증상

(2) 신경성 폭식증

신경성 폭식증은 비만했던 사람들에게서 흔히 일어나며, 폭식 행동과 체중 증가에 대한 과도한 공포로 인한 제거 행동을 반복하는 것이 특징이다. 충동적인 폭식은 흔히 불쾌감, 대인관계로 인한 스트레스, 식사 제한 후 오는 심한 배고픔 등에 의해 유발된다. 신경성 폭식증 환자는 일정한 시간 안에 대부분의 사람들이 먹는 음식의 양보다 많은 양의 음식을 먹어치우며 폭식을 하는 동안에는 먹는 것에 대한 조절감을 상실한다. 폭식 후에는 폭식에 대한 수치심과 죄책감을 느끼고 먹은 음식을 체내에서 제거하기 위해 스스로 구토를 하거나 관장제 또는 이뇨제를 사용하기도 하며, 심한 운동, 철저한 식사 조절 및 굶기 등 제거 행동이 동반되기도 한다. 하제의 남용은 심한 탈수, 전해질 장애를 일으킬 수 있다.

신경성 식욕부진증과 유사하게 체중이나 체형이 자신의 자존심을 결정하는 중요한 요소가 되지만, 체중이 정상 범위 내에 머물러 있다는 점에서 신경성 식욕부진증과는 차이를 보인다(표 4-15 참조).

(3) 폭식 장애

비만한 사람의 20~30%에게서는 하제 사용이나 굶는 행동 등과 같은 제거 행동 없이 충동적인 폭식만이 나타난다. 폭식 장애는 폭식에 대한 통제력 상실을 특징으로 하며, 매우 빠르게 먹거나 배가 불러서 불편해질 정도까지 먹고, 배가 고프지 않을 때에도 많은 양의 음식을 먹는다. 또한 많이 먹는 것이 부끄러워 남들 몰래 먹기도 하며 폭식 후 혐오감, 죄의식, 우울감을 느낀다. 중등도 이상의 비만을 가진 여성에게서 주로 나타나며 주위 사람들은 그가 다이어트 중인 것으로 알고 있는 경우가 많다. 자신의 체형에 대해 불만족스러워하지만, 체형이나 신체 크기에 병적인 왜곡을 보이지는 않고 비정상적으로 마른 몸매를 추구하지도 않는다. 폭식은 전형적으로 사춘기 말이나 20대 초기에 시작되며 다이어트로 인해 상당한 체중 감소가 있었던 직후에 흔히 나타난다.

섭식 장애는 다양한 원인에 의해 발병하는 질환으로, 치료를 위해서는 신체적·심리적·사회적 요소들의 상호 작용에 대한 다차원적인 접근이 필요하다. 보통은 외래 치료를 하지만 체중이 너무 적게 나가 영양 상태가 문제되거나 내과적인 합병증이 심한 경우, 또는 심각한 정신과적 장애가 병발되어 있는 경우에는 입원 치료가 필요하다. 치료는 증상의 완화, 체중 회복, 식사 습관의 정상화와 같은 단기 목표와, 심리 사회적 적응, 올바른 신체상 회복, 정상 체중의 회복, 적절한 식사 습관의 유지와 같은 장기 목표로 나누어진다. 치료는 내과적인 안정화, 영양 회복 및 영양 교육, 이상 식사 태도를 없애고 새로운 식사 습관을 형성하기 위한 행동 치료적인 접근과 함께 정신 치료나 인지 행동 치료를 통해 왜곡된 신체상을 인지적으로 교정함으로써 이루어진다. 이 외에 약물 치료 및 가족 치료를 병행하기도 한다.

6) 조현병

조현병은 정신증에 해당하는 대표적인 정신 장애로 대부분 10대에서 20대 초반에 걸쳐 발병하기 때문에 이 병에 걸린 사람들은 진학이나 취업, 결혼, 출산 등과 같은 생활을 정상적으로 하는 데 어려움을 겪게 되어 가족과 사회에 많은 경제적·정신적 부담을 주게 된다. 세계보건기구의 연구에 의하면 조현병은 15~44세 연령층에서 10대 장애 원인의 하나에 속한다.

① 원인

조현병은 뇌의 질환이면서도 생물학적, 심리적, 사회적, 환경적 요인과의 상호 작용이 질병의 발병과 경과에 중요한 역할을 하게 된다.

생물학적 요인으로는 유전적 요인을 들 수 있다. 조현병 환자의 가족은 환자와의 관계가 가까울수록 조현병이나 그와 연관된 질환의 유병률이 높다. 조현병의 유전적 요인은 아직 정확하게 알려져 있지 않지만 환경적 요인이 유전적 취약성을 높이거나 낮춤으로써 조현병의 발병을 초래한다는 다인자적 기질-스트레스 모형으로 조현병의 발병을 설명할 수 있다. 최근에는 분자생물학의 발전과 더불어 조현병의 발병에 관여할 것으로 추정되는 염색체 인자들이 제시되고 있으나 현재까지 여러 연구에서 반복 재현된 것은 없다. 또한 신경 생화학적 요인으로 신경전달물질인 도파민, 세로토닌, 글루타메이트와 관련 있는 것으로도 나타나고 있다.

심리 사회적 요인으로는 프로이트의 정신분석 이론에 의하면 사람들과의 갈등과 좌절로 인해 자아가 붕괴되면서 인격 발달의 초기 단계로 퇴행고착되고 정신적 에너지의 투입이 중단되는데, 이와 같은 자아의 결손이 조현병의 증상 형성에 관여한다고 볼 수 있다.

가족관계 이론은 조현병 소인이 있는 사람에게 병적인 가족 환경이 정서적 스트레스 인자로 작용할 수 있으므로, 가족 간의 상호 관계와 의사소통이 발병에 중요한 역할을 한다는 것이다. 특히 말러(Margaret S. Mahler)의 분리-개별화 이론에서는 구강기의 모자관계에 이상이 생겨서 어머니에게 지나치게 의존하고 독립성을 키우지 못해 건전한 자기감을 갖지 못한 것을 조현병의 주요 요인으로 보았다. 그러나 현재는 가족을 조현병의 원인으로 보기보다는 오히려 조현병 치료의 중요한 자원이 된다는 견해가 강조되고 있다.

② 증상

조현병의 증상은 환자마다 다르나 대체로 양성 증상과 음성 증상으로 나누어 설명할 수 있다(그림 4-9). 양성 증상에는 환각, 망상 등의 정신병적 증상과 와해 증상이 있다. 환각이란 감각기관에 대한 외부 자극이 없는데도 마치 있는 것처럼 지각하는 것으로 환청, 환시, 환촉, 환미, 환후 등이 있다. 조현병 환자가 가장 흔히 경험하는 환각은 실재하지 않는 소리를 듣는 환청이다. 망상이란 사고에 장애가 생긴 것으로 그 사람의 교육, 문화적 배경을 고려하더라도 사실이 아닌 것을 사실이라고 확신하는 것을 말한다. 망상의 종류로는 관계망상, 피해망상, 과대망상 등이 있다. 환각이나 망상을 보이는 환자는 자신과 외부 세계 간의 경계가 상실되어 혼란에 빠지며

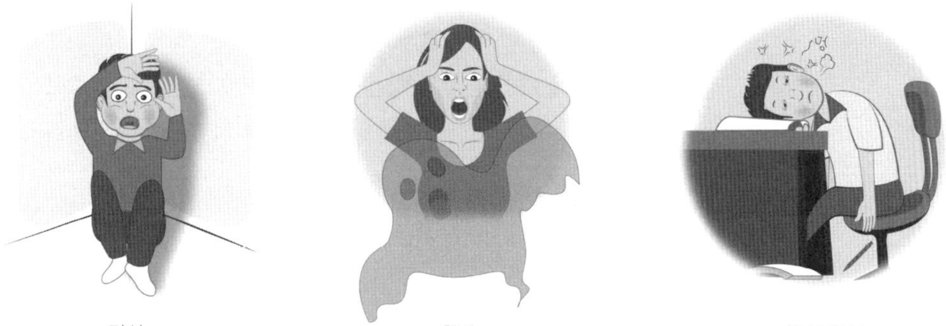

〈그림 4-9〉 조현병의 대표적 증상

자신의 사고나 지각과 실제 세계에서 관찰되는 것의 차이를 구별할 수 없게 된다. 또 다른 양성 증상인 와해 증상에는 와해된 언어, 와해된 행동, 괴이한 행동 그리고 정동 불일치 등이 포함된다. 행동과 언어가 와해되어 연상이완이나 지리멸렬, 말더듬, 우회증 같은 현상을 보이고, 자기 관리에 무관심해 위생 상태와 의복 상태가 불량해지며 사회 규범을 깨뜨리는 이상한 행동도 한다. 또한 정동 불일치로 인해 슬픈 이야기를 하면서 웃거나 특별한 이유도 없이 킥킥거리며 웃는다.

음성 증상은 정상적으로 나타나는 정신 기능이 부족하게 나타나는 것을 의미하는데 특징적인 음성 증상으로는 정동둔마(affective flattening), 운동성 실어증, 무의욕증의 3가지가 있다. 그 외에 흔히 볼 수 있는 음성 증상으로는 무쾌감증과 주의력 손상이 있다. 음성 증상이 있는 환자들은 매사에 무관심하고 아무 일도 하지 않으려 하기 때문에 게으르거나 나태하다고 오해받기 쉽다. 조현병 환자의 60%가 임상적으로 의미 있는 우울 증상을 보인다.

③ 예방 및 관리

청소년기에 발병하기 쉬운 조현병을 예방하기 위해서는 평소의 행동과 다른 행동을 하며 양성 증상이나 음성 증상을 보일 때에는 즉시 정신건강의학과에 내원해 진단을 받게 해야 한다.

조현병에 대한 치료는 약물 치료, 정신 치료, 정신 재활 치료와 같은 다양한 치료를 통합적으로 시행한다. 장기간의 치료가 필요하므로 가족의 적극적인 협력이 매우 중요하다.

치료 목표는 증상을 줄이고 심리 사회적 기능을 최대한 향상시키는 것이다. 이를 위해서는 환자와 치료진 사이에 신뢰관계가 형성되어야 하고, 환자와 가족들이 조현병에 대해 정확하게 알고 있어야 하며, 환자의 정신 상태, 약물의 부작용, 재발의 경고 징후 등을 지속적으로 정확하게 평가해 재발 가능성을 감소시켜야 한다. 또한 대인관계와 사회 기능을 향상시키면서 병에 대한 편견에 맞서나갈 수 있도록 환자를 지지하고 격려해야 하며, 재활과 사회 복귀에 도움이 되는 다양한 지역사회 자원을 이용하도록 도와야 한다.

7) 자살

자살이란 자기 자신을 해롭게 하거나 위험에 빠뜨려 죽음의 결과를 초래하는 것을 말한다. 즉 직접적으로 자신의 삶을 끝낸다는 목적을 담은 행동을 하는 것으로, 자기 자신(sui)을 죽이는(cide) 살인 행위이다. 자살은 개인적 행위이지만 그 결과는 사회적 현상으로 나타난다. 한 사람의 자살은 가족들에게 자살을 막지 못했다는 평생 지울 수 없는 무거운 죄책감과 고통을 안겨준다. 또한 주변 사람들에게 정신적인 충격을 줄 뿐 아니라 다른 이들의 자살까지 유발해, 우리 사회의 생명 존중 가치관을 흐리게 하고 삶의 의미와 가치를 혼란스럽게 만든다.

한국은 2003년 이후 경제협력개발기구(OECD) 회원국 가운데 자살률 1위를 꾸준히 유지하고 있다(보건복지부, 2016). 2012년 우리나라에서 스스로 목숨을 끊은 사람의 숫자는 약 1.4만 명으로 인구 10만 명당 28.5명이 자살로 사망했으며 이는 OECD 회원국의 인구 10만 명당 평균 자살률 12.1명에 비해 2배 이상 높은 수준이다(통계청, 2013). 2015년에는 암, 심장 질환, 뇌혈관 질환, 폐렴에 이어 자살이 국내 남녀 전체 사망 원인의 5번째에 해당되었으며(통계청, 2015), 자살로 인한 사회적 비용은 약 6.5조 원이고 이 중 20~40대의 손실 비용이 80%(5.2조 원)를 차지한다(보건복지부, 2016).

자살의 원인으로는 정신적·정신과적 문제가 가장 높은 순위를 차지했으며, 2위는 경제생활문제, 3위는 육체적 질병문제, 4위는 가정문제로 나타났다(경찰청, 2015). 일반적으로 자살과 밀접한 관계가 있는 정신 질환은 알코올 중독, 약물 남용, 우울증, 조현병 등이 있다. 우리나라에서 주로 나타나는 자살을 촉진하는 요인에는 장기적인 경제 불황으로 인한 생활고와 실직, 신용불량, 가정 폭력과 가족 내 갈등, 우울증 등을 비롯해 청소년들의 진로, 성적 저하와 관련된 문제 등이 있으며, 나날이 이와 관련된 자살이 심각한 문제가 되고 있다.

자살과 관련된 각종 통계의 결과는 다음과 같다. 성별 분포에 있어서 자살 기도는 여자가 남자보다 많으나 자살 성공률은 남자가 더 높다. 계절별로는 한국을 포함해 전 세계적으로 봄, 가을에 자살률이 높고 그중에서도 봄에 가장 높으며, 겨울 특히 12월에는 자살률이 낮다. 결혼 상태별 자살률을 보면 혼자 살거나 미혼인 사람의 자살률은 결혼한 사람의 자살률보다 거의 2배가 높았다. 결혼을 처음부터 하지 않은 경우보다는 결혼을 했다가 혼자가 된 경우에 자살률이 더 높으며, 특히 남성에게서 현저히 높게 나타난다. 직업과 자살의 상관관계를 보자면, 전문직 종사자의 자살률이 높으며 직업이 있는 사람보다 직업이 없는 사람들이 자살하는 경우가 더 많다. 또한 경제적 침체기나 하향기, 직장에서 많은 사람을 해고하는 시기에 자살률이 높다.

신체 건강과 자살과의 관계를 보면, 자살자의 약 32%가 죽기 전 6개월 이내에 병 치료를 받은 적이 있으며, 약 70%는 한 번 이상의 급성 질환을 앓은 바 있고, 자살할 당시 거의 대부분이 만성 질병을 갖고 있었다. 자살 기도자의 경우를 보면 1/3 이상이 급성 질병으로 고통을 겪고 있었으며, 90% 이상이 그 질병에 영향을 받아 자살 기도를 했다고 한다.

(1) 자살의 이론적 배경

자살의 이론적 배경은 다음과 같이 사회학적, 심리학적 배경으로 나누어 살펴볼 수 있다.

① 사회학적 배경

프랑스의 사회학자 뒤르켐(Emil Durkheim)은 개인들이 자기가 속해 있는 사회에 통합된 정도와 자살률이 반비례한다는 '사회 통합 가설(hypothesis of social integration)'을 제안했다. 뒤르켐은 사회 통합의 정도와 차원에 따라 자살을 이기적 자살(egoistic suicide), 이타적 자살(altruistic suicide), 아노미성 자살(anomic suicide)로 구분했다.

이기적 자살은 개인이 살아가는 이유를 삶에서 찾지 못할 때 발생하며, 지나친 개인주의로 인해 사회가 개인을 통제할 수 있는 힘이 약해질 때 증가한다. 이타적 자살은 사회가 개인에게 자살을 강요하는 것으로, 한 개인이 그가 속한 사회에 지나치게 융화, 결속되어 그 사회를 위해 자신을 희생할 심정으로 자살하는 경우를 말한다. 고대 그리스인, 로마인들의 영웅적 자살, 일본인들의 할복, 전쟁 시 국가나 전우를 위한 희생이 이타적 자살의 범주에 들어간다. 아노미성 자살은 기존의 가치관이나 환경이 갑자기 변화하면서 발생하는 혼란으로 인해 야기된다. 사회가 위기를 겪거나 급박하게 변화하면서 기존의 규범이 무너지고 집단적 질서가 흔들리게 되어 개인의 자살에 영향을 끼치는 것이다. 즉, 아노미성 자살은 사회적 영향력의 결핍으로 사회가 개인을 충분히 규제하지 못해 제동 없이 방치함으로써 일어난다. 뒤르켐은 '가장 규제가 필요한 상황에서 욕망이 규제를 받지 못하므로 무규율 상태인 아노미 현상이 고조된다'고 했다. 종교적 권위 같은 강한 권위의 상실이 아노미 현상을 촉진하며, 이와 같은 현상이 자살 증가로 이어진다는 것이다. 한 집단 내의 자살은 그 사회의 아노미성을 보여주는 척도가 된다. 청소년 집단의 높은 자살률은 이들이 학교생활에서 사회적 유대관계를 맺고 있지 못하며 결속력이 약하다는 사실을 보여주는 신호일 수도 있다. 즉, 청소년들의 자살은 사회와 학교의 아노미성을 드러내는 것이다. 또한 뒤르켐은 열악한 사회적·경제적 조건도 자살 행동과 관계가 있음을 입증했다.

② 심리학적 배경

프로이트는 자살에 대한 심리적 통찰을 처음으로 제시했다. 우울증 환자로부터 관찰할 수 있는 자기 증오(self-hatred)는 본래 사랑하던 대상에 대한 분노로부터 나온 것이며, 그 대상에게 향했던 분노가 자기 자신에게 전향된 것이라는 점을 지적했다. 즉, 자살이란 우울과 마찬가지로 상실된 대상에 대한 분노가 결국에는 자기 자신에게로 향해 나타나는 것이라고 본 것이다. 프로이트에 의하면 정신적 혼란에 빠져 있는 사람은 의식적인 차원에서 느끼던 살인적인 분노(murderous rage)가 반전되면서 상대를 무의식적으로 자기 자신과 동일시하게 되고, 자기 자신을 죽임으로써 상대방을 죽이는 목적을 달성한다. 따라서 다른 사람을 죽이고 싶었던 억압된 욕망이 선행되지 않은 자살이란 없다고 했다.

메닝거(Karl A. Menninger)는 자살 행위를 일으키는 정신 역동적 동기를 죽이고 싶은 욕구(공격성, 비난, 복수)와 살해당하고 싶은 욕구(복종, 피가학성, 자기 비난), 그리고 죽고 싶은 욕구(절망, 공포, 낙담, 고통)의 복합적인 작용으로 보았다. 그는 자살을 타나토스(Thanatos)와 에로스(Eros) 사이의 분투에서 타나토스가 승리한 상태로 보았다. 메닝거는 자살을 죽음의 본능이 자신에게 향하는 타나토스 개념으로 설명하면서, 타인에 대한 분노에서 야기되는 전도(顚倒)된 살인(retroflexed murder)으로 보았다.

슈나이드만과 파베로, 리트만은 자살을 정신 역동적 측면에서 다음과 같이 4가지 형태로 나누어 설명했는데, 첫째, 자살을 보다 나은 생으로의 이행으로 믿거나 명성을 위한 것으로 보고 자살하는 경우, 둘째, 정신병적 환상이나 망상을 충족하기 위해 자살하는 경우, 셋째, 사랑하는 사람에게 애통한 슬픔을 갖게 하리라는 앙갚음으로 자살하는 경우, 넷째, 노화와 사별의 아픔이나 질병의 고통으로부터 해방되리라고 생각해서 자살을 하는 경우이다.

클라인은 자기 자신 안에 있는 긍정적인 경험과 좋은 기억들이 나쁜 대상(나쁜 부모)에 의해 위협받는다고 느끼고 이 나쁜 대상과 자아를 동일시함으로써 자살 관념이 발생한다고 했다. 그는 자살 충동을 느끼는 이유는 단순히 나쁜 대상과 자아의 동일시 때문이 아니라 자아의 일부가 된 나쁜 대상으로부터 자신을 보호하려는 시도에서 출발한다고 말했다. 즉, 자살은 자기 안에 있는 좋은 부분을 보존하면서 자아의 나쁜 표상을 제거하려는 시도라는 것이다.

자살을 인지적 관점에서 연구해온 바우마이스터는 자살을 자기로부터의 도피로 개념화하고, 인간은 자기 자신과 관련된 고통스러운 감정이나 생각으로부터 도피하기 위한 수단으로서 자살 행동을 한다고 보았다. 자살에서 적대감(hostility)도 중요한 심리적 원인이라 볼 수 있지만 한편으로는 좌절, 무력감 등이 자살 심리에 있어 강력한 역할을 한다고 본 것이다.

그는 자살에 이르는 도피 과정을 다음과 같이 정리했다. 첫째, 개인이 이루고자 하는 기대 수준은 높은 데 비해 현실적인 상태는 그에 미치지 못할 때 기대와 현실 간에 괴리가 생기게 되고, 둘째, 기대와 현실 간에 괴리가 생긴 이유를 자신의 탓으로 돌려서 자신을 비난하고 부정적으로 평가하게 되며, 셋째, 주의의 초점이 자기에게 돌려져, 고통스러운 자기 지각이 더욱 첨예화되면서 자신을 더욱 부정적으로 평가하게 되며, 넷째, 그 결과 자신에 대한 부정적인 정서 상태가 초래된다. 다섯째, 개인은 이러한 고통스러운 생각과 감정을 없애줄 수 있는 강력한 수단을 찾게 되는데, 이 과정에서 인지적 몰락(cognitive deconstruction) 상태가 유발된다. 인지적 몰락이란 정신 기능이 협소화(mental narrowing)된 상태로서 모든 사상에 대해 의미를 부여하는 것을 거부하고 모든 것을 피상적·무가치적으로 지각하고 해석하는 정신 상태를 말한다. 이러한 상태는 자살을 저지하는 내적 억제력을 약화시키는 기제가 되어, 결국은 부정적인 자기 인식과 감정으로부터 탈출하려는 수단으로 자살과 같은 극단적이고 자기 파괴적인 방식을 선택하게 된다. 자살뿐 아니라 알코올 중독, 약물 남용, 성적 방종, 충동적 과식 등 다양한 자기 파괴적 행위도 인지적 몰락 상태와 관련이 있다.

(2) 청소년의 자살 취약성

청소년의 자살을 이해하기 위해서는 다음과 같은 청소년기의 발달특성을 충분히 고려해야 한다. 왜냐하면 청소년의 자살 충동은 그들의 발달 단계상 특징들이 반영된 것일 수 있기 때문이다.

- 정서적 혼란과 강렬한 정서의 경험
- 강렬한 슬픔과 분노, 흥분, 우울감을 짧은 시간에 보이는 등 정서적 경험의 강도가 강하고 혼란스러우며 쉽게 상처를 받는 경향
- 정서적으로 충동성이 심화되는 시기
- 취약한 스트레스 대처 능력

청소년들은 성인들에 비해 스트레스에 유연하지 못하며 융통성 있게 대처할 수 있는 능력도 부족하다. 즉, 청소년들은 좌절 경험, 감정이나 자존감을 위협하는 여러 사건들, 심리적 갈등이나 압박 등을 효율적으로 다루거나 견딜 수 있는 자아 강도가 약하다. 자각은 증대되나 자아 강도가 약하다는 점은 스트레스에 효율적으로 대처할 수 있는 능력을 크게 제약하는 방식으로 작용한다. 이에 따라 청소년들은 고통스러운 상황에 처하게 되었을 때 그 상황으로부터 즉각적으로 벗어나고자 하는 경향이 매우 크다. 또한 자신의 부정적인 측면을 부각시켜 열등감과 수치심을 쉽게 경험하게 된다.

(3) 다른 이의 자살 생각을 듣게 되었을 때 대처 방법

타인의 자살 생각에 대해 듣게 되었다면 아래와 같은 방법으로 대처할 수 있다.

- 가장 중요한 것은 그 사람의 이야기에 귀 기울여주는 것이다. 아무 일

도 아닌 척, 대수롭지 않은 일인 것처럼 반응하는 것은 그 사람의 고통을 외면하는 일로 자살을 부추기는 행동이 될 수 있다.

- 일단 자살할 생각이 있는 것으로 의심되면 자살 의도를 직접 물어 확인한다. 자살 의도가 없었을 경우에는, 자신의 상태를 신중히 살피고 있는 상담자에게 감사하고 신뢰하는 마음을 가지게 된다. 자살 의도가 있었을 경우에는, 상담자가 지금 자신의 마음을 정확히 파악하고 있다는 것에 대한 안도감과 신뢰감을 가질 수 있게 되어 자살을 막을 수 있다.
- 자살한 사람의 75%는 어떤 형태로든 자살에 대한 의사 표시를 사전에 한 것으로 통계에 나타난다. 자살을 하고자 하는 생각이 있는지 관심을 가지고 질문함으로써 사전에 자살을 예방할 수 있다.
- 생각하고 있는 자살의 구체적 방법에 대해 묻는 것은 자살의 위험도를 평가하는 데 큰 도움이 된다. 자살 방법을 더 구체적으로, 또 실현 가능한 방법으로 생각하고 있을수록 위험도는 올라간다.
- 실제로 계획한 자살 방법을 사용하기 위해 어떤 준비를 했었는지 또는 실행에 옮긴 적은 있었는지를 확인해본다. 실제로 행동으로 옮긴 적이 있었다면 더 위험하다.
- 자살을 고려하고 있는 사람에게 '모든 것이 잘될 거다', '당신은 장점이 더 많다'라는 식의 막연한 낙관론을 펴는 것은 좋지 않다. 그것은 공감받지 못해 더 외롭다는 느낌을 줄 수 있다. 상대방의 입장에서 순수하게 귀 기울이고 공감해야 한다.
- 긴 신앙적인 조언이나 삶에 대한 논쟁은 별 도움이 안 될 때가 많다. 극적인 해결을 해보려는 유혹에서 벗어나 가장 안전한 방법을 택하는 것이 좋다. 생각의 옳고 그름을 따지지 말고 일단은 그들을 보호하는 것이 중요하다.
- 청소년은 감정적으로 고양되어 있는 때가 많으므로 상담자는 침착하

고 합리적인 태도를 유지해야 한다.

- 자살 시도의 위험성이 커 보이고 우울증 증상이 함께 있을 때는 정신과 의사의 도움을 받는 것이 안전할 때가 많다.
- 평소에도 죽겠다는 말을 많이 하고, 또 그것이 일종의 관심을 받으려는 시도인 줄 뻔히 안다 하더라도, 자살에 대한 의사 표시는 언제나 심각하고 신중히 받아들여야 한다. 자살이란 단 한 번의 행위이고 이것은 철저히 불가역적인 것이기 때문이다.

(4) 위기 개입 방법

자살 계획을 세우고 있거나 또는 이전에 자살을 시도한 경험이 있거나 자살 위험이 있는 것으로 생각되는 사람에게는 다음과 같이 도움을 요청할 수 있는 기관을 안내해주거나, 기관에 연락해 도움을 청할 수 있다.

- 정신건강증진센터 1577-0199(24시간 전화 상담 가능)
- 생명의 전화 1588-9191
- 중앙자살예방센터 2203-0053(www.spckorea.or.kr)

이 외에도 서울시 정신보건 관련 기관 블루터치(https://blutouch.net)에서 음주문제 변화를 위한 자조전략 프로그램 'THINK AGAIN', 우울증 자가증진 프로그램 '마음터치' 등을 온라인으로 이용할 수 있다. 블루터치의 경우에는 어플리케이션을 이용해 우울증 자가 검진을 할 수 있다.

■ 참고문헌

강문정 외(2014),『대학생의 성건강』, 수문사.

건강보험심사평가원(2013), 5월 24일자 보도자료, http://www.hira.or.kr/dummy.do?cmsurl=/cms/inform/02/1319003_27116.html&pgmid=HIRAA020041000000&subject=

경찰청(2015),「경찰통계연보」, http://www.police.go.kr/portal/main/contents.do?menuNo=200141

국민건강보험(2015), 2월 9일자 보도자료, http://blog.daum.net/nhic-hongbo/4747

국민체육진흥공단 홈페이지 http://www.kspo.or.kr

김계숙(2013),『성건강 간호』, 군자출판사.

김문주(1999),「여드름 예방과 치료에 대한 고찰」, 최신의학사, 42(3), 1~17.

김태희(2009),「생리전증후군」, 순천향대학교 의학연구소, 14(3), 79~84.

대한영양사협회 홈페이지 www.dietitian.or.kr

보건복지부 홈페이지 www.mohw.go.kr

보건복지부(2016),「정신건강에 대한 전사회적 대응역량 강화」, http://www.mohw.go.kr/front_new/al/sal0301vw.jsp?PAR_MENU_ID=04&MENU_ID=0403&page=70&CONT_SEQ=330163

서울대학교병원 의학정보, 서울대학교병원 홈페이지 www.snuh.org

스마트쉼센터 홈페이지 https://www.iapc.or.kr/dia/survey/addDiaSurveyNew.do?dia_type_cd=IAYO

알콜중독상담센터 홈페이지 http://www.alcohol114.com/self.htm

윤성하 외(2015),「우리나라 청소년의 식습관 현황: 청소년건강행태온라인조사 결과를 중심으로」, 질병관리본부 자료실.

이영휘 외(2013),『성인간호학』, 정담미디어.

이정진 외(2013),「수면시간이 청소년들의 정서에 미치는 영향」, 대한소아신경학회지, 21(3), 100~110.

임숙빈 외(2015),『정신간호총론』(제7판), 수문사.

질병관리본부 홈페이지 http://cdc.go.kr

통계청(2013),「2012년 사망원인통계」, http://kostat.go.kr/portal/korea/kor_nw/2/1/index.board?bmode=read&aSeq=308559

_____ (2015),「2015년 사망원인통계」, http://www.kostat.go.kr/portal/korea/kor_nw/2/6/2/index.board?bmode=read&aSeq=356345&pageNo=&rowNum=10&amSeq=&sTarget=&sTxt

하영수 외(2012),『아동건강간호학』, 신광출판사.

한국도박문제관리센터 홈페이지 https://www.kcgp.or.kr/pp/gambleIntrcn/2/selfDgnss.do

홍봉선(2002),「청소년 성 주체성에 관한 연구」,『청소년학연구』, 9(3), 79~117.

제5장

청장년의 건강 관리

1. 청장년의 발달특성

청장년기는 언제 시작되는가? 청장년기는 초기 성인기, 또는 성인 전기로 분류하기도 하며 청소년으로부터 성인으로의 변화를 완성하는 시기이다. 청장년기 또는 초기 성인기에 대한 정의와 연령 규정은 학자에 따라 의견을 달리하고 있어 정확히 규명하기가 쉽지 않으나 신체·사회 발달적 측면에서 볼 때, 대체로 19세에서 34세까지의 연령에 해당하는 기간이다. 오늘날 대부분의 사회에서 성인으로 간주되는 보편적인 기준은 학업을 마치고 경제적으로 독립해 결혼을 하고 부모가 되는 시기이다. 즉, 경제적 독립을 이루고 사회적 역할과 맡은 바 책임을 다할 때 비로소 성인으로 인정받는다.

청장년기는 지적·정서적·신체적 발달에서 굉장한 잠재력이 있는 시기이다. 많은 사람들이 청장년기에 직업인, 배우자, 부모로서 새롭고 중요한 역할을 담당하게 된다. 대부분의 사람들은 청장년기에 처음으로 직업을 가지며, 사랑을 하고, 부모 곁을 떠나 결혼하고, 자녀를 낳아 기르는 중요한 변화를 겪는다.

1) 신체적 발달

이 시기에 거의 모든 신체적 성장과 성숙이 완성된다. 앞서 청소년기의 급격한 성장으로 인한 불균형적인 체형에서 성인의 균형 잡힌 체형으로 변화하며, 여성은 더욱 여성스럽고 남성은 더욱 남성다운 특유의 신체적 매력을 지니게 된다. 성인의 체격에 도달하는 시기에는 남녀 간에 차이가 있는데 남성은 30세까지 척추의 성장으로 키가 자랄 수 있고, 여성은 보통 20세 이전에 키가 다 자란다.

신체 주요 부분의 발달 상황을 살펴보면 다음과 같다. 먼저 근골격계 발달을 살펴보면, 25~30세에는 근력이 최고에 달하게 되고 그 후 근력과 근육 수축의 내성은 점차 감소하게 된다. 미세 근육의 사용 능력과 정교성은 청년기에 가장 높고, 손가락과 손동작의 민첩성이 감소하기 시작하는 것은 30대 이후이다.

자극에 대한 반응 시간은 아동기 이후 계속 향상되다가 20대 초반에 이르면 최적의 기능을 갖게 되며, 그 이후 청년기 동안 일정 수준으로 유지된다.

시력이 안정되는 시기에 대해서는 연구마다 차이가 있으나 대체로 10~20대에 최적의 시력을 갖게 되고 그 후 수정체의 탄력성이 점차 소실되어 40세 이후에는 원시로 향하는 경향이 나타난다. 사회적·문화적 환경에 따라 차이가 있으나 대체로 10대 이후에 최대 시력 거리가 점차로 줄어들어 많은 사람들이 안경, 렌즈 등의 시력 보조 수단을 필요로 하게 된다. 청각은 20세에 가장 예민해 최대 기능에 도달하고 그 이후에는 점진적으로 상실된다. 20세 이후에는 특히 고음의 청취력부터 점차 소실된다.

미각, 후각, 촉각, 온도 지각 및 통증에 대한 감수성은 45~50세에 둔화될 때까지 대체로 안정적이다.

신경계는 태아기 이후 발달하기 시작해 청년기까지 계속 성장·발달한다. 뇌의 무게는 청년기에 최대에 도달하며 뇌파 활동을 통해서 관찰되는 뇌의 성숙한 활동들도 청년기에 나타나기 시작한다.

청년기 전반에는 세포 증식, 체액과 전해질의 역동, 대사 작용, 산화 기능의 측면에서 볼 때 최대 능력을 발휘하게 되고, 심박출량과 폐활량은 충분하며 혈관 구조는 탄력성이 있어서 환경과 신체가 요구하는 변화에 즉각 반응한다. 내분비선은 청년기에 최적의 기능을 하며 별다른 질병이 없는 한 전 생애 동안 그 기능이 유지된다.

생식기계 변화를 보면 생식선에서의 호르몬 분비가 남성과 여성 모두 청년기에 이르러 최대화된다. 남성의 경우 사춘기 동안 테스토스테론 생산의 증가로 음경, 음낭, 고환의 성장과 발달이 시작되어 급속히 진행되다가 청장년기에 이르러 성장·발달이 완성된다. 여성도 청년기에 에스트로겐의 생산이 최고에 도달하며 여성의 성 기관과 2차 성징의 발달이 완성되면서 사춘기에서 성인기로의 전환점에 도달한다.

2) 사회 심리적 발달

(1) 성숙과 자아 성장

성인으로서 개인적 요구를 충족하고 사회적인 기대와 역할을 성공적으로 이행하기 위해서는 생활에서 일어나는 문제들을 잘 처리하고 이에 대응하는 능력이 필요한데 이 능력은 성숙을 통해서 길러진다. 청장년기는 '첫 경험의 시기(time of firsts)'라고도 불린다. 취업, 결혼, 임신, 출산, 자녀 교육, 주택 구매 등 청장년기에 겪게 되는 일들이 모두 처음 해보는 경험들이기 때문이다. 이 시기는 많은 이들에게 시험적인 시기이기 때문에 비교적 자유롭게 실수를 범할 수도 있다. 성숙은 양적 변화인 성장과는 달리 생활 문제들을 성공적으로 처리하는 능력을 포함한다. 올포트(Gordon Willard Allport)가 제시한 7가지 성숙의 준거는 개인의 성숙 정도를 평가하는 기준이 될 수 있다. 일반적으로 성숙한 사람은 잘 발달된 가치체계를 가지며 정확한 자아 개념, 안정된 정서적 행동, 만족스러운 사회적 관계, 지적인 통찰력을 소유한다. 성인으로서 성숙에 도달하는 것은 쉽지 않으나 이를 통한 자아 성장은 성인기에 매우 중요하며 이 과업을 회피하는 경우 평생 미성숙 상태에 머무를 수도 있다.

화이트(White, 1952)는 청장년기에 일어나는 자아 정체감의 안정, 자유로운 대인관계, 관심 대상의 구체화와 관심의 심화, 가치의 인간화를 자아 성장의 주요 측면으로 보았다.

가. 자아 정체감의 안정

청장년기에는 자아 정체감이 완성되어 자신에 대한 확신을 갖고 변화하는 상황에 대처하는 능력이 증가하며 자신에 대한 평가의 공정성에 확신도 갖게 된다. 결혼과 직업 결정의 경험을 통해 자아 정체감이 더욱 안정될 수 있다. 청소년기까지 불안정한 자아 정체감으로 인해 방어적이고 불안하고 노출을 꺼리는 상호 작용의 관계로부터 청장년기에는 자아 정체감이 안정되면서 독립된 존재로서 타인과의 관계가 자유로워진다.

나. 자유로운 대인관계

로저스(Rogers, 1961)는 건강한 대인관계의 요소로 상대방에 대한 무조건적이고 긍정적인 관심과 감정이입(empathy)을 들었다. 감정이입은 상대방의 생각과 감정을 정확하게 지각하고 공감하는 것으로 어느 정도 성숙한 사람만이 가능한 관계의 형태이다.

다. 관심 대상의 구체화와 관심의 심화

청장년기에는 청소년기에 온갖 새로운 것에 호기심을 갖다가 곧 싫증을 내던 관심의 형태를 벗어나 특정 관심사에 깊이 관여하게 되며 많은 시간과 비용을 쏟게 된다. 관심사를 직업으로 발전시키거나 취미나 오락으로 갖게 되어 이 시기에 무엇에 관심을 집중하는가는 일생 동안 생활의 양상에 영향을 미칠 수 있다.

라. 가치의 인간화

청장년기에는 청소년기에 이어 도덕성의 발달이 지속된다. 화이트는 젊은 청년들에게서 관찰된 윤리적 관심의 성장을 '가치의 인간화'라고 불렀다. 화이트가 인간화된 가치로 명명한 도덕성 발달을 콜버그(Kohlberg, 1973)는 후인습적 혹은 원리적 도덕 발달로 분류했다. 콜버그는 도덕적 추론이 대학 시기에 극적으로 성장함을 관찰했고 그 이하 연령의 사람에게는 관찰되지 않았음을 근거로 하여 초기 성인기에 이르러서야 비로소 후인습적 도덕 발달이 가능하다고 주장했다. 또한 보편적·윤리적·원칙 지향적인 도덕성은 추상적·윤리적 원칙들을 기초로 하는데 이는 성인기의 매우 극소수 사람들만이 도달할 수 있다고 보았다.

가치의 인간화는 개인에게 타인의 복지와 인간적 관심사에 대한 배려를 가져오는데, 애들러(Adler, 1927)는 이를 증대된 사회적 관심으로, 머슬로(Maslow, 1970)는 소속감 및 사랑의 욕구로, 로저스는 감정 이입과 무조건적이고 긍정적인 존중으로 명명했다. 타인에 대한 배려의 증대는 시민의 권리, 사회복지에 대한 관심으로 나타나며 때로 다양한 사회 운동 참여로 표출되기도 한다.

(2) 사회 심리적 발달 이론

에릭슨(Erikson, 1964)은 청장년기의 개인은 타인, 특히 이성에게 관심을 갖게 되나 이성과의 친밀한 관계를 성취하지 못하면 고통스러운 소외감을 경험한다고 주장했다. 즉 청장년기의 개인은 친밀감의 욕구를 갖는데 성적인 친밀성 외에도 타인을 이해하고 공감하는 수용성을 발달시킴으로써 친밀감의 욕구를 충족시킬 수 있다. 이성과의 친밀감을 형성할 수 있는 능력은 후에 아이를 양육할 수 있는 안정되고 쾌적한 가정환경을 수립하는 데 기여한다.

이 단계의 긍정적인 결과는 성적 친밀감이나 진정한 우정, 안정된 사랑, 결혼의 지속을 포함하는 친밀감이다. 부정적인 결과는 고립감인데, 만일 친밀감이 확고한 정체감에 기초한 것이 아니라면 이혼이나 별거도 초래할 수 있다. 확고한 정체감을 형성하지 못한 성인들은 대인관계를 기피하거나, 다수 상대자와의 성행위나 사랑 없는 성생활을 하거나, 정서적으로 안정되지 못한 관계를 추구할 수도 있다.

한편 건강한 성인은 성적 성숙을 성취할 수 있으며, 성인기에 이른 개인은 성적 에너지를 가정을 이루고 배우자를 사랑하는 데 사용한다. 동시에 성숙한 성인은 파괴적이지 않은 방법으로 자신의 욕구를 추구하기 위한 충분한 자기애를 보유하게 된다.

① 결혼

결혼은 성숙한 남녀가 결혼식이라는 사회적인 의식을 통해 한 가정을 형성하는 사회적·법적 제도이다. 결혼을 하기 위해서는 신체적·정신적·사회적으로 성숙해야 한다. 신체적으로는 건강한 성생활을 하고 자녀를 출산할 수 있는 신체적 성장과 발달이 이루어져야 한다. 정신적으로는 자신과 남을 있는 그대로 받아들이고 사랑하고 사랑받을 수 있는 안정되고 긍정적인 감정 상태이어야 한다. 사회적으로는 사회 구성원으로서 자신의 책임과 역할을 다하고 원만한 인간관계를 가질 수 있어야 한다.

행복한 결혼을 위해서는 남녀가 이성교제를 통해 서로의 장단점을 충분히 이해하고 사랑과 신뢰를 바탕으로 배우자를 선택해야 한다. 결혼은 당사자뿐만 아니라 양가 가족이 함께 관여되는 가족 사건이므로 양가 부모의 인정을 받고 가족 및 친척들과 친밀한 가족관계를 이루는 것이 바람직하다.

건강한 결혼생활을 위해서는 결혼생활을 방해하는 질병이 없어야 한다. 그러기 위해서는 결혼하기 전 건강 검진을 받는 것이 바람직하다. 만일 질병이 있을 경우에는 미리 치료해야 하며, 장기간의 치료나 관리가 필요한 경우에는 질병 상태에 대해 정확히 알고 치료와 건강 관리를 할 수 있는 능력을 가져야 한다.

② 결혼생활 적응

결혼생활에서 가장 중요한 시기는 결혼 후 첫 1~2년간으로, 결혼생활을 원만히 유지하기 위해 적응해야 할 문제가 있다.

가. 남편과 아내의 역할문제

결혼을 함에 따라 자동적으로 남편과 아내로서의 지위가 부여된다. 이것은 남성 또는 여성에게 주어진 고유의 지위가 아니라 결혼함으로써 획득된 지위이다. 어떤 지위가 주어지면 사회에서 그 사람에게 기대하는 행동이 있는데 이것을 역할이라고 하며, 그 사람이 그 역할을 할 의미를 느낄 때 행동으로 나타난다. 그 사람이 사회에서 기대되는 행동을 자유의지로 할 때 자신의 역할에 적응했다고 할 수 있다.

파슨스(Talcott Parsons)는 핵가족에서 남편의 역할을 수단적 역할(instrumental role)이라고 하고 아내의 역할을 표현적 역할(expressive role)이라고 했다. 수단적 역할은 가족의 균형 유지와 대외 목적에 대한 바람직한 관계를 수단적으로 수립하는 역할이며, 표현적 역할은 가족 구성원 내 통합관계를 유지하고 긴장을 완화하는 역할이다.

부부간의 역할 분담은 현대사회에서도 여성이 자녀를 낳아 기르고, 남성은 부양 책임자로서 직업에 종사하는 등의 기본적인 역할은 변하지 않고 있다. 그러나 산업화, 정보화에 따른 사회경제적인 변화는 부부간의 역할 분담에 변화를 일으켜 부부의 역할을 재구조화하고 서로 보충적인 역할을 하게도 한다. 최근에는 여성이 사회생활을 통해 가족을 부양하고 남성이 가사와 육아를 담당하는 경우도 늘고 있다.

나. 성적 적응

결혼생활에서 성이란 자연스럽고 아름다운 것이다. 성은 결혼생활의 전부는 아니지만 중요한 기본적 요소가 된다. 성에 대한 지식이나 교육은 정규 교육 과정에서 체계적으로 배우는 것이라기보다는 자연히 알게 되는 것으로 여겨왔기 때문에 왜곡되거나 과장되고 잘못 인식되는 경우가 있었다. 부부간의 성생활은 단순히 육체적인 행위에만 있는 것이 아니라 두 사람의 인격과 의사소통을 반영한다.

다. 인격적 적응

인격적 적응이란 부부간의 적응에 미치는 인격적·내적 요인으로 외부에 나타나거나 객관적으로 평가할 수 있는 문제가 아니라 심리적으로 자신들만이 갖는 분위기에서 이루어지는 적응이다. 인격적 적응은 부부간의 어려운 문제를 해결해나갈 수 있는 힘의 기초가 된다.

인격적 적응을 위해서는 각 개인의 성숙, 정서적 안정감, 원만한 성격, 감정의 교류, 시간적 요소 등이 필요하다. 부부간의 인격적 적응을 위해 고려해야 할 점은 다음과 같다.

첫째, 부부간의 갈등은 당연하고 정상적인 것이다. 갈등은 인간관계에서 언제나 나타나는 현상으로 오히려 필요한 것이라고 할 수 있다. 갈등이란 명확하고 확실한 사실이 아니고, 오히려 양립된 2가지 사실을 내포하고 있으므로 상대방 또는 자신에게 행동의 변화를 가져오는 계기가 된다. 그러므로 갈등 해결책을 발전적 방향으로 모색하는 것은 성숙의 과정이라

할 수 있다.

둘째, 상대방의 인성과 행동 특성을 이해하도록 해야 한다. 인성이란 개인의 총체적 특성으로서 개인의 습관, 행동, 사상, 정서적 반응, 기분, 태도, 환경에 대한 반응, 희망, 공포 등 외부로 나타나는 것도 있고 개인의 내부에 잠재해 있어 눈에 보이지 않는 면도 있다. 인성은 수나 양으로 나타낼 수 없으며 질 또는 분위기로 표현할 수 있다. 또한 인성이란 선천적인 것만이 아니고 환경과의 계속적인 상호 작용으로 변화·발전하는 것이다. 그러므로 결혼한 부부는 상대방의 인성 일부에 나타난 면만 보고 평가할 것이 아니라, 새로운 방향으로 발전할 수 있다는 인성의 상호 관련성을 인식하고 노력해야 한다.

셋째, 모든 행동에는 원인이 있음을 이해한다. 인간의 모든 행동에는 원인이 있으며 그 원인은 보는 사람의 시각에 따라 달라진다. 또한 인간의 행동은 신체 상태와 기분에 따라 달라질 수 있다. 그러므로 부부가 상대방이 어떠한 행동을 하게 된 이유를 알려고 노력하고 이해하면 부부간의 적응은 훨씬 발전적이 될 것이다.

넷째, 상대방의 사적인 영역(privacy)을 인정하고 존중해야 한다. 부부는 각기 다른 경험을 가졌기 때문에 어떤 사실에 대한 의견이나 느낌이 일치하지 않을 수도 있다는 점을 염두에 두어야 한다. 상대방의 사생활을 존중해주면서 대화로써 서로를 노출시키고 서로 적응하는 지혜가 필요하다.

라. 경제적 적응

부부간의 적응과 경제적 적응과는 밀접한 관련이 있다. 가정경제의 운용 태도는 각 가정의 근본적인 생활 양식과 가치체계와 깊은 관련이 있는데, 부부는 각기 다른 가정적 배경에서 자라왔으며 그 가정의 경제적 가치관과 생활 방식의 영향을 받아왔기 때문이다.

그러므로 부부는 자신들의 욕망, 능력에 맞도록 돈을 사용하는 데 합의하고 적절한 예산을 세워야 한다. 부부의 기호, 욕망을 정확히 판단하고 조절해 최소한의 비용으로 최대한의 만족을 얻을 수 있는 경제원칙에 입각한 생활에 익숙해야 한다. 수입과 물질의 양이 문제가 아니라 부부의 욕망을 조화롭게 만족시켜줄 수 있는 경제 관리 능력과 태도가 중요함을 명백히 인식해야 한다.

마. 가족 및 친척과의 적응

결혼을 통해 맺어지는 친척관계는 어느 사회나 보편적으로 존재한다. 신혼부부를 중심으로 두 가족 집단 간에 새로운 관계가 형성된다. 이러한 관계 형성은 신혼부부에게는 큰 지지체계가 되며 가정을 이루어나가는 데 크게 도움이 될 수 있다. 그러나 양가의 가정을 고려하지 않고 부부 중심적인 입장만 생각하는 부부들은 개인적인 이해는 깊다고 하더라도 상대방의 가족과 가정적 배경을 모르기 때문에 상대편 부모 및 가족에게 적응하는 데 어려움을 겪을 수 있다. 대체로 결혼관계로 맺어진 가족과의 문제는 관련된 당사자들의 성격문제와 관련되므로 대부분의 원인은 결혼 당사자들이 충분한 준비를 갖추지 못한 데 기인한다.

③ 부모 되기

자녀의 출산은 부모에게 생에 대한 의미를 부여해주고 삶의 의미를 이해하는 계기가 될 수도 있다. 또한 부모는 자녀를 키움으로써 새로운 흥미와 관심이 확대되어 내적·외적인 성장을 할 수 있다. 일반적으로 부모가 되는 것은 생물학적인 자녀 출산과 입양을 함으로써 이루어진다. 부모가 되기 위해서는 다음과 같은 준비가 필요하다.

- 임신과 분만을 위한 해부 생리학적 구조와 기능이 성숙되어야 한다.
- 만족스러운 부부관계가 이루어져야 한다.
- 자녀를 갖고 싶은 욕구가 있어야 한다.
- 사랑하고 사랑받을 수 있는 애착관계가 형성되어야 한다.
- 부모 됨에 대한 교육과 부부간의 역할 분담이 이루어져야 한다.

④ 가족계획과 피임

가족계획이란 몇 명의 자녀를 몇 년 터울로 둘 것인지 미리 계획을 세우는 것을 말한다. 이러한 계획은 부모의 건강, 경제적 능력, 자녀 양육 능력을 고려해 결혼을 준비할 때 배우자와 함께 세운다. 최근 한국에서는 다양한 원인으로 인해 결혼과 자녀 출산이 늦어지고 있다. 여성이 35세가 지나면 난자의 수 감소와 기능 저하, 호르몬 분비 변화 등으로 임신 능력이 감소하며 다운증후군과 같은 장애아를 분만할 확률이 높기 때문에 이를 미리 여성이 인지하고 결혼 및 출산계획을 세울 수 있도록 하는 것이 중요하다.

피임이란 수정되어 착상이 이루어지는 과정을 안전한 방법으로 방해하는 임신 조절 방법이다. 피임 방법에는 여러 가지가 있으나 부부의 개인적 사정, 지식 정도, 분만 경험, 사회문화적 조건 등을 고려할 필요가 있다. 이런 점들을 고려해 실패율이 낮고 부작용이 적으며 자신에게 맞는 피임 방법을 선택하고 올바르게 사용하는 것이 중요하다. 피임 방법에는 다음과 같은 것이 있다.

가. 월경주기법

이는 여성의 월경주기에 근거해 임신이 가능한 시기에 성교를 피하는 방법이다. 일반적으로 배란은 다음 월경 시작 12~16일 전에 일어나기 때문에 이 시기에 성교를 피하도록 한다. 그러나 월경주기가 일정하지 않으면 실패할 가능성이 매우 높다. 난자는 배란 후 24시간, 정자는 여성의 생식기 내에서 최대 72시간 생존한다는 점도 함께 고려하면 실패율을 낮출 수 있다.

나. 기초체온법

배란일에는 체온이 정상보다 0.2~0.4도 정도 올라가는 것을 이용해 배란일을 미리 알아 이 기간에 성교를 피하는 방법이다. 이 방법을 사용하려면 매일 아침 같은 시간에 체온을 측정하고 기록해 그래프를 그린다. 이를 살펴보면 배란일 때부터 약 3일간 체온이 올라가는 것을 알 수 있다(그림

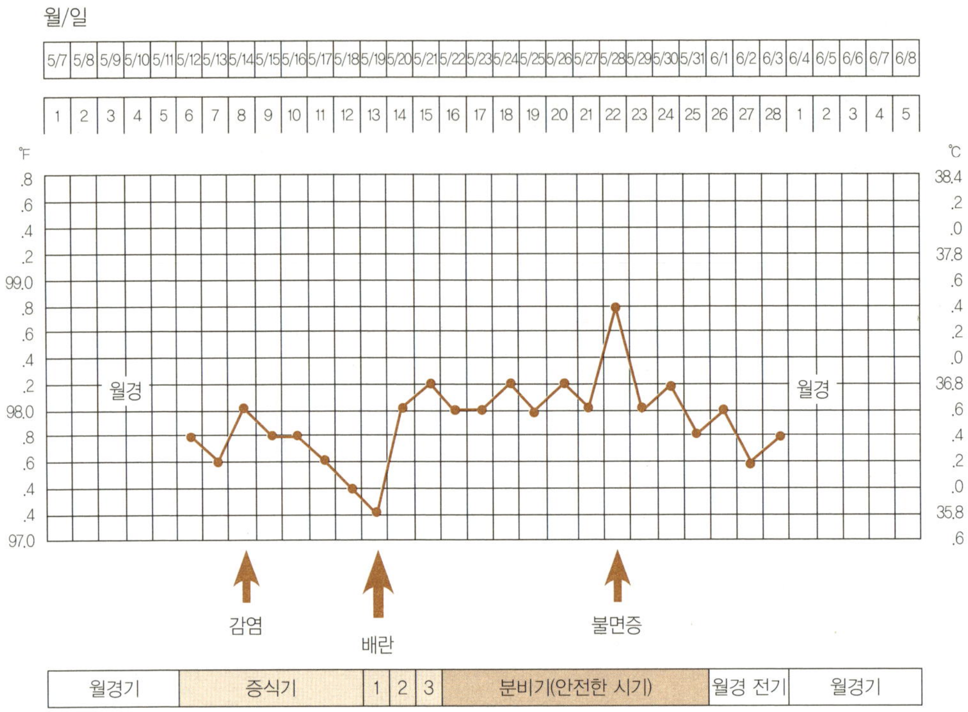

〈그림 5-1〉 배란기와 체온 상승

5-1). 안전한 피임을 위해서는 약 1주일간 성교를 피하는 것이 좋다. 그러나 이 방법도 100% 배란일을 예측할 수 없으므로 실패할 가능성이 높다.

다. 경관점액법

속옷을 자세히 관찰해보면 월경 직후에는 깨끗하다가 달걀흰자같이 투명하고 미끈거리는 분비물(냉)이 묻는 때가 있는데 이때가 배란기이다. 이러한 분비물이 분비되면 배란이 된다는 것을 의미하므로 이때를 전후해 7~10일간 성교를 피하는 방법이 경관점액법이다.

라. 콘돔

성교 시 남성의 발기된 음경에 콘돔을 씌워 정액이 여성 체내에 들어가는 것을 막아 피임을 하는 방법도 있다. 콘돔의 끝부분에는 작은 공간이 있어 사정된 정액이 모이게 된다. 라텍스 콘돔은 수용성 윤활제를 사용해야 하므로 바셀린과 같은 지용성 윤활제를 사용하면 콘돔이 찢어질 수 있다. 콘돔은 처방 없이 약국에서 쉽게 구입할 수 있으며 성 매개성 감염의 위험을 감소시킬 수 있는 장점이 있다. 콘돔은 반드시 발기된 상태에서 착용해야 하며 발기 상태에서 콘돔의 링을 잡고 제거해야 정액이 질 내로 들어가는 것을 방지할 수 있다. 콘돔의 재질은 대부분 라텍스로 되어 있는데 재질이 약해지지 않도록 시원한 곳에 보관하는 것이 안전하다.[1]

1 콘돔 사용 시 주의할 사항을 정리하면 다음과 같다.
- 라텍스 콘돔은 윤활제(예: 바셀린)를 사용하지 않는다.
- 발기 상태에서 착용한다.
- 끝부분에 공간을 마련한다.
- 발기 상태에서 콘돔을 제거한다.

마. 경구피임약

먹는 알약으로 매일 하루에 한 알씩 먹으면 임신의 가능성을 낮출 수 있다. 이것은 약에 포함된 에스트로겐 혹은 프로게스틴 호르몬이 배란과 착상을 억제하는 기전을 활용한 것이다. 유방암 가족력, 혈전 색전증 등의 금기증이 없는지 반드시 확인하고 경구피임약을 복용해야 한다. 경구피임약은 대부분 매일 먹어야 하는데 먹지 않은 날이 있으면 반드시 그 약의 복용법을 재확인해 처음부터 다시 시작하거나, 다른 피임 방법을 사용해야 한다.

바. 응급피임법(emergency contraception)

성교 후 임신을 피하기 위해 시행되는 피임법으로 사후피임법이라고도 한다. 다량의 호르몬이 함유된 피임약을 일정한 시간 내(대개 성교 후 72시간 내)에 먹고[2] 일정한 시간 후에 1회 내지 2회 반복적으로 복용해야 한다. 고용량의 호르몬이 포함되어 있기 때문에 반드시 응급상황에서만 사용해야 하며 남용되지 않도록 해야 한다.

사. 자궁 내 장치(루프)

자궁 내에 여성호르몬 혹은 구리 성분이 포함된 이물질을 삽입해 수정란 착상을 방해함으로써 임신을 막는 방법이다. 장치를 삽입하고 있는 동안에는 임신이 되지 않으며 임신을 원할 때는 언제든지 빼면 된다. 자궁 내 장치는 자궁 내벽에 상처를 낼 가능성이 있기 때문에 가능하면 출산을

2 피임약은 빨리 복용할수록 약의 효과가 더 좋다.

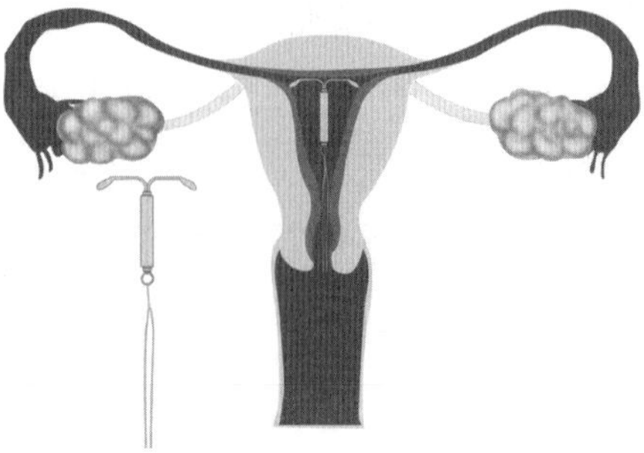

〈그림 5-2〉 자궁 내 장치

더 이상 안 하고자 하는 여성이나 폐경 후 여성이 사용하는 것을 추천한다(그림 5-2).

아. 정관 결찰법

남성의 음낭을 1~2cm 절개해 정자의 운반을 담당하는 정관을 묶거나 절단하는 방법이다. 고환에서 생성된 정자가 배출되는 것을 막아 성교를

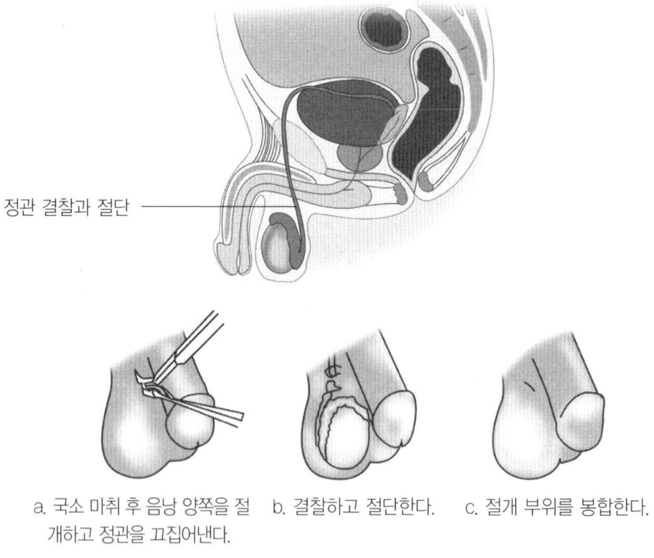

〈그림 5-3〉 정관 결찰법

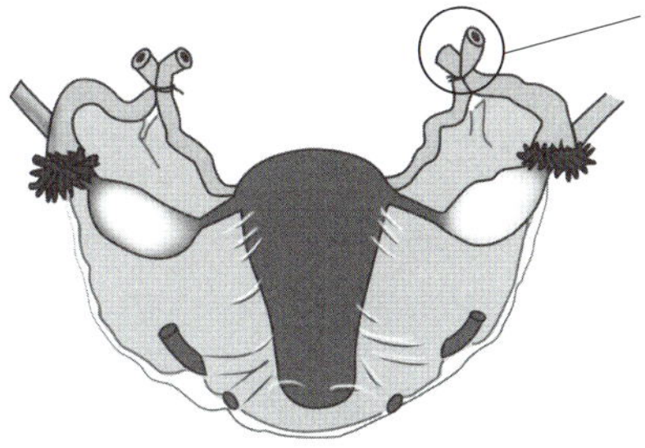

〈그림 5-4〉 난관 결찰법

해도 임신이 되지 않는다. 그러나 이미 정낭에 머무르고 있는 정자가 있을 수 있으므로 수술 후 약 7일간은 성교를 피해야 한다. 시술 후 정자는 배출되지 않지만 사정은 가능하다(그림 5-3).

자. 난관 결찰법

여성의 복부나 질을 통해 난관을 묶거나 절단하는 방법으로 정자와 난자가 만나는 것을 원천적으로 막아 임신이 되지 않게 한다(그림 5-4).

정관 결찰법과 난관 결찰법은 영구 피임 방법으로 일명 불임술이라고도 하며 더 이상 아기를 낳지 않으려고 할 때 사용한다.

2. 임신과 출산

1) 생식기의 구조와 기능

여성의 생식기에는 외생식기와 내생식기가 있으며 외생식기는 성행위를 위한 기능이 강하며, 내생식기는 질, 자궁, 난관, 난소의 기능으로 배란, 수정, 착상 과정이 일어나 임신이 이루어진다(그림 5-5, 5-6).

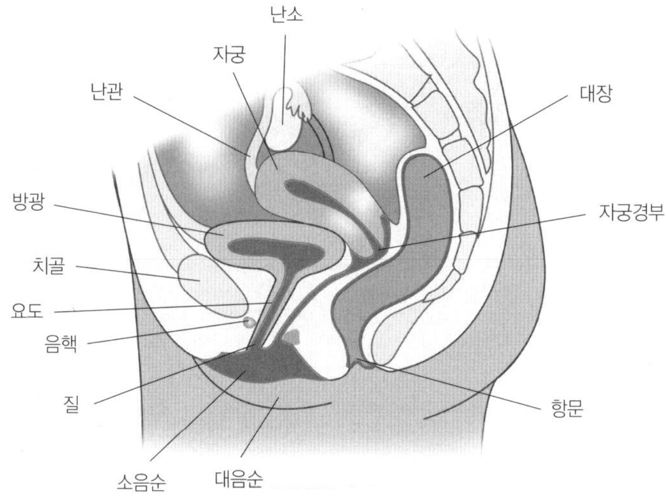

〈그림 5-5〉 여성 내생식기

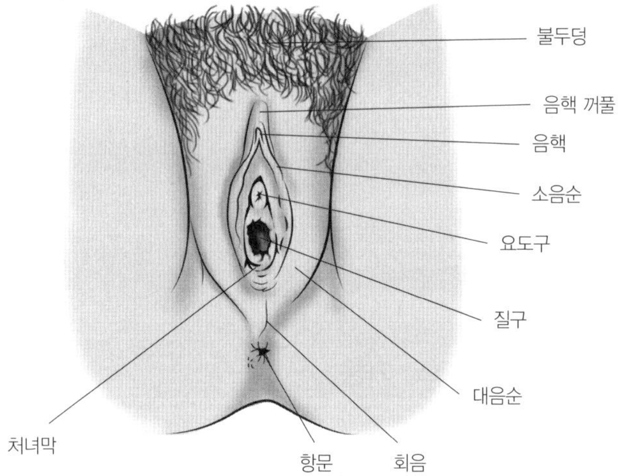

〈그림 5-6〉 여성 외생식기

2) 호르몬-난소-자궁내막의 관계

임신이 되기 위해서는 뇌하수체 전엽에서 분비되는 난포자극호르몬(FSH)과 황체화호르몬(LH)의 분비가 원활해야 한다. 난포자극호르몬은 난소의 난포를 발달·성숙시키며 성숙난포에서 에스트로겐(estrogen)을 분비한다. 에스트로겐호르몬은 자궁내막을 증식시킨다. 난포자극호르몬과 함께 황체화호르몬의 분비가 최고에 달하면 성숙난포에서 난자가 배출되는 배란 작용이 일어난다. 배란된 후의 난포는 황체로 변하고 황체에서 프로게스테론(progesterone)이 분비된다. 프로게스테론은 에스트로겐에 의해 증식된 자궁내막의 분비선에서 글리코겐(glycogen)과 뮤신(mucin)을 분비해 수정란이 잘 착상할 수 있는 환경을 만든다.

한편 배란된 난자는 난관으로 이동하고 난소의 황체는 계속해서 프로게

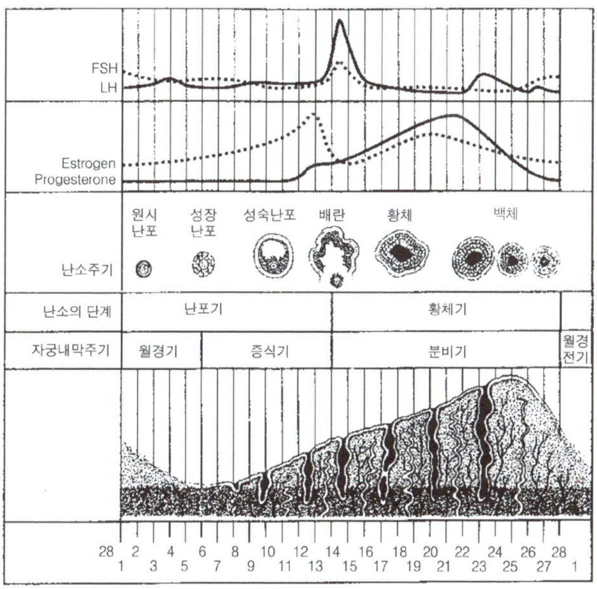

〈그림 5-7〉 월경주기: 호르몬-난소-자궁내막의 관계

스테론호르몬을 분비한다. 난자가 정자를 만나지 못해 수정되지 않으면 임신이 되지 않고 황체는 8일간만 유지되다가 백체로 변한다. 에스트로겐과 프로게스테론의 분비도 줄어들어 자궁내막이 떨어져 나오는 월경이 된다. 난자가 난관에서 정자와 만나 수정이 되면 수정란은 난관의 섬모세포와 연동 운동에 의해 난관을 통과해 자궁내막에 자리 잡는데 이것을 착상이라 한다. 이때부터 임신이 되었다고 한다. 임신이 되면 난소의 황체는 더욱 발달해서 3개월간 지속적으로 프로게스테론을 분비해 임신을 유지시킨다(그림 5-7).

3) 임신에 따른 변화와 건강 관리

(1) 임신 중의 변화

임신 초기(마지막 월경 시작일에서 임신 3개월까지)에는 속이 메스껍고 구역질이 나는 입덧이 생기고, 소변이 자주 마렵고, 피곤하고 졸음이 온다. 입덧의 정도는 사람에 따라 차이가 있으며, 임산부는 임신을 한 것이 한편으로는 기쁘고 한편으로는 걱정스러워지는 양가감정을 가진다.

임신 중기(4개월에서 7개월까지)에는 입덧이 없어지고 식욕이 좋아지며 자궁이 커짐에 따라 배가 불러온다. 유방이 커지고 젖꼭지 주위가 검은색을 띠게 되며 얼굴에도 기미가 낀다. 임신 5개월에는 태아가 움직이는 것을 느낄 수 있으며 청진기로 태아의 심장 박동 소리를 들을 수 있다. 여성은 임신을 인정하고 태아의 건강을 위해 충분한 영양 섭취와 운동을 하고 태교에 힘쓴다.

임신 후기(8개월에서 10개월까지)에는 자궁이 최고도로 커져 명치끝까지 오며 숨쉬기가 힘들고 몸이 점점 무거워서 행동하기가 불편하다. 태아는 자주 움직이고 어머니의 배를 차기도 한다. 분만 예정일이 가까워짐에 따라 자신과 태아의 건강에 대해 걱정과 불안한 생각을 하게 된다.

분만 예정일은 마지막 월경 시작일을 중심으로 계산한다. 마지막 월경 시작 일수에 7을 더하고 월수에 9를 더하거나 3을 뺀다. 예를 들어 이 씨 부인은 2017년 1월 29일에 월경이 시작되어 5일간 월경을 한 후 임신이 되었다. 이 씨 부인의 분만 예정일은 29+7=36, 1+9=10, 1월은 31일까지 있으므로 36 − 31=5, 1달이 넘어가서 2017년 11월 5일이다.

(2) 임신 중 건강 관리

임신 기간 동안 여성은 합병증에 걸리지 않고, 태아를 건강하게 길러 안전하게 분만하기 위해 정기적인 건강 검진과 자가 간호를 시행한다. 이것을 산전 간호라고 한다.

① 건강 검진

건강 검진 시에는 정기적으로 체중 및 혈압 측정, 혈액 검사, 소변 검사 등을 해서 임신합병증을 조기 발견하고, 복부 촉진, 초음파 검진을 통해 태아 발달 상태를 확인한다. 임신 기간 동안 여성이 스스로 수행하는 간호를 자가 간호라고 한다. 자가 간호에는 영양 섭취, 산전체조, 유방 관리, 안전하고 편안한 체위 유지 등이 있으며 간호사에게 어머니가 되기 위한 교육과 상담을 받는다.

② 영양 섭취

균형 잡힌 식이를 해야 하고 임신 전보다 약 350~450kcal 더 많은 칼로리 섭취가 필요하다. 이는 태아와 태반조직의 성장과 발달, 출산 후 수유, 그리고 임부의 기초신진대사에 쓰인다. 최근 여성들 중에는 살이 찌는 것을 두려워해 임신 중임에도 불구하고 다이어트를 하는 경우가 있는데, 이는 임부와 태아의 건강에 매우 위험하다. 임신 중기부터는 단백질과 칼슘, 철분을 더 많이 섭취해야 한다. 임신 중 영양 부족은 유산, 조산, 사산과 연관이 있으며 임신중독증과 같은 합병증을 유발할 수도 있다.

③ 임신 중 약물 복용

임신 중 약물 복용에는 세심한 주의가 필요하다. 감기나 다른 전염병에 걸리지 않도록 예방에 힘써야 한다. 임신 중에 약물을 복용하거나 담배를 피우고 술을 마셨을 경우에는 유산, 조산, 혹은 기형아 출산 위험이 있다. 특히 담배, 마약 등은 태아에게 직접적인 영향이 있을 수 있다. 임부가 담배를 피우면 저체중아를 출산하게 되어 신생아의 성장발달을 지연시키고 신생아 사망률을 증가시킨다. 직접 피우지 않는 간접흡연도 같은 결과를 가져오므로 주의해야 한다. 과도한 음주도 태아 기형 혹은 태아알코올증후군으로 연결될 수 있다. 카페인이 함유된 음료는 가능한 한 적게 섭취하는 것이 바람직하다. X-선 촬영 등 방사선에 노출되는 것을 피해야 하며 컴퓨터, 휴대전화 등에서 발생하는 전자파도 되도록 피하는 것이 좋다.

임부가 유해가스나 유독성 화학물질, 방사선에 노출되는 직장에서 일할 경우에는 태아에게 치명적인 손상을 주므로 작업 환경을 바꾸거나 임신 기간 동안 직장을 쉬어야 한다. 특히 임신 초기는 태아의 신체기관이 형성되는 시기이므로 이 기간 동안은 특별히 주의해야 한다.

④ 편안한 체위와 산전체조

편안한 체위는 근육을 이완시키며 적당한 운동은 피로를 예방하고 적절한 체중을 유지하도록 하여 정상분만을 돕는다. 특히 산전체조는 분만 시 동통을 완화하고 분만 시간을 단축시키며 자연분만을 쉽게 할 수 있도록 한다. 그러나 무리한 일과 운동은 피로를 가져와 합병증 발생의 위험이 있고 태아의 성장을 지연시키므로 충분한 수면과 휴식을 취하도록 한다.

⑤ 유방 관리

임신 중에는 유방이 커지고 젖꼭지에서 젖이 나올 수 있는데 이때는 넉넉한 브래지어로 유방을 지지하고 물로 유방을 씻는다.[3] 물로 씻고 햇빛과 공기에 노출시키는 것이 가장 좋은 방법이다.

3 유두는 비누로 씻어서는 안 된다. 유두를 보호하고 있는 라놀린이 제거되어 유두가 갈라지고 염증이 생길 수 있기 때문이다.

⑥ 태교

임신을 긍정적으로 받아들이고 안정된 마음을 가지며 태아와 대화를 하고 음악을 듣기도 하며 태교에 힘쓴다. 남편과 함께 출산교실에 참석해 임신 중 건강 관리와 분만 과정, 산전체조, 분만 중 이완법 등을 배워 안전한 분만을 할 수 있도록 준비한다. 임부에게 스트레스가 될 수 있는 일은 피하고 사람이 많이 모이는 곳도 되도록 피해 불필요한 감염을 예방한다.

(3) 임신 중 건강문제

① 유산

태아가 생존력을 갖기 전에 자연적 혹은 인위적으로 임신이 종결되는 것을 유산이라고 한다. 자연유산은 주로 임신 8주 이내에 잘 일어나지만 12~20주에도 일어날 수 있다. 초기 증상은 약간 혹은 다량의 출혈과 복통이다. 임신 중에는 어떤 종류의 출혈도 있어서는 안 되므로 출혈은 불길한 징조이다. 유산의 원인은 다양하며 원인을 알 수 없는 경우도 있는데, 대개 수정란의 염색체 이상인 경우가 많다. 출혈이 있으면 일단 안정을 취하고 즉시 병원을 방문해 임신 지속 여부를 확인한다. 임신 지속이 가능하면 약물요법과 안정을 취하면서 출혈이 멈추기를 기다린다.

유산에 대한 임부와 가족의 반응은 충격, 실망, 후회, 원망, 섭섭한 감정 등 다양하므로 가족의 지지와 공감, 이해, 배려가 중요하다. 자연유산이 3번 이상 계속되는 것을 습관성 유산이라 하고 이는 난임과 연관이 있으므로 염색체 검사를 해볼 필요가 있다.

② 전치태반

임신 말기에 출혈이 있으면 임부와 태아에게 매우 위험하다. 대개 통증 없이 출혈이 있으면 전치태반을 의심한다. 전치태반이란 태반이 자궁 하부에 부착되어 있는 상태(경관을 완전히 덮거나 부분적으로 덮고 있는 상태)를 말한다. 원인은 확실하지 않으나 자궁내막이 착상하기에 부적당하거나 자궁내막증이 있거나 인공유산 수술을 받았던 경우 잘 발생한다. 증상은 임신 7개월 후에 무통성 질 출혈이 있다. 전치태반이 있을 경우 출산 중 태아가 산소 부족으로 영구적 손상을 입거나 혹은 생명이 위험할 수 있으므로 대개 제왕절개술로 출산한다.

③ 태반 조기 박리

태반은 태아가 만출한 후에 떨어지는 것이 정상이나 태아가 분만되기 전에 먼저 떨어지는 것을 태반 조기 박리라고 한다. 원인은 확실하지 않으나 임신중독증, 정신적 충격, 신체적 외상 등이 중요한 위험 요인이다. 증상으로는 약간 혹은 다량의 출혈이 있다. 태반이 중앙 부위에서 떨어지면 내출혈이 되어 복부가 딱딱해지고 배꼽 부위가 푸르스름해지며 쇼크에 빠질 수 있다. 태반이 가장자리에서부터 떨어질 때는 외부로 출혈이 보인다. 태아 심음이 떨어지고 태아 질식 현상이 나타난다. 이 경우 태아가 심한 저산소증에 빠지거나 사산될 수 있으므로 제왕절개술로 즉시 분만을 유도해야 한다.

④ 자궁 외 임신

자궁 외 임신이란 수정란이 자궁강 외 다른 부위에 착상·발육하는 것으로 주로 난관의 팽대부에 잘 일어난다. 난관은 자궁만큼 증대될 수 없으므로 결국 파열되어 유산으로 끝난다. 이때 다량의 출혈이 있으므로 급히 치료하지 않으면 사망할 수 있다. 원인은 임균성 난관염, 산후 감염, 선천성 기형, 혹은 이전 자궁 내 피임장치 사용 등으로 난관이 좁아져 수정란이 난관을 통과하지 못하는 경우 등이 있다.

증상은 1~2개월 무월경이 있은 후 점적 또는 상당량의 자궁 출혈이 있다. 통증은 임신 초기에는 심하지 않고 산발적으로 있다가 임신이 중절되면 하복부 한쪽에 갑작스러운 통증이 발생한다. 간혹 우측 어깨까지 통증이 뻗치기도 한다. 출혈이 심하게 계속되면 환자는 쇼크에 빠지게 되고 수술하지 않으면 사망할 수도 있다. 한쪽 난관을 절제하면 임신의 기회가 반감된다.

(4) 분만 과정에서의 건강 관리

① 분만 징후

임신 40주를 전후해 자궁을 지배하던 프로게스테론의 억제 작용이 없어지고, 뇌하수체 후엽에서 옥시토신(oxytocin)호르몬이 분비되어 진통이 있으면서 경관이 열려 분만이 시작된다. 다음과 같은 증상 및 징후가 있으면 분만이 곧 시작된다는 것을 알 수 있다.

가. 진통

분만 시작 며칠 전부터 자궁수축과 진통이 시작되는데 진통에는 가진통과 진진통이 있다. 가진통은 진통이 불규칙하고 주로 하복부에 국한해서 오며 진통 간격이나 지속 기간에 변화가 없고 걸으면 진통이 없어진다. 보통 이슬이 보이지 않으며 경관의 변화가 없다. 진진통은 규칙적이며 진통 간격이 점점 짧아지고 지속 기간이 길어진다. 걸으면 진통이 더 강하게 오며 경관이 열려 있음을 알 수 있다.

나. 하강감

분만 몇 주 전에 태아 머리가 골반 입구로 내려오는 것을 말한다. 이에 따라 자궁 저부가 임신 8개월의 위치로 내려와 임부는 호흡하기가 쉬워진다. 반면 태아 머리의 압박으로 인해 하지 동통과 빈뇨 현상이 나타나며 복부가 아래로 처진 느낌이 든다.

다. 이슬

분만 며칠 전부터 질 분비물 양이 늘어난다. 그 후 소량의 혈액이 혼합된 점액이 배출되는데, 이것을 '이슬'이라고 한다. 이슬이 비치면 곧 분만이 시작된다는 것을 의미한다.

② 정상분만의 중요 요인과 분만 과정

정상분만에 있어 중요한 5가지 요인과 분만 과정을 살펴보면 다음과 같다.

가. 정상분만에 관계되는 요소

분만 및 출산 과정에서 가장 중요한 요인을 5Ps라고 하는데 이것은 자궁수축력(power), 산도(passage), 만출물(passenger), 심리 상태(psychology), 자세(position)를 말한다.

- 자궁수축력: 자궁수축의 특징은 불수의적이며 간헐적인 수축 작용을 한다는 것이다. 분만 초기에는 평균 10분 간격으로 20~30초간 수축되다가 점점 간격이 빨라지고 지속 기간은 길어져 분만 2기에는 1~2분 간격으로 60~70초간 수축이 지속된다. 이와 같이 자궁수축이 간헐적으로 오는 것은 태아 혈액 내 산소량 감소를 방지하고 산부의 체력 소모도 적게 하기 위해서이다. 자궁수축으로 인해 분만 여성은 동통을 느끼게 되는데 이것을 '진통'이라고 한다. 자궁의 수축 작용에 따라 자궁 상부의 근섬유는 당겨져서 두꺼워지고 하부의 근섬유는 늘어나 경관이 열리고 얇아지면서 소실된다.

- 산도: 산도는 골반과 자궁경관, 골반상의 근육, 질강을 포함한다. 골반은 넓고 둥그스름해야 하며 골반 내의 각 지름이 정상적이어야 한다. 또한 태아의 머리 지름이 골반에 비해 크거나 방향이 맞지 않을 경우에는 '아두골반불균형'이라고 하며 태아가 골반을 통과할 수 없어 정상분만이 어려우므로 제왕절개 분만을 해야 한다.
- 만출물: 분만의 만출물은 태아와 태반이 된다. 태아의 위치와 태아 머리의 지름은 정상분만을 결정하는 중요한 요소이다. 정상분만을 위해서 태아는 머리를 아래로 두고 후두 돌출부가 어머니의 골반 앞 왼쪽이나 오른쪽을 향하고 있어야 하며, 머리를 굽혀 턱이 가슴에 닿아야 한다. 이와 더불어 손은 교차해 가슴에 붙이고 다리도 구부려 배에 붙여 전체적으로 계란 모양을 하고 있어야 한다. 이러한 모양과 방향이 아닌 경우는 분만 시간이 길어지고 어떤 형태로든 난산을 하게 된다. 태반은 태아를 출산한 후 자연적으로 떨어져 배출되어야 한다. 만일 태반이 자연적으로 탈락되지 않으면 출혈, 감염 등의 위험한 합병증이 발생한다.
- 심리 상태: 분만 여성의 심리 상태는 분만 과정과 출산에 중대한 영향을 미친다. 즉, 분만에 대한 자신감, 불안과 공포의 정도, 스트레스 대처 방법, 분만 과정과 출산에 대한 태도가 어떠한지에 따라 힘들지 않은 분만 과정이 될 수도 있고 난산이 될 수도 있다.
- 자세: 분만 과정 동안 분만 여성의 자세는 자궁수축과 태아 상태, 임부의 안위에 영향을 미친다. 똑바로 누워 있으면 태아가 골반강 내로 내려오는 것이 늦어지고 아두가 분만 여성의 하대정맥을 압박해 심장으로 들어오는 혈액량을 감소시켜 임부에게는 혈압 하강, 태아에게는 저산소증을 일으킨다. 이것을 '체위성저혈압'이라고 한다. 그러나 임부가 앉아 있거나 오랫동안 서 있거나 웅크리고 앉으면 중력에 의해 태아가 빨리 내려오고 분만 여성도 훨씬 편안하게 느낀다. 그러므로 분만 중에

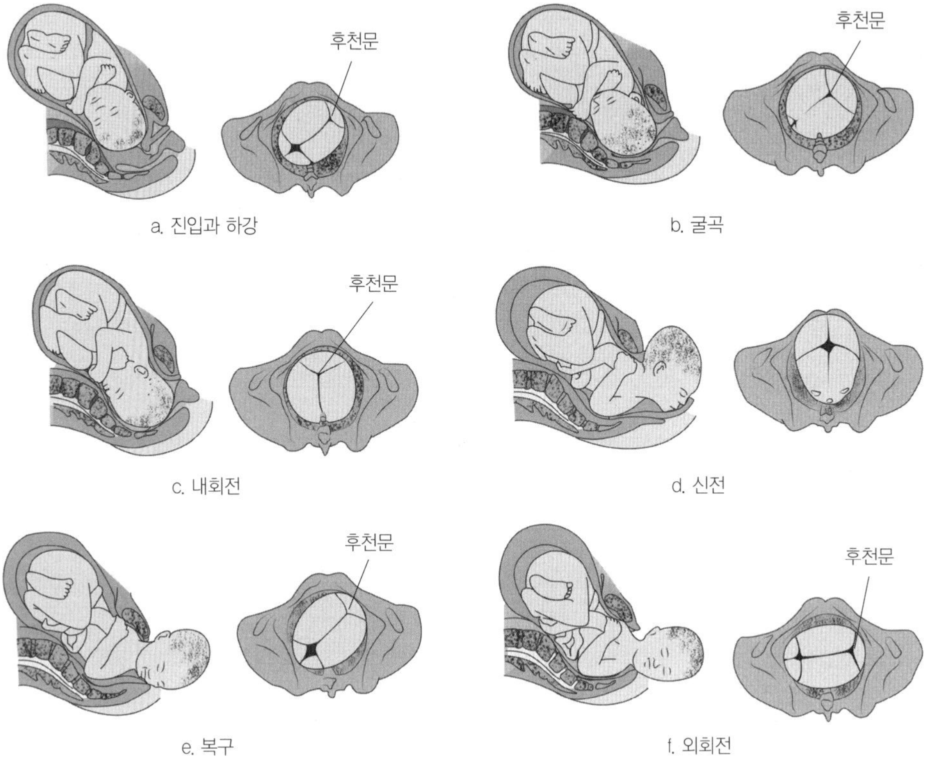

〈그림 5-8〉 분만 과정

는 분만 여성 자신이 편안하다고 느끼는 방법으로 자유로운 체위를 취하는 것이 좋다.

나. 분만 소요 시간과 분만 과정

분만 소요 시간은 진진통을 시작해서 태아와 태반이 모두 만출될 때까지의 시간으로 초산부는 12~14시간, 경산부는 6~8시간이 걸린다. 분만은 진통 시작에서부터 경관이 다 열리는(10cm) 시기(분만 1기)와, 경관이 열리고 태아가 만출될 때까지(분만 2기), 그리고 태아가 분만되고 태반이 만출될 때까지(분만 3기)로 나누어진다. 이 중 분만 1기가 가장 길고 지루한 시간으로 분만이 진행되는 것을 기다리며 태아 상태를 관찰한다.

초산부인 경우 처음 6~8시간은 진통 간격이 느리고 지속 기간은 짧으며 강도도 강하지 않다. 그 후 3~4시간은 진통 간격이 빨라지고 지속 기간이 길어지면서 강도가 강해진다. 경관이 8~9cm 열리면 진통은 최고도에 달하고 태아도 거의 골반 출구까지 내려온다. 경관이 10cm 열리고 양수가 터지면서 저절로 힘이 주어지면 태아가 만출된다. 태아가 만출된 후 또 한 번 약한 진통이 있으면서 태반이 만출된다. 태반이 만출된 후 1시간까지는 출혈이 일어날 수 있으므로 잘 관찰해야 한다. 분만 과정에서 태아는 산도를 통과하면서 정해진 일련의 연속적인 움직임을 보인다(그림 5-8).

4) 임산부의 건강 증진과 간호

(1) 분만 준비

분만 예정일이 가까워지면 분만을 위한 준비를 한다. 먼저 가정일과 직장일을 정리하고 자신의 역할을 다른 사람과 조정한다. 병원이나 조산원에 갈 경우 미리 아기 옷 등의 준비물을 챙겨서 가방을 싸두고 산후 조리를 위한 장소와 돌보아줄 사람을 정해둔다. 산후조리원을 선택할 때는 전문 의료인이 있는지를 확인하고 무슨 프로그램을 운영하는지 확인해 산후 건강관리와 신생아 관리, 어머니 역할을 잘 배울 수 있는 곳을 선정하는 것이 좋다.

편안한 체위를 유지하고 산전체조를 하면서 진통이 규칙적으로 올 때를 기다린다. 이때 가진통과 진진통을 잘 구별해 진통이 규칙적으로 오는 진진통이 시작되면 분만할 곳으로 이동한다.

(2) 분만 절차

① 입원

규칙적인 진통이 시작되면 입원을 해야 한다. 입원 시 준비할 물품은 간단한 세면도구와 분만 시 동통 완화에 필요한 물품, 그리고 의료보험증이다.

입원할 시기는 병원과 집과의 거리를 생각해서 조절할 수 있다. 초산부는 진통 시작에서부터 출산까지 약 12시간이 소요되므로 다소 여유가 있으나 경산부인 경우는 급속히 분만할 수 있으므로 전구 증상이 있으면 바로 입원해야 한다.

입원 수속이 끝나고 분만실에 오면 분만 준비를 위해 회음 소독과 삭모, 그리고 관장을 하는 경우가 있는데 이것은 분만을 용이하게 하고 분만 시 발생할 수 있는 감염을 예방하는 데 목적이 있다.

② 진통

진통이 시작되고 분만이 진행되는 분만 1기는 가장 불안하고 초조한 시간이다. 위험 증상이 없는 한 임부는 안정을 취하고 수면을 취하는 것이 좋다. 진통이 심하지 않을 경우 걷거나 편안한 체위를 취하고, 음악을 들으며 출산교실에서 배운 이완법을 적용해 동통을 극복한다. 남편이나 가족 혹은 간호사나 조산사의 격려를 받으면 불안과 긴장이 감소되고 분만을 촉진할 수 있다. 식이는 제왕절개 수술을 할 가능성이 있는 경우 금식을 할 수도 있다.

③ 출산

분만 1기 말이 되면 진통이 강하고 길게 있으므로 임부는 심한 통증으로 괴로워한다. 얼굴은 붉어지고 땀이 나며 입은 건조해진다. 이때 힘이 주어지고 이슬의 양이 많아지며 배변감과 함께 양막이 파열되어 파수가 되면서 회음이 불룩해지는데 이는 곧 출산이 임박했음을 암시한다. 이러한 증상이 나타나면 임부는 분만실로 옮겨 분만을 하게 된다. 경관이 완전히 열리고 (10cm) 태아가 자궁 밖으로 출산되는 과정을 분만 2기라 한다. 임부는 자궁 수축과 함께 진통이 있을 때 힘을 주어야 한다. 병원에서는 회음의 열상을 막고 태아 만출을 촉진하기 위해 부분마취와 회음절개를 하기도 한다.

④ 출산 직후

출산 즉시 신생아의 코와 입에서 점액을 제거하면 신생아는 첫 울음과 함께 호흡을 시작한다. 태아 만출 후 또 한 번의 약한 진통 후에 태반이 배출되는데 이 시기를 분만 3기라 하며 보통 10~15분이 소요된다.

간호사가 아기를 싸서 어머니의 배나 가슴 위에 얹어주면 어머니는 아기를 직접 안아보고 젖을 먹이기도 한다. 아버지도 함께 아기를 만져보고 아기 탄생의 기쁨을 나눈다. 아버지에게 직접 탯줄을 자르는 기회를 주기도 한다.

출산 직후 1시간은 분만의 마지막 단계(분만 4기)이며 이 시기에 출혈이 가장 잘 발생하기 때문에 주의해야 한다. 빠른 회복과 출혈을 최소화하고 자궁수축을 촉진하기 위해 자궁수축제를 투여받기도 한다. 분만 직후 자궁은 공같이 단단히 뭉쳐져 배꼽 부위에 있는 것이 정상이다. 자궁이 단단하지 않고 물렁물렁하다면 자궁수축이 잘 되지 않는 것으로 출혈이 있을 수 있다. 만일 자궁이 만져지지 않고 계속 아래로 흐르는 것 같은 느낌이 있으면 출혈이 되는 것이므로 즉시 의사나 간호사, 조산사에게 알려야 한다. 산모는 분만으로 인해 육체적으로나 정신적으로 지쳐 있어 정서적인 격변이 있을 수 있다. 그러므로 깨끗하고 조용한 환경에서 안정을 취할 수 있도록 해야 한다.

(3) 분만 중 건강문제

① 난산

난산은 물리적 또는 기계적 원인으로 인해 분만 진행에 어려움이 있는 것으로, 흔히 분만 시간이 24시간 이상 길어질 때를 말한다. 대개 아두골반 불균형, 전치태반, 태반 조기 박리, 임신중독증, 태아 질식이 예상되는 지연 분만 등 5가지 원인(5Ps) 중 어느 하나에 문제가 있을 때 발생한다. 자궁수축력이 미약한 경우는 진통촉진제를 사용해 수축을 강하게 한다. 반대로 수축력이 너무 강해 이완기가 없이 과강 진통이 계속될 때는 진정제를 투여받을 수 있다. 어떤 이유로든지 난산은 임부에게 불안과 초조, 공포를 가중시키며 통증을 더 심하게 느끼게 한다.

② 제왕절개 분만

제왕절개 분만(cesarean section delivery)은 임부의 복부를 절개해 분만하는 방법이다. 태아와 임부의 건강 상태가 정상 질식 분만을 하기 어려울 때 실시한다. 전신 혹은 척추 마취를 하고 수술하므로 정상 질식 분만에 비해 합병증의 위험이 높으며, 입원 기간이 길어 비용도 많이 든다. 신생아는 마취의 영향을 받을 수도 있으며 과다한 양수 흡입으로 호흡증후군에 걸릴 수 있다. 어머니와 신생아 상태가 좋지 않을 경우 모유 수유가 지연되고 모아 애착 형성에 어려움이 있다는 단점이 있지만, 태아와 산모가 안전하게 출산을 할 수 있다는 장점이 있다.

5) 산욕기 건강 관리와 건강문제

산욕기는 출산 후 6주까지로 임신으로 인해 변화된 몸이 임신 전의 상태로 회복되는 시기이다.

(1) 산욕기 신체 변화와 건강 관리

출산 직후 자궁은 단단하게 뭉쳐 있다 매일 조금씩 풀려 10일 후가 되면 거의 만져지지 않는다. 복부도 점차 줄어드나 임신 전의 탄력성을 유지하기 위해서는 산후체조를 하는 것이 좋다. 출산 후 약 2주일까지 질에서 분비물이 나온다. 처음 3~4일간은 월경과 같은 적색의 분비물이 나오고 점차 묽어져서 갈색으로 변하다가 2주 정도 지나면 엷어지면서 없어진다. 만약 선홍색 피가 나오면 출혈이 되는 것이므로 즉시 의사에게 알려야 한다.

출산 후 8시간 이내에 소변을 보도록 노력하고 수분 섭취를 많이 한다. 대변도 3일 내에 보도록 한다. 대소변을 잘 보기 위해서는 걷기 운동과 산후체조를 하고 섬유질이 많은 음식을 섭취한다.

분만으로 질과 회음에(혹은 회음 절개한 부분에) 열상이 생기면 빨갛게 붓고 아플 수 있다. 항문을 통해 감염되면 통증이 더 심하므로 감염이 되지 않도록 대소변을 본 후에는 앞에서 뒤로 닦는다. 하루에 1~2회 흐르는 물로 씻고 건조시키며 공기가 잘 통하도록 헐렁한 옷을 입는다.

아기가 태어나면 즉시 안아보고 얼굴을 마주 보며 아기에게 젖을 먹인다. 이때 젖은 잘 나오지 않지만 빨리 젖을 먹이는 것이 젖 분비도 잘 되고 어머니와 아기가 서로 사랑을 느끼게 되어 아기의 인격 형성에 도움이 된다.

산후 2~3일 동안 젖이 붓고 아플 수 있다. 이때는 유방을 마사지하고 젖을 짜내면 통증 감소에 도움이 된다. 산욕기에 어머니는 충분히 영양을 섭취하고 휴식을 취해야 한다. 특히 수분과 단백질을 많이 섭취해야 한다.

산모는 산후 2~3일간 소극적이고 의존적이며 솔선해서 행동하려고 하지 않고 다른 사람이 대신 해주기를 기대한다. 이러한 시기를 '소극기'라고 한다. 이 시기에는 아기보다도 자신에게 더 많은 관심을 가진다. 이 시기가 지나면 '적극기'라고 하여 산모는 출산 전과 같이 독립적이고 자율적으로 활동하려고 한다. 그러나 실제로 자신의 몸을 충분히 조정할 수 없고 신생아

4 산후 우울(postpartum blues)과 산후 우울증(postpartum depression)은 다르다.

를 돌보는 기술도 충분하지 못해 자신의 능력에 대해 실망하고 불안해한다. 그러므로 산모를 돌보는 사람은 산모가 너무 많은 활동을 하여 과로하는 일이 없도록 도와주고 산모를 격려하고 지지해줌으로써 자신감을 갖도록 해야 한다.

산욕기 동안 산모는 이유 없이 눈물이 나거나 우울해질 수 있는데 이것을 '산후 우울'[4]이라고 한다. 때로 식욕이 없고 수면 장애가 있기도 하는데, 이러한 증상은 일시적인 호르몬의 변화와 의존하고 싶은 욕구, 어머니 역할에 대한 부담감에 의해 나타나는 현상이라고도 할 수 있다. 산모는 울고 싶을 때 울고 나면 긴장이 해소되고 편안해진다. 이것은 중요한 치료적 효과가 있다. 그러나 심한 우울증(depression)이나 정신이상(psychosis)이 될 수 있으므로 돌보는 사람은 산모의 행동을 잘 관찰하고 평소와 다른 행동이 나타나는지 판단해야 한다.

(2) 부모 역할

임신 기간 동안 이미 부모 역할은 시작되었다고 볼 수 있다. 그러나 분만 후에는 새로운 일과 책임이 부가되므로 지금까지 해왔던 행동을 조절하거나 새로운 행동으로 수정해야 한다.

부모가 되어가는 과정은 어머니나 아버지에게 만족을 주기도 하지만, 어렵고 힘든 시기이기도 하다. 준비가 되지 않은 부모들은 우는 아기를 돌볼 때 무력감, 무능함, 분노와 같은 기분을 느낀다. 그러나 부모가 되어가는 과정에서 다른 역할에서는 느낄 수 없는 성취감과 풍요로움을 느끼게 된다. 부부는 부모가 되어가는 과정을 위기로 생각하기보다는 발달을 위한 전환기로 받아들여, 맡은 바 부모 역할을 잘 수행하고 새로운 발달 수준에 도달하기 위해 노력해야 한다.

어머니와의 접촉이 빠른 아기일수록 자극에 대해 빨리 반응하며 새로운 환경에 쉽게 적응할 수 있다. 어머니뿐만 아니라 아버지나 기타 가족과도 되도록 빨리 접촉하는 것이 아기를 가족의 일원으로 받아들이고 가족 전체의 안녕 상태를 유지하는 데 도움이 된다. 모아 상호 작용은 일방적인 것이 아니라 어머니와 아기 간에 상호적으로 이루어지는 것이므로 아기가 건강하고 아기의 반응이 명확하면 애착 형성이 더 잘 이루어진다. 그러므로 어머니는 아기의 요구를 정확하게 파악하고 충족시켜줌으로써 좋은 관계를 형성할 수 있다. 아기와의 관계 형성이 잘 되면 어머니는 어머니 역할에 대해 자신감을 가지게 되며 과거의 역할을 버리고 새로운 역할에 적응하게 된다. 어머니는 모아관계 형성을 촉진하기 위해 아기를 옆에 두고 관찰하고 돌보는 기술을 습득하도록 한다. 아버지도 함께 있게 해서 서로 아기를 바라보고 안아주고 돌보는 기회를 가짐으로써 가족 간의 유대를 강화할 수 있다.

어머니는 퇴원하기 전 간호사나 조산사를 통해 모유 수유 방법, 기저귀 갈기, 목욕시키기, 체온 재기, 이상 증상 관찰하기 등을 배운다. 처음으로 어머니와 아버지가 된 사람은 부모교실에 참여해 신생아 간호에 대한 기술을 습득하고 어려운 점을 서로 토의함으로써 부모 역할을 배울 수 있다.

(3) 모유 수유

모유는 출산 후 산모가 자신의 아기에게 줄 수 있는 가장 이상적인 음식으로, 처음 분비되는 초유를 포함해 4~6개월 동안은 아기에게 모유만 먹여도 충분하다. 초유는 성숙한 모유에 비해 단백질과 비타민 A가 풍부한 완벽한 아기의 첫 음식이다. 모유에 들어 있는 단백질 양은 아기의 성장이나 뇌의 발달에 충분하며, 모유 단백질은 소화되기 쉽고 흡수가 잘 된다. 지방은 아기의 주된 에너지 공급원이며 지방의 수준은 어머니의 음식 섭취에 영향을 받는다. 모유 내에 있는 지방은 뇌 성장에 필요한 지방산을 포함하고 있으며 모유 안의 효소가 지방을 미리 소화시켜 아기가 에너지로 사용할 수 있도록 한다. 철분은 아기의 장내에 특수한 전환 요소가 있어 49% 정도 흡수되므로(우유의 경우 10%), 철분결핍성 빈혈은 생후 6~8개월까지 거의 나타나지 않는다.

모유는 면역력 강화에 도움이 되므로 모유 수유아는 인공 수유아보다 감염, 즉 장염, 설사, 호흡기계 감염이 잘 일어나지 않는다. 또한 모유는 이종 단백질이 인체로 들어가는 것을 막아 알레르기를 일으키지 않고 아기의 발달과 면역, 신경, 피부 등 여러 기관의 성장을 촉진시키는 요소(growth-promoting factors)도 포함하고 있다. 어머니에게 나타나는 모유 수유의 장점으로는 아기의 빠는 반사가 어머니의 뇌를 자극해 자궁수축을 일으키는 호르몬인 옥시토신의 생성을 자극하므로 산후 건강을 회복하는 데 도움을 준다. 모유 수유에는 많은 에너지가 필요하므로 임신 중 모체의 피하에 축적된 지방이 사용되어 임신 전의 모습으로 쉽게 회복될 수 있다. 심리적인 이점으로는 수유 시 정서적 기쁨을 느끼므로 산후우울감이 적게 나타나며, 어머니와 아기 사이에 강한 애착관계가 발달한다.

(4) 산욕기 건강문제

① 산후 감염

'산욕열' 혹은 '산욕기 감염'이라고도 하며, 주로 자궁내막에 염증이 생겨 주위 조직에 전파된다. 산후 체온 상승(38℃가 2일 이상 지속)은 대부분 산후 감염에 의해 나타나므로 발열은 중요한 지침이 된다.[5]

자궁내막염은 산후 태반이 부착되었던 부위에 세균(연쇄상 구균, 포도상 구균, 대상균 등)이 침입함으로써 자궁내막 전체에 염증이 발생하는 것으로 대개 산후 72시간 후에 발병한다. 주로 의사나 간호사의 손이나 오염된 기구, 비말에 의해 감염되며, 출혈, 외상 등은 중요한 발생 요인이 된다.

5 출산 후 24시간 안에는 탈수로 인해 체온이 38℃까지 오를 수 있다. 하지만 그 이후 체온이 38℃가 넘으면 감염을 의심해볼 수 있다.

경증에서는 발열 상태가 수일간 계속되다가 정상으로 되나 중증일 때는 오한, 고열, 빈맥, 전신 권태, 식욕 부진, 두통, 하복부 통증, 오로의 악취 등이 수반된다. 감염이 자궁내막에만 있을 때는 보통 7~10일 후에 회복되나 복막염, 골반 혈전성 정맥염 등 주위 조직에 전파되었을 때는 수 주간 계속된다.

이때는 병원에 입원해 적극적인 치료를 받아야 한다. 치료는 우선 자궁수축제로 자궁을 수축시키고 혈액과 분비물 배양 검사를 통해 원인균을 찾아내 원인균에 가장 예민한 항생제를 사용한다. 반좌위를 취해 질 분비물의 배출을 원활하게 하고 수분을 섭취하고 안정을 취한다. 전염성이 높으므로 패드를 자주 교환하고 대소변을 본 후 회음과 항문을 앞에서 뒤로 닦고 손을 깨끗이 씻는다. 산후 감염은 의사, 간호사, 기타 돌보는 사람과 산모 자신의 손에 의해 전염되므로 손을 깨끗이 씻는 것이 중요하다. 특히 아기를 안거나 젖을 먹일 때는 손톱과 손가락 사이사이를 솔로 깨끗이 씻어 아기에게 감염되지 않도록 한다.

② 산후 출혈

분만 후 1시간 동안은 출혈 경향이 높다. 산후 출혈은 주로 자궁의 수축이 잘 되지 않거나 태반조직이 자궁에 남아 있을 때, 또 회음이나 경관에 열상이 있을 때 발생한다. 산후 출혈은 간혹 출혈량이 많아 쇼크에 빠질 수 있고 산모의 저항력이 약해 감염이 생길 가능성이 높다. 자궁수축이 잘 안 되어 나타나는 자궁 출혈의 경우에는 즉시 복벽을 통해 자궁을 잡고 마사지를 한다. 얼음주머니를 복부에 대는 것도 효과가 있다. 그래도 큰 효과가 없으면 자궁수축제로 치료해야 한다. 태반조직이 남아 있을 때는 시술을 통해 남은 태반을 제거해야 하며 회음 열상이 있을 때는 즉시 봉합 수술을 받는다.

3. 청장년의 건강 증진

청장년기에 신체 기능을 최적의 상태로 유지하기 위해서는 적절한 영양, 신체 활동, 그리고 효과적인 스트레스 관리가 필요하다. 반면 지나친 음주와 흡연, 약물 복용, 스트레스는 신체 발달과 성장에 부정적인 영향을 미칠 수 있다.

1) 영양

청장년기의 칼로리 요구량은 성별, 나이, 신체 크기, 신체 활동의 양에 따라 다르다. 남성은 보통 하루 2,700~3,000kcal를, 여성은 1,600~2,100kcal를 필요로 한다. 또한 하루 섭취량 중 15%는 단백질로, 탄수화물은 50~60%로 구성하는 것이 바람직하다. 비타민은 가능한 한 음식으로부터 자연스럽게 섭취하는 것이 좋다. 과도한 지방 섭취는 혈중 콜레스테롤과 관련이 있고, 과도한 나트륨 섭취는 고혈압과 관련이 있으므로 청장년기부터 지방과 나트륨의 섭취에 신경을 쓸 필요가 있다.

2) 신체 활동

유산소 운동은 큰 신체 근육을 사용하는 운동으로 빠르게 걷기, 자전거 타기, 달리기 등이 있다. 이는 심박출량 및 대사량을 높이며 근력, 내구력, 힘, 유연성을 발달시킨다. 역기 들기와 같은 저항성 운동은 칼로리 소모는 적지만 근육의 질량을 늘리고 대사율을 유지시켜주는 장점이 있으므로 유산소 운동과 저항성 운동을 적절히 배합해 하는 것이 좋다. 심혈관계 건강을 위해 최소 30분 이상의 운동을 1주일에 3~5회 하는 것이 좋다. 적절한 신체 활동은 건강 증진의 필수 요소이며 충분치 못한 신체 활동은 피로,

두통, 요통, 관절 통증 등을 유발할 수 있다.

3) 비만 관리

비만은 사망률과 직접적인 관계가 있다고 보고되고 있으며 고혈압, 당뇨, 고콜레스테롤혈증뿐만 아니라 담낭 질환, 간경화, 신장 질환 및 일부 암과도 연관이 있다. 또한 비만으로 인한 과도한 체중은 관절염 또는 요통을 유발할 수도 있다.

체중 감소를 위해서는 식이와 운동을 병행하는 것이 좋다. 1g의 지방은 9kcal의 열량을, 1g의 탄수화물은 4kcal의 열량을 내므로 체중 감소를 위해서는 지방이 적은 음식을 섭취하는 것이 효과적이다. 속성으로 다이어트를 할 경우 시간이 지나면서 체중이 점차 증가하는 요요 현상이 나타날 수도 있다.

4. 청장년의 주요 건강문제 관리

1) 성 매개 감염

성 매개 감염(sexually transmitted infection, STI)이란 성 접촉에 의해 감염될 수 있는 모든 전염병들을 총칭하는 말이다.[6] 흔히 일반인들 사이에서는 성 매개 감염이라고 하면 '성병(venereal disease)'을 떠올리는 경향이 있어 실제로 성 매개 감염을 성병과 혼동하는 경우가 많다. 그러나 성 매개 감염의 정의를 살펴보면 그 의미에서 약간의 차이가 있음을 알 수 있다.

성병이란 감염을 유발하는 선행 요인이 거의 대부분 성교 자체에 의해 전파되는 질환을 말하지만, 성 매개 감염이라고 하면 성교뿐 아니라 그 외의

6 성 매개 감염이 발견되면 성 파트너에게 그 사실을 알리고 검사와 치료를 받도록 해야 한다.

다양하고 긴밀한 신체적 접촉을 통해서도 전파될 수 있는 질환들을 포함한다. 다시 말해서 성 매개 감염은 성교 및 성적 접촉을 통해 전파될 수 있는 광의의 성병을 말하는 것이다.

① 임균성 요도염

임균성 요도염은 'Neisseria gonorrhoeae'라는 임균(gonococcus)에 의해 발생하는 질환으로 흔히 '임질'이라고 불리는 성병을 말한다.

증상은 대개 임질 환자와의 성 접촉이 있은 지 2~10일(보통 2~5일)이 지난 후 주로 요도의 불쾌감, 통증, 작열감, 빈뇨 증상과 함께 특징적인 크림색의 진한 농성 분비물을 보인다. 남성 환자의 90% 정도가 증상을 호소하는 반면, 여성 환자의 90%는 별다른 증상을 호소하지 않으며 이로 인해 진단이 늦어지는 경우가 많다. 자궁경부나 난관에까지 감염이 확산되어 골반염이 유발되면 차후 불임과 자궁 외 임신을 초래하기도 한다.

② 비임균성 요도염

임균성 요도염을 제외한 모든 요도염을 가리켜 비임균성 요도염이라고 부르며 최근 들어 발생 빈도가 계속 증가하고 있다. 이 질환은 클라미디아(Chlamydia trachomatis), 트리코모나스(Trichomonas vaginalis), 칸디다(Candida albicans), 단순포진 바이러스(Herpes simplex virus) 등 여러 원인균과 바이러스에 의해 발생하나, 그중 클라미디아가 가장 흔해 전체 원인균 중에서 약 40~60%를 차지한다.

증상은 대개 성 접촉 후 1주일 내지 1개월(보통 10~14일)의 잠복기를 거친 후 발생하며, 요도의 불쾌감, 작열감, 가려움, 빈뇨, 배뇨 곤란, 요도 분비물 등의 증상이 임질과 유사하지만 정도가 보다 경미하다.

③ 연성하감

연성하감은 'Haemophilus ducrey'라는 균에 의해 발생하며 대부분 성기 부위에 동통성 궤양을 형성하는 질환이다.

증상은 성 접촉 후 2~5일이 지나면 발생하는데, 발생 초기에는 농포의 형태를 보이지만 금방 터져서 얕은 궤양을 형성한다. 궤양은 경계가 명확하고 주변은 충혈되어 보이며 궤양을 만지면 쉽게 출혈이 일어난다. 심한 통증을 동반하는 다발성 병변을 보인다. 환자의 50% 정도에서는 궤양과 동측의 서혜부(사타구니) 임파선에 통증을 동반한 임파선염이 나타난다.

④ 매독

매독은 'Treponema pallidum'이라는 균에 의해 1, 2, 3기의 병기를 거쳐 발생하며 성 접촉이나 태반을 통해 인체에 질병을 일으킨다. 초기에는 동통이 없는 작은 병소가 접촉 부위(성기, 입)에 발생하며 그 후 사라졌다가 다시 진행된다. 대부분의 성병들이 주로 성기 및 성기 주위에 국한된 증상을 유발하는 반면, 매독은 혈행을 통한 매독균의 이동으로 인해 성기 부위뿐 아니라 인체 여러 장기에 증상을 일으킬 수 있다. 또한 매독균은 태반을 통과할 수 있어서 매독에 걸린 임산부는 태아에게도 감염을 전파시킬 수 있다. 그러므로 결혼 전 혹은 적어도 임신 초기에 혈청 검사를 통해 매독 감염 여부를 확인하고 양성 반응이 나오면 치료해야 한다.

⑤ 음부포진

음부포진은 성관계와 같은 긴밀한 접촉으로 인해 단순포진 바이러스(Herpes simplex virus)가 성기 부위 피부와 점막에 감염되어 발생한다. 피부 병변은 군집된 수포와 미란으로 나타난다. 피부 병변과 함께 감염된 부위의 동통, 가려움, 배뇨 곤란, 발열, 근육통, 무력감 등을 동반한 전신 증상이 흔하다. 음부포진은 재발이 흔하고 무증상 감염기에 전파가 이루어지므로 콘돔 사용이 권장된다.

⑥ 첨형 콘딜로마(성기 사마귀)

인간유두종 바이러스(Human papilloma virus, HPV)에 의해 성기 부위가 감염되어 발생하며 주로 남성의 음경 포피로 덮인 부분, 요도 내부, 항문 주변이나 여성의 외음부, 자궁경부와 같이 습윤하고 체모가 없는 부분에 발생한다. 잠복기는 3주에서 8개월(평균 3개월)이다. 병변의 모양은 산딸기나 닭 볏과 유사한 모양을 보인다. 비교적 전염력과 잠복 감염의 빈도가 높아서 눈에 보이는 병변을 모두 제거하더라도 치료 후 재발이 빈번하다. 현재 이에 반응하는 백신이 개발되어 국내외에서 일정 나이의 여아와 남아에게 기본 접종으로 권장하고 있다.

⑦ 트리코모나스증

남성보다는 여성들에게 문제가 되며 트리코모나스(Trichomonas vaginalis)라는 원충류에 의한 감염으로 인해 발생한다. 여성의 질, 요도, 방광, 자궁경부 등에 염증 반응을 일으키며 가려움증, 작열감, 농성 분비물 등이 흔히 관찰되는 증상이다.

⑧ 칸디다증

칸디다(Candida albicans)라는 진균(곰팡이)에 의한 감염성 질환이다. 남성보다는 여성에게서 증상이 심해 우윳빛의 짙은 질 분비물과 함께 가려움증, 작열감, 배뇨통을 유발한다. 남성이 감염되었을 때 증상이 경미해도 여성 환자 치료 시 같이 치료하는 것이 중요하다.

⑨ 면역결핍성 바이러스

면역결핍성 바이러스(Human Immunodeficiency Virus, HIV)는 에이즈

(Acquired Immunodeficiency Syndrome, AIDS)를 발생시키는 바이러스로 에이즈는 면역 기능이 점차 약화되어 결국 사망에 이르는 질병이다. 면역결핍성 바이러스는 병균에 저항하는 T-4림프구 수를 줄여 저항력을 억제하므로 다른 병균에 쉽게 감염되게 한다. 이러한 감염과 같은 이차적 합병증에 의해 회복할 수 없는 상태에 이르는 병을 에이즈라고 한다. 에이즈는 HIV 보균자와 성행위를 하거나 감염된 혈액을 수혈받았을 때, 감염된 어머니로부터 태아가 감염되는 수직 감염 등에 의해 발생한다. 오랜 잠복기를 거치므로 즉시 증상이 나타나지 않을 수도 있고 감기와 같은 증상과 열, 심한 피로감, 체중 감소, 칸디다증의 초기 증상이 나타나기도 한다.

임신하면 태아에게 전달되어 신생아가 선천성 HIV 감염자가 된다. 신생아는 성장발달이 늦고 질병에 잘 걸려 결국 사망에까지 이를 수 있다. 최근에는 어머니로부터 수직 감염되는 어린이 에이즈 환자가 늘고 있다. 그러므로 임신 중에 다른 성병 검사와 함께 에이즈 검사를 꼭 해서 양성일 경우 치료해야 한다. 성교할 때 콘돔을 사용하면 어느 정도 예방이 가능하다.

2) 십이지장궤양

위궤양과 더불어 십이지장궤양은 불안, 긴장, 피로 등의 정신적인 인자가 관계되어 발생하는 이른바 현대병의 일종으로, 모든 소화성 궤양의 약 80%를 차지한다.

① 원인

십이지장궤양은 위산이 과다하게 분비되어 십이지장의 점막이 헐어 궤양을 형성하거나, 위산 분비는 정상이나 위산 배출이 빠른 경우 위산이 십이지장 점막을 자극해 발생하기도 한다. 주로 십이지장 두부에서 많이 발생한다.

소화기계에 영향을 미치는 공격 인자와 방어 인자가 있어 서로 평형이 깨질 때 궤양이 발생한다. 공격 인자로는 위산, 펩신, 알코올, 아스피린이나 부신피질 호르몬제 같은 약물 등이 있으며, 방어 인자로는 점막의 저항, 점액, 국소 점막의 혈류 등이 있다. 십이지장궤양은 공격 인자가 방어 인자보다 강한 경우에 발생한다. 십이지장궤양은 비교적 젊은 20~30대 남자에게 많이 발생하며, 특히 스트레스가 많은 정신노동자, 수면이 부족한 직업에 종사하는 사람, 식사 시간이 불규칙한 사람, 담배를 많이 피우는 사람에게 많이 발생한다.

② 증상

증상은 공복 시에 명치 부위가 쓰리고 아프다. 식후 약 2~3시간 후에 속이 쓰리며 밤에 자다가 통증으로 깨어나기도 한다. 이때 음식이나 제산제를 먹으면 통증이 가라앉는 경우가 많다.

대체적으로 십이지장궤양은 발생 기전이 복잡하고 여러 인자들이 복합적으로 작용하기 때문에 재발이 되는 이유는 확실하지 않으나, 음주, 흡연, 위산 과다 분비, 자극 있는 음식이나 약물 등이 영향을 미친다고 알려져 있다.

③ 치료

치료 방법으로는 크게 악화 인자의 제거와 약물요법으로 나눌 수 있다. 악화 인자를 제거하기 위해서는 금연, 금주가 필요하며 너무 짠 음식이나 불에 지지거나 구워서 탄 음식은 위장을 자극하므로 피해야 한다. 우유 섭취 역시 우유 안에 들어 있는 많은 양의 칼슘 성분이 위산 분비를 자극하므로 피하는 것이 좋으며, 부득이한 경우 미지근한 물을 함께 복용하면 도움이 된다. 약물요법은 통증을 완화하고 궤양의 치유를 촉진시키며 합병증이나 재발을 예방하는 데 그 목적이 있다. 사용되는 약제는 궤양의 원인에 따라 다른데, 헬리코박터균이 있으면 균을 박멸하는 치료를 하고 다른 약제 등에 의해 발생한 경우는 위산 분비를 차단하는 약제를 복용한다. 정확한 진단을 받지 않고 제산제나 산 분비 억제제를 복용하거나, 제균요법을 맹목적으로 시행하는 것은 바람직하지 못하다. 정기적인 진찰과 약물요법이 필요하며, 특히 육체적·정신적 스트레스를 피하는 생활을 하는 것이 재발 방지에 도움을 준다.

3) 간염

간염은 간의 염증을 의미한다. 간의 염증은 바이러스, 세균 혹은 독물질 등이 원인이 될 수 있다. 보통 황달이 나타나고 간에 압통과 다른 전신 증상이 나타날 수 있다. 우리나라의 B형 간염 감염률은 선진국에 비해 월등히 높고, 간암으로의 이행률이 높아 1995년 제3종 전염병으로 지정했다.

① 분류

급성 간염의 원인은 바이러스, 알코올, 화학 독성물질, 약물 등 여러 가지가 있으나 바이러스가 가장 흔하다. 바이러스성 간염의 주요 형태는 A형, B형, C형, 델타(Delta)형, E형, G형 간염으로 분류된다.

가. A형 간염

주로 10세 미만의 소아에게서 많이 발생하며 10세 이상에서는 대부분 자신도 모르게 앓고 나아서 A형 바이러스 간염 항체를 가지고 있으며 평생 면역 상태가 된다.

잠복기가 짧고, 환자의 대변 접촉, 오염된 물이나 우유, 음식물, 특히 오염된 물에서 자란 조개류를 익히지 않고 섭취할 경우 전염이 되며 가끔 집단으로 발생하는 경우도 있다. A형 간염은 전염성이 매우 강하지만, 대부분 잘 치유되고 만성 간염으로 진행되지 않으며 보균자가 발생하지 않는 것이 특징이다.

나. B형 간염

B형 간염 바이러스는 침이나 정액과 같은 체액에 의해 전염될 수 있다. 전파 경로는 다양해서 술잔을 돌리거나 아이들이 껌이나 사탕을 돌려가며 먹는 경우에도 발생하고, 칫솔, 수건, 면도기, 키스, 성교, 주사바늘, 침, 치과 기구 등의 의료 기구를 통해서나 수혈 등으로도 감염된다. 특히 간염 보균자 엄마에게서 태어난 신생아는 태어나면서부터 수직 감염이 되어 잘 치료되지 않는 간염 환자가 되는 경우가 많다.

B형 간염 보균자란 과거에 B형 간염을 앓아 현재까지 혈액 속에 바이러스를 가지고 있으면서 별다른 증상이 없는 사람을 말하는데, 우리나라는 선진국에 비해 B형 간염 보균자가 많아 현재 전 인구의 10%를 차지하고 있으며, B형 간염 환자의 약 3~10%는 수년간 또는 평생 만성 보균자가 될 수도 있다. 급성 B형 간염은 대부분 잘 치유되지만 약 10~20%는 만성 간염으로 진행될 수도 있다.

다. C형 간염

혈액을 통해 비경구적으로 사람과 접촉함으로써, 그리고 감염자의 대변에 오염된 것을 섭취함으로써 감염된다. B형 간염과 유사하게 보균자에 의해 전파되고, 수혈받은 환자에게서 많이 발생하며, 본인도 모르게 서서히 진행되어 만성적으로 이행되는 경우가 많다. 약 90% 정도는 만성 간염으로 진행된다.

라. 기타 유형

델타형 간염은 혈액을 통해서만 전염되며 대부분의 환자는 약물 중독자나, 혈우병 환자와 같은 혈액이나 혈액 제품(혈액 추출물) 사용자들이다.

E형 간염은 일차적으로 젊은 성인에게 발생하는 수인성 바이러스가 원인이다. 잠복기가 짧으며 만성으로 진행하는 경우가 드물다. 위험 요인은 E형

간염이 유행하는 지역을 여행하거나, E형 간염 바이러스에 오염된 음식이나 물을 먹고 마시는 것 등이다.

G형 간염은 B형 간염과 같이 주로 감염된 혈액 제제를 통해 전파된다. 그러나 정확한 병인과 예후에 대해서는 밝혀진 바가 없으며 현재 연구 중에 있다.

② 증상

간염은 특이한 초기 증상이 나타나지 않는 경우가 많다. 처음에는 미열, 근육통, 관절통과 같은 감기 몸살 비슷한 증상으로 시작해 전신 피로감, 식욕 감퇴, 구역질과 구토, 소화불량, 우상복부 불쾌감을 호소한다. 황달은 모든 환자에게 나타나는 것은 아니며 오히려 황달이 없는 경우가 더 많다. 황달이 생기면 눈의 흰자위와 피부가 노랗게 되고 소변 색깔도 간장이나 홍차처럼 적황색으로 진해지는데, 황달은 보통 4~6주 정도 지속되어 나타나다가 차차 없어진다.

③ 진단

혈액 검사를 통해 간염 항원과 항체를 확인하고 간 기능 검사를 해서 진단한다. A형 간염은 A형 간염 항체를 검사한다. B형 간염은 B형 간염 표면 항원과 항체, e항원과 항체를 검사한다. B형 간염의 표면 항원은 감염 6~8주 후에 혈액에 나타나서 3~4개월간 지속되다가 없어지는데 만약 6개월 이상 지속되면 보균자라고 할 수 있다. e항원이 양성이면 전염성이 강하고 만성화가 되기 쉬우며 모계 수직 감염과 관계가 깊다. 급성 B형 간염은 대부분 2~4개월이 경과하면 자연 치유된다.

④ 치료

증상이 없어질 때까지 충분한 휴식을 취하며 그 후에도 과로를 피한다.

식욕이 감퇴되고 간의 대사가 잘 되지 않으므로 소화가 잘되는 고단백 식이를 하루에 4~6회에 걸쳐서 조금씩 자주 먹는다. 간에 나쁜 영향을 미치는 술이나 타이레놀 등의 약제는 피한다. 간염의 치료 상태를 알아보기 위해 정기적으로 혈액을 뽑아 간 기능 검사를 실시한다. 황달로 인한 피부 가려움증이 있을 때는 면으로 된 옷을 입고 방을 시원하게 하며 미지근한 물로 목욕을 한다.

⑤ 예방

A형 간염과 C형 간염은 감염된 사람의 분변에 오염된 음식물을 섭취함으로써 감염되므로 개인위생을 유지하는 것이 중요하다. B형 간염 감염자나 보균자들의 경우 개인위생을 지킴으로써 타인에게 전염되는 것을 막을 수 있다. 특히 면도기, 칫솔, 목욕 수건, 담배, 그 밖에 다른 개인용품들을 다른 사람과 함께 사용해서는 안 된다.

A형 간염 바이러스의 감염을 예방하는 방법 중 하나가 수돗물 공급을 관리하는 것이다. 예컨대 A형 간염은 음식물을 통해 전염될 수 있으므로 A형 간염에 걸린 사람들은 음식물 취급업소에서 일하는 것을 금지해야 하며 외식을 삼가고 가정에서 식사하는 것이 필요하다.

B형 간염은 감염된 대상자의 혈청에 의해 전염되므로 혈액, 혈액 제품(혈액 추출물), 피부를 찌르거나 혈관에 접촉하는 기구들은 모두 잠재적인 오염원이 될 수 있으므로 주의해야 한다. 또 반드시 필요한 경우에 한해서만 수혈을 하고, 철저한 검사를 거친 혈액을 수혈함으로써 감염을 줄일 수 있다. 모든 의료기관에서는 일회용 주사기와 바늘을 사용하고 일회용이 아닌 경우에는 철저히 멸균해야 전염을 예방할 수 있다. 가장 적극적인 예방책은 간염 예방접종이다.

4) 외상

① 두부 외상

사망의 직접적인 사인으로는 두부 외상이 가장 많다. 통계청의 발표에 의하면 사고로 인한 사망의 원인 중 1위는 두부와 경부 손상이며 성인 두부 손상의 1/2, 소아 두부 손상의 1/3이 교통사고에 의해 발생하는 것으로 보고하고 있다.

사람들은 살아가면서 이러한 사고의 위험에 항상 노출되어 있다. 특히 급성/만성 알코올 중독자나 마약 중독자, 차량 운행 시 안전벨트, 헬멧 등의 보호장비를 사용하지 않은 사람들, 적절한 안전장비 없이 레크리에이션이나 스포츠를 즐기는 사람들의 경우 특히 두부 외상을 입을 가능성이 높다.

두부에는 신체를 전체적으로 조절하는 뇌 신경이 있으며, 두개골과 뇌막, 뇌척수액 등이 이를 보호하고 있다. 그러므로 두부에 손상을 받게 되면 두개골과 뇌막, 혈관, 뇌와 그 부속물들도 치명적인 손상을 받게 된다. 대부분의 경우 두부가 손상을 받으면 처음에는 크게 이상 증상을 발견할 수 없으나 시간이 경과하면서 치명적인 신체 변화가 나타날 수 있으므로 두부 손상 환자의 신경학적인 검사는 주의 깊게 행해져야 한다.

두부 손상의 직접적인 원인은 충격-압박, 가속-감속 기전 중 하나에 의해 또는 복합적으로 발생한다. 충격-압박 기전은 뇌에 직접적인 둔상을 유발한다. 골절이나 열상은 충격이 두개골의 충격 흡수 범위를 초과해 전달될 때 일어난다. 또한 직접 충격이 뇌 실질조직에 그대로 전달되기도 한다. 이러한 손상 유형은 대부분 폭행이나 신체 학대로 인해 발생한다. 가속-감속 기전은 대부분 자동차 사고로 인해 발생한다. 교통사고로 인한 충돌 시 머리가 고정된 물체에 부딪히거나 갑자기 뒤로 젖혀질 때, 갑작스러운 감속, 가속력이 두개골에 전달되어 골절이 발생하기도 하고 충격파가 뇌 실질조직에 전달되어 뇌 손상을 입히기도 한다.

특히 두부 외상 환자는 경추 손상을 동반하는 경우가 많으므로 확인이 될 때까지 경추 손상을 입은 것으로 가정하고 이에 준해서 처치해야 한다. 또한 심한 두부 외상을 입은 환자들 중 30%는 최소한 한 군데 이상의 다른 기관에 중대한 손상을 입고 있는 경우가 흔하다. 그러나 외상 초기에는 이러한 기관들의 손상을 발견하기 어려운 경우도 많다. 기타 흔한 동반 손상 부위는 눈, 얼굴, 가슴 그리고 복부이다.

두부 외상은 일차적으로 두개골 골절, 경막하 혈종, 두개내 좌상을 초래하고, 이러한 일차 손상 이후에 발생하는 이차 손상은 저산소혈증, 두개내 부종, 고이산화탄소혈증, 저혈압, 두개내압 상승 등을 유발한다.

두부 외상 발생 시에는 초기 응급처치와 적절한 치료가 환자의 회복에 중요한 역할을 한다. 또한 의식 수준, 지남력 관찰, 통각에 대한 반응, 사지의 운동 및 지각 기능, 동공의 크기와 반응, 반사(reflex), 활력 징후 등의 신경학적인 검사도 주의 깊게 이루어져야 한다.

② 척수 손상

척추 손상은 교통사고, 낙상, 기계적 손상 등 다양한 원인에 의해 발생하는데, 비교적 활동이 왕성한 20~40세 남자에게 많이 발생하며 심한 경우에는 재활을 요하는 중요한 만성적 건강문제가 된다. 척추 손상으로 인한 운동 및 감각 장애는 손상된 척수의 위치에 따라 다르다.

경수 손상은 관통, 낙상, 수영, 다이빙 등 목의 외상으로 흔히 발생한다. 경추는 굴곡성이 크고 단단히 고정되어 있으며, 뇌와 두개골의 모든 무게를 지탱한다. 제2경추나 제3경추가 손상되면 호흡마비, 완전 이완, 반사 기능 소실 등으로 사지마비를 동반하게 되며, 심하면 호흡마비로 사망할 수도 있다. 따라서 사고 예방대책, 즉 안전운전을 위한 규칙, 등산·수영 시 주의할 사항 등에 대해 교육받고 이를 지키려는 노력이 필요하다.

흉수의 경우 제12흉추가 가장 손상받기 쉬우며 흔히 완전 손상으로 하지마비를 동반한다. 요수 손상은 전방 전위를 동반한 압박골절로 인해 제12흉추와 제1요추, 제5요추에 흔하게 발생하며 이때는 완전 이완성 하지마비, 심부 반사의 상실, 요정체, 변실금, 감각 상실, 심한 요통이 일어난다.

사고 현장에서 척수 손상의 가능성이 있다고 판단되는 경우 환자 취급에 각별한 주의를 요한다. 만약 척수 손상이 염려되는 환자가 발생했을 때에는 특히 등이나 목 부분을 굴절시키지 않도록 하여 평평한 곳에 똑바른 중립 자세로 눕히고 환자를 도울 만한 의료진이 올 때까지 움직이지 않도록 한다. 환자의 목 부분 손상이 염려된다면 환자의 머리를 올려주거나 가슴 쪽으로 굴절시키지 않도록 주의한다. 만약에 환자가 다리를 움직이거나 들어 올리는 것이 곤란하다면 이는 흉부나 요부의 척추 손상이 의심되므로 환자의 체위는 어깨에서부터 등, 그리고 둔부를 일직선이 되도록 하고 환자를 옮길 때에는 적어도 네 사람이 동시에 환자를 움직여 척추에 더 이상의 손상이 발생하지 않도록 한다.

5) 만성피로증후군

1개월 이상 지속되는 피로를 '지속성 피로'라고 하고 그중 원인에 관계없이 6개월 이상 지속되거나 반복되는 피로를 '만성 피로'라고 한다. 만성피로증후군은 잠깐의 휴식으로 회복되는 일과성 피로와 달리, 휴식을 취해도 호전되지 않으면서 환자를 매우 쇠약하게 만드는 피로가 지속된다.

① 원인

만성피로증후군의 원인은 아직까지 확실하게 밝혀지지 않았으나 바이러스 감염을 포함한 각종 감염증, 일과성 외상 혹은 충격, 극심한 스트레스, 독성물질 등이 그 원인으로 거론되고 있다.

② 증상

만성피로증후군 환자들이 주로 호소하는 증상은 만성 피로, 운동 후 심한 피로, 집중력 저하, 수면 장애, 두통, 근육통, 위장 장애, 전신 통증, 무력감, 수족냉증, 광선기피증, 어지럼증 등이다. 만성피로증후군의 진단을 위해 가장 일반적으로 사용되는 기준은 다음과 같다.

- 1단계: a) 6개월 이상 지속되거나 반복되는 만성적인 피로 증상을 느끼면서, b) 병원에서 진찰을 받고 검사를 해보아도 특별한 원인이 밝혀지지 않고, c) 충분히 휴식을 취하고 일을 줄여도 피로 증상이 좋아지지 않으면서, d) 피로 증상 때문에 이전에 비해 업무 능력이 현저히 떨어지는 경우
- 2단계: 위와 같은 사람들이 e) 기억력이나 집중력의 감소, f) 인두통, 목이나 겨드랑이 임파선의 비대 및 통증, 근육통, 관절통, 평소와는 다른 새로운 두통, g) 잠을 자고 일어나도 상쾌하지 않은 증상이 있거나, h) 평소와는 달리 운동을 하고 난 후 24시간 이상 심한 피로감이 지속되는 경우

위의 8가지 증상 중 4가지 이상의 증상이 6개월 이상 지속되거나 반복적으로 느껴질 때에는 만성피로증후군으로 진단할 수 있다.

③ 치료

만성피로증후군의 원인이 명확하게 밝혀지지 않았기 때문에 치료 방법도 확립되어 있지 않으나 현재까지 증상의 호전에 도움이 되는 비교적 안정적인 치료법은 항우울제, 부신피질 호르몬제, 앰프리젠 등을 이용한 약물 치료, 인지 행동 치료 등이 있다.

만성피로증후군을 치료하기 위해서는 식이요법의 경우 자극적인 음식을 피하고 저지방, 고단백 음식 섭취, 소량의 음식을 자주 섭취, 카페인, 니코틴 섭취 제한, 수분 섭취, 지나친 유제품 섭취는 피할 것이 권장된다. 유산소

운동도 증상의 호전에 도움이 된다. 만성피로증후군을 예방하기 위해 평소 규칙적인 운동을 하고 금연, 절주하고 적절한 체중을 유지하도록 하며 충분한 수면을 취한다. 또한 균형 잡힌 식사를 하고 스트레스에 긍정적으로 대처하는 법을 배우며 습관성 약물 사용을 피한다.

■ 참고문헌

강경아·김신정·조경미 역(2016), 『인간 성장과 발달: 생애주기별 접근』, J. M. Thies & J. F. Travers의 *Growth and Development through the Lifespan*, 정문각.

국가정보포털의학정보 http://health.mw.go.kr/HealthInfoArea/HealthInfo/View.do?idx=3080

미국질병통제예방센터 홈페이지 https://www.cdc.gov/

서울대학교병원 의학정보, 서울대학교병원 홈페이지 http://www.snuh.org/

성경미·현명선·구정아·신현숙·황원주·진주혜·박형란(2014), 『인간성장과 발달』, 고문사.

신경림 외(2012), 『성인간호학』, 현문사.

정연·정선영·최나영·정소영 역(2016), 『인간 발달과 건강증진: 생애주기에 따른 여행』, E. U. Polan & D. R. Taylor의 *Journey across the Life Span: Human Development and Health Promotion*, 현문사.

지영주 외(2015), 『인간성장발달』, 퍼시픽북스.

하영수 외(2016), 『여성 모성간호학』 I·II, 신광출판사.

Adler, A.(1927), *Understanding Human Nature*, Philadelphia: Chilton.

Erikson, E. H.(1964), *Insight and Responsibility*, New York: Norton.

Kohlberg, L.(1973), "The Claim to Moral Adequacy of a Highest Stage of Moral Judgment", *Journal of Philosophy*, 70(18), 630~646.

Maslow, A. H.(1970), *Motivation and Personality*(2nd ed.), Philadelphia: Sannders.

White, R. W.(1952), *Lives in Progress: A Study of the Natural Growth of Personality*(3th ed.), N.Y.: Holt, Rinehart and Winston.

중년의 건강 관리

제6장

1. 중년의 발달특성

중년기는 일반적으로 40세부터 65세 이전까지의 기간을 말한다. 이 시기에는 신체 기능의 저하와 갱년기 증상의 발현 및 만성 질환으로 인한 증상이 발생하기 시작해 신체 건강 관련 이슈가 증가한다. 중년기에는 특히 세포, 지각, 대사 작용의 변화로 인한 건강문제로 자신의 연령을 의식하기 시작한다. 반면에 인지발달은 증가하고 사회에서 개인의 위치를 확립하는 시기이기도 하다.

1) 신체적 특성

중년기에 나타나는 주요 신체적 변화를 정리하면 다음과 같다.[1]

1 중년기 신체적 변화
- 세포의 변화: 일부 세포의 위축, 근육세포의 약화
- 지각의 변화: 시각과 청각 약화
- 대사 작용의 변화: 신진대사 저하

(1) 세포의 변화

중년에는 일부 세포의 위축이 일어난다. 특히 피부 지방질이 감소하고 아교질(collagen)과 탄력성 섬유질이 위축되면서 피부는 늘어지고 주름이 생기게 된다. 또한 모발이 색소를 상실해서 흰색으로 변하며, 여성의 경우 모발이 가늘어지고 남성의 경우 탈모 증상이 일어나게 된다. 이와 같은 모발의 변화는 개인의 인상에 변화를 가져온다.

골격 근육계에도 골격의 정밀도가 감소하고, 척추의 압박을 받게 되므로 요통이 발생한다. 또한 관절의 손상으로 통증을 호소하기도 하며 비만증이 있는 경우 그 증상이 악화된다. 근력이 점차 감소하고 근육세포가 지방질이나 결체조직으로 대치되면서 힘이 감소하고 탄력을 잃게 된다. 이러한 결과로 근육이 반응하는 속도가 늦어지고 힘도 감소하게 된다.

(2) 지각의 변화

눈은 수정체의 탄력성 감소로 초점이 정확하게 모여지지 않음으로써 노안(老眼)이 진행되어 독서를 할 때는 돋보기를 사용하게 된다. 또한 각막의 투과성이 감소하고 빛을 받는 양이 감소하므로 시력의 선명도와 투과성이 떨어진다.

중년기에는 청각 기능도 점진적으로 상실된다. 청각 기능의 상실은 남성이 여성보다 빨리 시작되나 진행 과정은 여성이 남성보다 더 빠르다. 청각 능력이 상실되면서 의사소통에 장애가 생길 수 있으며 이로 인해 인간관계가 원만히 이루어지지 않아 소외감을 느낄 수 있다. 청각 기능의 저하는 시력 기능의 저하보다 흔하지는 않지만 청각의 변화는 자아 존중감 저하 혹은 사회적 고립으로 이어질 수 있어 심각한 건강문제로 인식될 수 있다. 중년기에 접어든 대상자에게는 이러한 변화가 정상적인 것임을 인식시켜 변화를 수용할 수 있도록 도와주어야 한다.

(3) 대사 작용의 변화

중년기에는 신진대사의 저하와 같은 신체적인 변화와 앉아서 일을 하는 생활 방식으로 인해 심박출량, 폐활량이 감소하게 된다. 내분비계는 연령이 증가함에 따라 호르몬 분비량이 감소한다. 췌장에서 인슐린의 분비가 감소하므로 당뇨병 발생률이 증가하며, 아드레날린호르몬의 감소로 스트레스와 온도의 변화에 대처할 수 있는 능력이 저하된다. 질병이나 외상 후 회복 과정이 느려지므로 수술이나 입원을 요하는 경우에는 의료인이나 가족의 정서적 지지가 필요하며, 감기나 독감을 앓는 경우에는 청년보다 장기간의 간호가 요구된다.

2) 인지적 특성

중년에는 정신적 감퇴는 미비해 지적 능력이 최고에 달하며 인지적 발달도 증가한다.[2] 정화된 지적 능력은 생활경험을 풍부하게 하고 확장시키며 두뇌 기능도 중년기 동안 계속 상승한다. 반면에 기억력은 약간 감퇴하는 경향도 있다. 정보를 언어로 전달하는 능력은 청년보다 떨어진다. 중년기에는 경험을 통해 얻은 성숙함과 융통성, 유머와 신념이 증가하며 자신을 지적으로 성장시키는 동기 부여도 증가하게 된다. 지식을 생활경험에 적용할 수 있으므로 의미 있는 학습을 하게 된다.

에릭슨(Erik Erikson)에 의하면, 중년기는 침체와 생산 사이에서 갈등을 겪는 시기로 자연스럽게 청년기를 뒤돌아보며 자기 성찰을 하는 시기이기도 하다. 따라서 미래에 공헌할 수 있는 능력은 물론 사회에서의 책임을 감당할 수 있는 잠재력이 발휘되는 시기이다. 뉴가튼(Bernice L. Neugarten)은

2 중년기 인지적 변화
- 지적 능력 증가
- 기억력 감퇴
- 침체와 생산 사이에서 갈등

생의 후반기의 개성 변화에 관한 연구에서 에릭슨이 언급한 중년기의 생산성 개념을 지지했다. 뉴가튼은 중년기의 시작인 40대는 욕구 충족을 위해 에너지를 갖고 있다고 느끼며 아무런 보상도 없는 외적 환경에 대해 위험을 느낀다고 했다. 50대는 주요 전환기로서 내성(耐性)이 증가하고 자아나 시대관 또는 죽음에 관해 새로운 지각이 형성된다고 했다. 그러나 이 시기에 지나친 숙고나 자기 성찰은 경우에 따라서 중년기의 정신적 위기를 가져오기도 한다.

3) 갱년기 특성

여성과 남성의 갱년기 특성을 살펴보면 다음과 같다.[3]

(1) 여성의 갱년기 특성

폐경은 정상적인 생리적 작용으로 결코 병리적인 상태가 아니며, 여성 생애의 하나의 과도기적 측면으로서 45세에서 60세 사이에 경험한다. 이 시기는 난소가 감소하는 잔재성에 적응하는 시기이다.

폐경은 보통 50~51세에 주로 일어난다. 이 시기 동안에 일어나는 주된 신체 변화는 난소의 영구적이며 불가역적인 위축(atrophy)으로, 이때 에스트로겐과 프로게스테론 생산이 급격하게 감소한다. 이렇게 되면 배란이 정지된다.

여성은 폐경 전후 몇 년에 걸쳐 호르몬의 변화로 인한 증상을 경험한다. 예를 들면 유방이 부어오르고 만지면 아프며 심지어는 크기가 커지는데, 이것은 뇌하수체의 자극이 증가하기 때문에 무배란기 동안 에스트로겐 효과가 수정되지 않은 결과로 추측된다. 열감(hot flash)은 폐경기 징후의 증상 중 잘 알려진 것이다. 이러한 열감은 가슴 위로 더운 느낌을 주며, 목이

3 갱년기 특성
- 여성: 50세 전후 폐경으로 급격한 호르몬 변화
- 남성: 60세까지 점차적인 호르몬 변화

나 얼굴 등 상부로 전이되어간다. 열감은 예측할 수 없어서 갑작스럽게 발생하며 때로는 심한 발한이나 오한이 뒤따르기도 한다. 특히 밤에 더욱 심해져 수면을 방해하기도 하며 발한이 심해 침요를 갈아야 하는 경우도 있다. 이와 같이 열감이나 발한은 개인에 따라 다양하게 나타나는데 보통 불안한 경우나 흥분하거나 스트레스를 받을 때 더욱 심해진다. 또 다른 증상으로는 혈관운동계 징후로 손발이 차가워지고 현훈과 심계항진 등이 생기는 것이다. 혈관운동계 징후의 기전은 잘 알려져 있지 않으나 뇌하수체와 자율신경계 사이에 균형이 맞지 않기 때문에 일어나는 것으로 본다.

폐경 시 여성은 에스트로겐의 감소로 위축성 질염을 경험할 수 있다. 호르몬 감소로 질 상피세포가 얇아지고 혈액순환이 감소하며 점막이 위축되기 때문에 건조해지는 것이다. 질벽의 추벽이 얇아지고 윤활 작용이 줄어들어 성교 시 통증을 느낄 수 있고 질 점막이 쉽게 침식되어 출혈되거나 유착을 일으킬 수 있다. 위축성 질염 증상 중 가장 흔한 것은 소양증, 작열감, 성교 시 통증 등이다.

에스트로겐 결핍으로 인한 위축성 변화로는 자궁·방광·직장 등을 지지하던 근육이 긴장도와 힘을 잃게 되어 자궁탈, 방광류, 직장류 등을 일으키게 된다. 따라서 빈뇨, 급박뇨, 배뇨 시 작열감 등과 같은 비뇨기계 증상이 나타난다. 폐경기 여성은 특히 방광 감염이 일어나기 쉬우므로 개인위생에 관해 알고 있어야 한다. 폐경기에는 일반적으로 월경량이 줄어들고 주기가 다양하게 변화되어 불규칙하기도 하다. 월경통을 비롯해 자궁탈, 월경과다, 월경감소 등은 폐경을 예고하는 증상이다.

폐경기의 사회 심리적 변화로 여성이 생식력을 잃었다고 인식한다는 점은 인생에서 하나의 획기적인 사건이 되어 폐경을 자신의 죽음에 대한 상징으로 생각할 수 있다. 이들에게는 각 생애주기에 따른 발달과업을 인식시켜서 다른 사람들이 기대하는 점이 있다는 것을 보여줌으로써 도움을 줄 수 있다.

(2) 남성의 갱년기 특성

남성 역시 테스토스테론의 수치가 연령별로 차이가 있어서 20세에 절정을 이루다가 그 후 점차 떨어져 60세가 지나면 정력의 감소가 일어날 정도로 떨어진다. 갱년기인 이때에 남자는 열감, 발한, 불안, 우울, 악몽, 건망증 등을 경험하게 되는데, 남성의 갱년기에 뚜렷한 증상이 있는지에 대해서는 전문가들 사이에 일치된 견해가 없다. 중년 남성은 점차 남성다움과 성 능력이 감소하는 것을 경험하게 된다.

그러나 남성의 갱년기와 관련된 증상인 우울함, 조급함, 근심, 과민함, 두통, 건강염려증 등은 중년기의 남성이 젊은 사람들과의 경쟁에 대한 근심, 직업 기회의 감소 또는 현재의 생활 수준을 유지하면서 은퇴를 준비해야 하는 압박감에 의해서 유발될 수도 있다. 이러한 경우 치료를 받아야 할 수도 있다. 갱년기 남성의 사회 심리적 변화로 50세가 지난 남성에게서는 우울증과 자기 파괴적인 행동이 심각하게 증가하기도 한다.

결국 사회 심리적 변화는 중년 남녀가 다 갖게 되므로 부부가 서로 일치된 의견을 가지고 서로 지지할 수 있도록 노력해야 한다. 부부간에 큰 오해가 생길 가능성이 있으므로 상대방을 이해하며 오해를 해결하도록 서로 노력해야 한다.

2. 중년의 주요 건강문제 관리

1) 우울

우리는 흔히 '우울하다'는 말을 잘 한다. '우울'은 일상생활이나 다른 분야에서도 광범위하게 사용되는 용어이다. 이런 이유로 우울증을 병적인 것이라기보다 살다보면 누구나 겪을 수 있는 일시적인 현상으로 생각해 예방하기 어려운 면이 있다. 우울 장애라 함은 일시적으로 기분만 저하된 상태를 말하는 것이 아니라 생각의 내용, 사고 과정, 동기, 의욕, 관심, 행동, 수면, 신체 활동 등 전반적인 정신 기능이 저하된 상태를 말한다. 중년기의 우울 장애는 다양한 원인에 의해 우울 증상을 직접적으로 발현하게 하는 생물학적 변화이거나, 우울 증상의 결과일 가능성이 높다.

일반적으로 전 세계 인구의 5~10%가 우울 장애를 앓고 있으며, 3~5%가 치료를 요하는 중증 우울증으로 추정된다. 세계보건기구의 발표에 의하면 주요 우울 장애는 모든 질병 중 두 번째로 높은 질병 부담감을 주는 질환으로 보고되었다. 우리나라에서는 여성이 남성보다 약 2배 정도 더 빈번하게 우울증을 경험하며 중년기 이후에서는 연령에 따라 증가하는 양상을 보인다. 2017년 국민건강영양조사 발표에 의하면 한국 여성의 16.5%와 남성의 9.5%가 우울 증상을 경험했으며, 중년 이후 연령별로는 40대 10.3%, 50대 13.1%, 60대 18.1%에서 우울 증상을 경험했다고 한다. 여성 우울의 경우 산후 우울증, 갱년기 우울증, 월경전증후군으로 인한 우울 등 호르몬으로 인한 영향을 받으며, 사회문화적으로 우울에 취약하지만 이를 적절히 해소할 수 있는 방법이 제한적이다. 또한 소극적이고 비관적인 성격상의 문제, 결혼과 육아의 이중 부담, 성적·육체적 학대, 낮은 사회적 성취도와 사회적 지위 등의 신체적·사회문화적 요인들에 의해서도 영향을 받기가 쉽다. 남성들은 우울 증상을 상대적으로 덜 표현하거나 병원을 잘 방문하지 않는 경향이 있는데 이는 우울과 관련된 건강문제를 크게 만들 수 있다.

예전에는 주요 우울 장애가 청소년이나 아동에게는 없거나 드문 장애로 생각했지만 최근에는 이들 연령층에서도 증상의 표현이 성인과 다를 뿐 발생 빈도는 적지 않은 것으로 보고되고 있다. 우울 장애는 자살과 밀접한 관련이 있다. 일반적으로 자살 기도자의 70%는 정신문제를 가지고 있으며, 그중 70%는 주요 우울 장애 환자인 것으로 추정되고 있다.

① 원인

우울은 생물학적·유전적 원인, 심리적·사회 환경적 요인이 복합되어서 일어난다. 뇌의 신경전달물질이 과소 혹은 과다 분비되거나 가족력이 있는 사람, 자존감이 낮고 지속적으로 자신이나 세상에 대해 허무감을 가진 사람, 스트레스를 과민하게 받아들이는 사람에게서 잘 발생한다. 중요한 대상의 상실, 만성 질환, 대인관계의 어려움, 경제적 손실, 직업 상실 등 일상생활에서의 큰 변화도 원인이 된다.

또한 보건의료기술의 발달로 인한 사망률 감소와 평균 수명의 연장으로 노인 인구가 늘고 있는데, 이들을 주로 부양해야 하는 중년 여성에게는 과중한 부담감으로 신체적 질환뿐 아니라 우울과 같은 정신적 증상이 많이 나타난다. 이로 인해 우리나라에만 있는 병의 하나로서 화가 나는 일을 당하고 그것을 잘 풀지 못했을 때 가슴에 응어리, 즉 '한'으로 남아 그것이 여러 신체적·정신적 증상으로 나타나는 '화병'이 발생하기도 한다.

② 증상

우울 장애의 증상은 다양하며, 문화, 성별, 연령 등에 따라 다르게 나타난다. 전통적으로 우리나라에서는 우울 증상을 신체화해 표출한다고 알려져 있지만, 사회가 변함에 따라 우울 증상의 표출 양식도 변화하고 있다. 최근 우리나라에서 우울 장애로 병원을 방문한 환자를 대상으로 한 연구에서는 우울감, 의욕 상실, 식욕 변화, 수면 장애, 정신 운동 변화, 피로, 죄책감/무가치함, 집중력 저하 및 자살 생각 등의 증상을 경험하는 것으로 보고되었다. 여성은 출산, 분만, 폐경 등으로 인한 호르몬 변화로 우울 증상을 경험하기도 한다. 예를 들어 폐경기 여성은 적대감, 우울감, 화 등의 감정적 우울 증상, 몸무게 증가, 부종 등의 체약 정체 증상, 오심, 식욕 감소, 복부 통증, 두통 등의 신체화 증상 및 에너지 증가 증상 등을 경험하는 것으로 보고되었다.

우울 증상은 연령에 따른 차이도 있을 수 있다. 예를 들어 여성은 나이가 들면서 감정에 대한 재평가와 감정을 수용할 수 있는 능력이 증가되어 우울한 기분을 다르게 받아들일 수 있다.

③ 예방 및 관리

우울증 환자를 돕기 위해서는 우선 정확한 진단과 치료를 받도록 권유하는 것이 필요하다. 우울증 환자 중에는 약물의 중독성 등을 염려해 약물치료를 거부하는 환자들이 많다. 그러나 최근에 개발된 우울증 치료제는 중독성이 낮고 장기간 복용해도 간, 위장, 신장 등에 악영향이 없으며 머리를 나쁘게 하지도 않는다.

규칙적으로 약물을 복용하도록 독려하며, 환자의 이야기를 주의 깊게 들어주는 것이 필요하다. 또한 비난하지 말고 격려해주고 자살에 대한 생각을 말할 때는 그대로 간과하지 말고 전문적인 상담을 받도록 한다. 특히 자살 기도를 한 적이 있거나 자살의 위험성이 높은 경우에는 치료가 필수이다. 신체적으로 쇠약하거나 불면증이 심한 경우, 정신병적 증상이 동반되어 있는 경우에도 입원해 치료를 받는 것이 좋다. 환자가 병식이 없거나 있더라도 치료를 거부하는 경우, 돌봐줄 사람이 없거나 가족들이 지지하지 않는 경우에도 입원 치료를 적극 고려해볼 수 있다.

2) 암

암은 세포의 성장과 분화가 비정상적으로 이루어져 악성 종양을 일으키는 병을 의미한다. 정상적인 인체의 세포는 일정한 속도로 성장하고 떨어져 나간 조직을 보충하며 손상된 조직은 복구하는 질서 정연한 기능을 갖고 있다. 그런데 때때로 일부 세포는 종양이라는 종기 덩어리를 만드는데 이러한 종양은 양성 종양과 악성 종양으로 나뉜다. 양성 종양은 정상적인 신체 기능을 방해할 수 있고 수술적인 치료를 요하나, 대개의 경우 이웃 조직으로 퍼지지 않으며 생명을 위협하지 않는다. 그러나 악성 종양은 정상 조직을 침범해 파괴하며, 전이(轉移)라는 과정을 통해 세포가 악성 종양에서 떨어져 나와 혈관과 림프관을 따라 전신에 퍼져서 새로운 암을 만든다. 암은 기원세포에 따라서 급속히 성장해 퍼지기도 하는 반면에 이러한 과정이 수년이 걸릴 정도로 천천히 성장할 수도 있다.

암은 우리나라 사망률 1위를 차지하는 질환으로 우리의 건강에 가장 큰 위협을 주고 있다. 특히 중년은 암의 고위험 집단이다. 2014년도 한국 5대 암 유병자 중 절반이 중년기에 속해 있다. 40대와 50대에서는 여성의 암 유병률이 월등히 높았으며, 60대 이후로는 남성의 암 유병률이 여성보다 높았다. 우리나라에서 암 발생률은 남성은 위암, 대장암, 폐암, 간암, 전립선암, 갑상선암, 췌장암의 순으로, 여성의 경우 갑상선암, 유방암, 대장암, 위암, 폐암, 간암, 자궁경부암의 순으로 높았다. 암으로 인한 사망률은 남성이 폐암, 간암, 위암, 여성은 폐암, 대장암, 위암의 순으로 높게 나타났으며, 남녀 모두 폐암으로 인한 사망률이 가장 높았다.

(1) 갑상선암

갑상선암은 전 세계적으로 유병률이 증가하고 있으며, 우리나라에서도 최근 급격히 증가해 암 유병률 1위를 차지했다. 갑상선암은 여성이 남성보다 약 5배 정도 유병률이 높으며 50대 초반에서 가장 높은 유병률을 보였다.

① 원인

갑상선암을 유발하는 원인은 내적 요인과 환경 요인으로 나눌 수 있다. 내적 요인은 갑상선자극호르몬 수치 변화, 자가면역 질환, 갑상선염, 비만, 인슐린 저항성이 있다. 환경 요인으로는 X-선과 같은 방사선 노출, 요오드의 섭취 부족, 서구화된 생활 습관, 환경오염 등이 있다.

② 증상

갑상선암은 증상이 거의 없으며, 종양의 크기가 커질 경우 목의 이물감, 통증, 연하곤란, 목소리 변화 등이 있을 수 있다. 그러나 갑상선암은 진행이 매우 느리므로 증상이 나타나기까지는 오랜 시간이 걸린다.

③ 조기 발견 및 예방

갑상선암은 특별한 증상이 없기 때문에 검진을 하기 전에는 발견하기 어려워 조기 검진이 중요하다. 갑상선암이 의심되면 초음파 검사를 통해 종양의 크기와 위치, 진행 정도를 확인할 수 있다. 초음파 검사에서 이상 병변이 발견될 경우, 이상 세포를 채취해 세포 검사를 시행한다. 세포 검사는 주사바늘을 이용해 세포를 흡인해 채취해서 현미경으로 관찰하는 방법을 이용한다. 갑상선암을 예방하기 위한 특별한 행동지침은 아직 없다.

(2) 위암

위암은 한국에서 가장 흔히 발생하는 악성 종양의 하나로 남성이 여성보다 유병률이 2배 정도 높으며 연령이 증가할수록 유병률이 증가한다.

① 원인

위암의 원인은 아직 확실하게 밝혀지지 않았으나 헬리코박터파이로리균(Helicobacter pylori) 감염, 위의 만성 염증, 흡연, 가족력, 식습관(훈제, 짠 음식, 소금에 절인 음식), 운동 부족, 비만 등에 의해 영향을 받는 것으로 알려져 있다.

② 증상

초기에는 증상을 거의 느끼지 못하나 상복부 불편감, 속 쓰림, 식욕 부진, 소화불량, 식후 경미한 복부 팽만감, 피로감 등의 일반적인 증상을 가지며, 진행된 후에는 통증, 폐색증, 체중 감소, 빈혈, 복수, 토혈이 있고, 환자 중 45%는 대변 잠혈 검사에서 양성 반응을 나타낸다. 위암이 진행된 경우에는 악성 황달, 천공, 복막염이 나타나기도 한다.

③ 조기 발견 및 예방

위암은 조기에 발견해 수술하면 5년 이상 장기 생존율, 즉 근치율이 90%가 넘기 때문에 조기 발견에 역점을 두어야 한다. 이를 위해서는 특별한 이유 없이 구토, 연하곤란, 체중 감소, 소화불량이나 식욕 감퇴증이 4주 이상 계속되면 전문의의 검진을 받아야 하며, 40대 이상 성인은 증상이 없어도 2년에 1회 검진을 하도록 추천하고 있다. 특히 위암 가족력이 있거나 위축성 위염이 있는 경우 매년 1회 정도 상부 위장 촬영술 또는 위내시경 검사를 받는 것이 조기 발견을 위한 좋은 방법이다. 위암을 예방하기 위해 지켜야 할 식사 지침을 소개하면 다음과 같다.

- 소금에 절이거나 가공한 채소는 가능한 한 덜 먹는다.
- 매 식사 때마다 가공하지 않은 신선한 채소, 특히 진한 녹색 채소를 먹는다.
- 쌀, 보리, 밀과 같은 곡물은 정미하지 않을수록 좋다.
- 신선한 과일, 특히 감귤류 같은 비타민 C가 풍부한 과일을 먹는다.
- 짜고 매운 자극적인 음식은 피하는 것이 좋다.
- 소금에 절여서 말리거나 연기에 훈제한 생선과 육류, 장기간 보관하기 위해 가공한 생선과 육류는 되도록 덜 먹고, 먹을 때는 반드시 신선한 채소와 함께 먹는다.
- 고기와 생선을 구워서 먹을 때는 타지 않게 하고 탄 부분은 먹지 않도

록 하며, 구운 고기를 먹을 때는 신선한 채소나 과일을 반드시 같이 먹는다.

- 음식물은 냉장고에 보관해 먹는다.
- 중금속 등에 오염된 음료수나 식품은 먹지 않도록 하고 장기간 보관할 수 있도록 가공된 식료품은 되도록 덜 먹는다.
- 편식을 피하고 골고루 먹는다.

(3) 대장암

직장과 결장에 악성 종양이 생기는 병인 대장암은 식생활 문화가 서구화됨에 따라 발생률이 현저하게 증가해 최근 10년간 유병률이 약 2배 정도 증가했다. 대장암은 남성에게서 더 높은 유병률을 보이며 연령이 높아질수록 유병률이 증가해 50세 이상의 연령층에서 흔하게 발생한다.

① 원인

전체 대장암의 약 15~20%는 유전적 소인과 관계있는 것으로 알려져 있다. 식이 요인으로는 저섬유소 식이, 고지방, 정제된 음식(설탕 등) 섭취와 관련이 있으며 만성 궤양성 대장염이나 크론병이 있는 경우 대장암 발병의 가능성이 높아진다.

② 증상

초기에는 대부분 아무런 증상이 없으나 점차 설사, 변비, 혈변, 점액변과 같은 배변 습관의 변화가 나타나거나 복통, 복부 팽만과 같은 복부 불편감이 생긴다. 또한 식욕 부진, 소화불량, 오심, 구토, 피로감, 체중 감소 등의 증상이 나타난다.

③ 조기 발견 및 예방

대장 내 용종이 있거나 염증성 장 질환이 있는 경우는 매년 1회 정도 대장내시경 검사를 받는 것이 좋다. 특히 가족 중에 대장암이 발생한 경우나 50세 이상 연령층은 고위험군이므로 5년 주기로 검진을 실시하는 것이 바람직하다. 대장암을 예방하기 위해서는 적당한 운동과 함께 동물성 지방 및 당분은 삼가고 식이섬유가 풍부한 신선한 야채, 과일 및 비타민 A, 비타민 C, 비타민 E, 칼슘 등을 섭취하도록 한다.

(4) 폐암

폐암은 흡연이 보편화되고 환경적인 문제가 대두되면서 우리나라에서도 발생률이 지속적으로 증가하는 추세에 있다. 폐암은 남성에서 유병률이 여성보다 2배 정도 높으며 연령이 증가함에 따라 유병률도 증가한다.

① 원인

흡연은 폐암에 있어 가장 중요한 발병 요인이며 간접흡연도 마찬가지로 폐암을 일으킬 수 있다. 방사선이나 석면, 비소, 크롬, 니켈, 염화물질 등과 같은 위험물질에 직업적으로 노출된 경우나 대기오염과 같은 환경적 요인에 노출된 경우 발생 빈도가 증가하는 것으로 알려져 있다. 폐암에 대한 가족력이 있는 경우 발병 위험이 2~3배 높은 것으로 보고되고 있다.

② 증상

초기에는 증상이 거의 없으며, 일반 감기와 비슷한 기침, 객담 등이 나타난다. 이 외에 가슴 통증, 쉰 목소리, 머리와 상지가 심하게 부어 생기는 상대정맥증후군, 뼈의 통증, 두통, 오심, 구토 등과 같은 증상이 나타난다. 피 섞인 가래나 피를 토하는 증상이 있는 경우 전문의의 진찰을 필요로 한다.

폐암으로 인한 흉막 삼출, 폐허탈, 상기도 폐색 등은 호흡곤란을 유발한다.

③ 조기 발견 및 예방

대부분의 폐암은 금연으로 예방이 가능하며 간접흡연이나 발암물질에 노출되지 않도록 주의하는 것이 필요하다. 직업적으로 위험 요인에 노출되는 경우 정기적으로 검진을 받는 것이 바람직하며 정기적인 신체검사에서 이상이 없었어도 흡연자나 흡연 경력이 있는 사람은 의심할 만한 증세가 있으면 즉시 정밀 검사를 받는 것이 좋다.

폐암은 상당히 진행되는 동안에도 별다른 증상 없이 발견되지 않는 경우가 많으므로 흉부 X-선 촬영이나 흉부 컴퓨터 단층촬영 및 조직 검사를 통해 진단하도록 한다.

(5) 간암

간은 우리 몸에서 가장 큰 장기로 탄수화물, 단백질, 지방, 비타민 등 각종 영양소의 대사 작용과 저장, 소화, 알부민 합성, 해독 작용 등의 기능을 수행한다. 간암은 우리나라를 비롯한 아시아 지역에서 발생률이 높으며 남성이 여성보다 3배 이상 유병률이 높다.

① 원인

간염 바이러스(B형과 C형)와 곰팡이 독, 호르몬 등이 간암의 원인으로 꼽힌다. 간염 바이러스에 감염된 사람은 그렇지 않은 사람보다 간암 발병률이 200배 이상 증가하는 것으로 알려져 있다. 알코올성 간 손상과 간경변의 경우에도 간암으로 진행되는 경우가 있으며, 간경변 질환자 중 약 25%가 간암으로 진행되는 것으로 알려져 있다.

② 증상

대부분의 경우 특이한 증상은 없으나 우측 상복부에 불편감이나 포만감이 있으며 복부 팽만감, 둔통 또는 덩어리가 촉진되기도 한다. 종양이 성장함에 따라 황달, 복수, 복통, 체중 감소, 발열 등과 같은 증상이 나타난다.

③ 조기 발견 및 예방

만성 간염이나 간경변을 앓는 환자와 간암에 걸린 환자의 가족 등 간암 발생의 우려가 있는 사람들은 정기적인 검진을 받는 것이 바람직하다. 특히 간경변 환자 중에서 우측 상복부에 위치한 간 부위에 통증이 있거나 체중이 감소할 때, 출혈성 복수가 있을 때, 혹은 특별한 원인 없이 간경변이 악화될 때에는 반드시 검진을 받아야 한다.

간암을 예방하기 위해서 간염에 걸리지 않도록 주의하고 특히 B형 간염의 경우 우리나라에서는 생후 예방접종을 시행하므로 항체가 형성되어 있는지 확인한다. B형 간염은 어머니로부터 자녀에게로 수직 감염되거나, 칫솔이나 면도기의 공유, 수혈 등의 경로로 감염되며, C형 간염은 성 접촉, 수혈, 오염된 주사기, 피어싱, 문신 등의 경로로 주로 감염된다. 최근 알코올성 간 질환 환자가 점점 증가하고 있으므로 적절한 음주 습관을 확립하는 것이 중요하다. 이 외에 간암과 관련이 있는 음식물이나 약물을 잘못 복용하지 않도록 한다.

(6) 유방암

유방암은 미국이나 유럽 여성에게서 가장 흔한 암이며, 최근 경제 성장과 함께 식습관 및 생활 양식이 서구화되면서 우리나라에서도 여성의 유방암 발생률이 증가했다. 중년 여성은 유방암의 고위험 집단으로 40대 중반 이후부터 50대 중반까지의 시기에 유방암의 유병률이 가장 높다. 유방암은 여성뿐 아니라 남성도 걸릴 수 있으나 발생 비율은 여성의 1/100 미만이다.

① 원인

유방암 발병과 관련이 있는 요인으로는 가족력, 유방암 병력(한쪽 유방에 유방암이 생겼던 경우 다른 쪽의 유방에도 잘 생긴다), 난소암이나 자궁내막암 병력, 장기간 에스트로겐호르몬에 노출, 30세 이후 첫 임신, 빠른 초경, 분만 경험이 없는 사람, 음주, 식습관(고지방식), 상체 비만 등이 거론된다.

② 증상

유방에 비정상적인 멍울이 만져지는 것이 대부분이며, 젖꼭지에서 노란색 분비물이 비치거나 피가 섞인 분비물이 나오기도 한다. 또한 젖꼭지나 유방의 피부가 움푹 들어가거나 겨드랑이의 임파선이 커지거나, 때로 유방에 통증이 있는 경우 등이 있다.

③ 조기 발견 및 예방

유방 자가 검진, 유방 정기 진찰, 유방 사진촬영 등을 통해 유방암을 조기에 발견할 수 있다. 유방 자가 검진 방법은 매달 월경이 끝난 후 4~5일 뒤 유방이 호르몬의 영향을 가장 적게 받을 때 시행한다. 폐경기가 지난 여성은 매달 1일 혹은 기억하기 쉬운 날짜를 정해 월 1회 실시한다. 유방 자가 검진 순서는 다음과 같다(그림 6-1 참조).

a. 거울 앞에서 유방의 외형을 보고 대칭성, 변형 유무, 종창, 피부색의 변화, 함몰된 부위가 있는지 전체 윤곽을 살펴본다.
b. 양손을 맞잡은 채 머리 위로 올리고 머리를 앞으로 숙인 후 유두의 위치가 서로 대칭되어 있는지, 유방에 깊이 파인 부분이 있는지 확인한다.
c. 양손을 허리에 고정시킨 후, 상체를 약간 앞으로 숙이고 거울에 비친

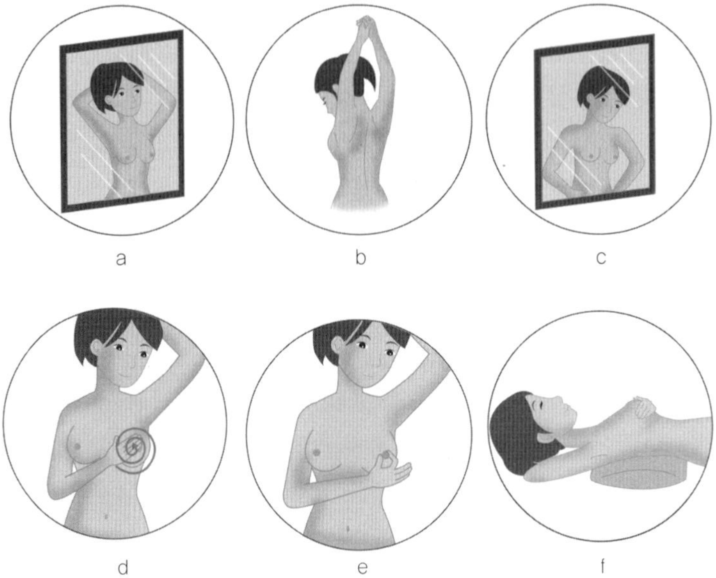

〈그림 6-1〉 유방 자가 검진 순서

유방의 형태를 관찰한다.

d. 왼쪽 팔을 머리 위에 올리고 오른쪽 둘째, 셋째, 넷째 손가락을 모아 세 손가락 끝마디 부분의 바닥을 이용해 왼쪽 유방을 눌러서 비비듯 둥글리며 멍울이 있는지 세밀히 촉진한다.

e. 엄지와 검지로 부드럽게 유두를 짜서 분비물이 나오는지 확인한다. 이때 진물이나 핏빛 분비물이 나오는지 주의 깊게 관찰하고 만약 있다면 의사와 상의한다. d와 e의 방법을 반대쪽 유방에도 똑같이 실시한다.

f. 어깨 밑에 타월이나 베개를 받치고 누워서 d와 e의 방법을 똑같이 실시한다.

유방 정기 진찰은 1년에 한 번 특별한 날을 정해서 아무런 증세가 없어도 유방 전문의의 진찰을 받는 방법이다. 유방 자가 검진과 함께 의료진에게 정기 검진을 받는 이유는 실제로 유방암 초기에는 유방암에 의해 생긴 멍울이 있어도 일반 여성은 그것이 암인지 구별하기 어렵기 때문이다.

유방암 세포가 자라서 손으로 만져 느낄 수 있으려면 적어도 1cm의 크기는 되어야 하는데 실제로 이렇게 되기까지는 약 4~7년의 시간이 걸리게 된다. 이 기간 중에는 실제로 유방에 미세한 암이 있어도 손으로 만져지지 않기 때문에 유방 사진촬영을 하지 않으면 발견하기 힘들다.

(7) 자궁경부암

자궁경부암은 최근 정기 검진과 의료기술의 발달로 발병률이 감소하고 있다. 자궁경부암의 유병률은 유방암과 마찬가지로 40대 중반 이후부터 50대 중반의 연령대에 가장 높다.

① 원인

자궁경부암 발생에서 가장 중요한 역할을 하는 것은 인유두종 바이러스 감염이다. 이것은 성관계를 통해 매개되는 바이러스로 어린 나이에 성 경험이 있고 성 파트너 수가 많은 경우 감염 위험성이 높다. 이 외에 자궁경부의 미란, 흡연 등도 자궁경부암과 관련이 있다.

② 증상

초기에는 증상이 거의 없으며 암이 진행된 경우 분비물이 많아지고 악취가 나며 월경 중이나 폐경기 후와 같은 질 출혈이 나타난다. 질 출혈은 보통 질 외상이나 성교, 세척 후에 주로 나타나는데 병이 진행됨에 따라 분비물과 출혈량이 점점 증가한다. 성교 후 통증은 자궁경부암의 조기 증상으로 알려져 있으며, 종양이 커지고 암의 상태가 진전됨에 따라 점점 심해진다. 자궁경부 주위의 신경이 침범되는 경우에는 등과 다리에 통증을 느끼거나 배뇨 곤란, 혈뇨 등의 증상을 호소하기도 한다.

③ 조기 발견 및 예방

자궁경부암의 조기 진단을 위해서는 세포진 검사를 정기적으로 실시할 것을 권하고 있다. 세포진 검사는 자궁경부의 세포를 채취해 세포의 변화를 확인하는 방법이다. 성 경험이 있거나 만 20세 이상인 여성은 자궁경부암 조기 검진 대상이 되므로 1년에 한 번씩 세포진 검사를 시행할 것을 권장하고 있다. 인유두종 바이러스 감염이 의심될 경우 바이러스 검사를 시행할 수 있다. 최근에는 인유두종 바이러스 감염에 대비해 백신의 접종을 권장하고 있다. 인유두종 바이러스의 감염에 대해 면역 효과를 증가시키는 자궁경부암 백신은 성관계를 시작하기 전인 11~12세 이전에 접종할 것을 권장하고 있으며, 13~26세에도 접종이 가능하다. 그러나 자궁경부암 백신의 접종으로 정기적인 자궁암 검진에서 자유로워지는 것은 아니다. 백신으로 면역 반응을 보이는 인유두종 바이러스의 감염 이외에도 자궁경부암을 유발하는 다른 요인들이 있기 때문이다.

자궁경부암을 예방하기 위해서는 안전한 성생활을 유지하는 것이 중요하며 무엇보다도 나이, 위험 인자, 건강 상태 등을 고려해 자신에게 적합한 방법으로 정기 검진을 실시해야 한다.

3) 당뇨병

오늘날 당뇨병은 심혈관 질환 및 암과 더불어 3대 중요한 난치병의 하나로 꼽히고 있다. 당뇨병은 인슐린(당질의 대사 작용에 관여하는 호르몬)의 절대적 또는 상대적 결핍으로 오는 고혈당과 당 대사 장애를 특징으로 하는 만성적 대사 질환이다. 혈액을 통한 공복 혈당 검사 결과 2회에 걸쳐 126mg/dL 이상이거나 무작위 혈당 검사 결과 200mg/dL 이상인 경우 당뇨병으로 진단한다. 전 세계를 통해 당뇨병 환자 수가 늘어나고 있으며, 우리나라의 경우 2015년 국민건강통계 자료에 의하면 유병률은 9.5%이다. 당뇨병 유병률은 최근 10년간 큰 변화는 없었지만, 당뇨병으로 인한 사망률은 10만 명당 15명으로 10년 동안 2배 정도 감소했다. 우리나라의 당뇨병으로 인한 사망률은 미국의 10만 명당 13명과 비슷한 수치이지만, 일본의 10만 명당 4명에 비하면 높은 수치이다.

① 원인

당뇨병의 원인으로는 유전적 요인, 바이러스, 서구화된 식습관에 따른 과도한 칼로리 섭취, 부족한 운동량으로 인한 비만, 노화, 호르몬, 약물, 질병이나 외상, 스트레스 등 여러 가지를 들 수 있다.

② 분류

당뇨병은 제1형 당뇨병과 제2형 당뇨병으로 나눌 수 있다.

가. 제1형 당뇨병(인슐린 의존성 당뇨병)

제1형 당뇨병은 췌장에서 인슐린을 분비할 수 없거나 인슐린 수치가 매우 저하된 상태이다. 제1형 당뇨병 환자들은 평생 인슐린을 투여해야 한다. 제1형 당뇨병은 전체 당뇨 환자의 5~10%를 차지하며 주로 어린 연령층에서 발병한다. 제1형 당뇨병의 발병에는 자가면역 이상, 바이러스, 유전적 소인이 있다.

나. 제2형 당뇨병(인슐린 비의존성 당뇨병)

제2형 당뇨병은 인슐린의 생산이나 분비 과정에서의 결함, 말초조직에서의 인슐린 저항성이 원인으로 대부분의 당뇨병 환자가 여기에 속한다. 주로 성인기에 발병하며 제1형 당뇨병에 비해 유전적 소인이 많으므로 제2형 당뇨병의 가족력이 있는 경우에는 철저히 검사해야 한다.

③ 증상

당뇨병의 3대 증상은 다뇨, 다갈, 다식이다. 당뇨병 환자들은 혈액에 당이 많기 때문에 일부는 신장으로 배설된다. 인체는 당을 배설시키기 위해서 수분을 많이 섭취하며 많은 양의 소변을 자주 배설하게 된다(다뇨). 또한 많은 양의 수분을 소변으로 배설하기 때문에 갈증을 느끼고(다갈) 항상 수분을 많이 섭취한다. 이와 같이 많은 당을 소모시키려면 인체는 계속적인 에너지를 요구하고 환자는 시장기를 자주 느껴 음식을 많이 섭취하게 된다(다식). 그러나 당이 세포 속으로 들어가지 못해 에너지를 만들지 못하므로 피로감을 느끼고 체내의 단백질을 당으로 바꾸어 사용하게 되므로 체중은 감소해 과식에도 불구하고 사실상 영양실조에 빠지게 된다.

④ 예방 및 관리

당뇨병은 만성 질환으로 질환의 치료가 아닌 관리에 초점을 둔다. 질환의 관리는 일생을 통해 끊임없이 노력을 기울여야 한다.

가. 체중 관리

당뇨병이 온 사람에게 비만은 금물이며, 표준 체중을 유지하도록 한다. 비만한 당뇨병 환자는 체중을 감소하는 것만으로 당 수치가 조절되는 경우가 있다. 표준 체중은 아래와 같이 계산한다.

표준 체중=(신장-100)×0.9

나. 식이요법

식이요법은 당뇨병 관리의 가장 중요한 요소로 음식을 과잉 섭취하면 혈당이 높아져 증상이 악화되고, 너무 적게 섭취하면 영양이 부족하게 되며 인슐린 주사를 맞는 경우 인슐린 쇼크에 빠지게 된다. 그러므로 열량이 부족하지도 않고 지나치지도 않은 양의 식사로 각 영양소의 균형을 맞추는 일이 중요하며, 처방된 식이요법을 따라야 한다. 순수한 당질을 포함해 장관에서의 흡수가 빨라 혈당을 높이는 식품(설탕, 잼, 꿀, 초콜릿, 케이크, 과자, 파이, 포도주, 알코올 음료, 파인애플, 포도, 그 외 지나치게 익은 과일 등)은 피하는 것이 좋다. 식이요법은 일생 동안 계속해야 하므로 식생활 습관, 기호에 따라 조절하는데, 이를 위해서는 실행 가능한 계획을 세우는 것이 중요하다.

다. 운동요법

적당한 운동은 당뇨병을 완화하는 데 필수적이다. 적당한 운동을 규칙적으로 하면 정신적 긴장이 해소되고, 칼로리 소모에 의해 체중이 감소되며, 근육세포의 당 이용률을 증가시킬 수 있다.

라. 인슐린요법

제1형 당뇨병과 같이 체내 인슐린이 충분히 생성되지 못할 때는 외부에서 인슐린을 공급해주어야 한다. 제2형 당뇨병인 경우에도 인슐린요법을 사용할 수 있다. 인슐린요법이 필요한 환자는 주사하는 방법을 배워서 스스로 인슐린을 투여하게 된다.

마. 합병증 예방

당뇨병 환자는 당 수치의 증가로 인해 여러 가지 합병증에 걸리기 쉬운데, 피부, 망막, 말초신경에 가장 많은 영향을 받는다.

- 피부: 피부 감염의 예방, 특히 혈액순환이 가장 나쁜 발의 감염 예방이 중요하며, 매일 목욕을 하고 발을 흠뻑 담그고 적셔서 씻도록 한다. 피부가 갈라지는 것을 방지하기 위해 건조한 피부에 보습제를 발라주고 손톱이나 발톱이 살 속으로 파고드는 것을 방지하기 위해 손톱과 발톱을 똑바로 자르는 등 피부에 대한 관리가 철저히 이루어져야 한다. 당이 배출되는 소변에서는 미생물이 번식하기 쉬우며, 여성은 생식기 위생에 주의를 해야 한다.
- 망막증: 망막에 있는 혈관이 강화되어 시력 장애를 가져오므로 당뇨병 환자는 해마다 안과의사에게 검사를 받도록 해야 한다.
- 말초신경염: 신경에 혈액 공급이 감소되면 환자는 말초감각이 무뎌지

고 저릿저릿한 느낌이 온다. 말초혈액순환이 감소했으므로 추위와 열에 주의해야 하며, 사지의 상처 유무를 세밀하게 살펴보아야 한다.

4) 고혈압

혈압이란 혈관 내에서 혈액이 흐를 때 혈관 벽에 나타나는 압력으로 심장이 수축할 때의 최대혈압과 확장할 때의 최소혈압을 측정한다. 일반적으로 수축기 혈압이 140mmHg 이상이나 이완기 혈압이 90mmHg 이상으로 지속될 때 고혈압이라고 한다. 정상 성인의 평균은 수축기 혈압이 120mmHg, 이완기 혈압이 80mmHg이다.

고혈압은 40대 이후 점진적으로 유병률이 증가하는 질환으로 생활 습관의 교정을 통해 어느 정도 조절이 가능하다. 특히 고혈압은 관상동맥성 심질환, 뇌혈관 질환, 신부전증 등의 합병증을 일으키는 중요한 만성 질환이다. 2015년 국민건강통계에 의하면 고혈압의 유병률은 27.9%로 매우 높다. 고혈압은 초기 증상이 없기 때문에 발견이 어렵고, 그 합병증이 건강에 미치는 영향이 큰 만성 퇴행성 질환으로 발병 예방과 발병한 이후 지속적인 관리가 필요하다.

① 원인

고혈압은 본태성 고혈압과 이차성 고혈압으로 나뉘며 이 중 본태성 고혈압이 90% 이상을 차지한다. 본태성 고혈압의 원인은 정확하게 밝혀지지 않았으나 세동맥 직경의 변화, 교감신경 긴장의 변화, 호르몬의 변화, 유전 인자 등 몇 가지가 원인으로 추정되고 있다. 이차성 고혈압은 신장병, 부신 이상과 같은 특정한 질환과 관련해 발생한다. 그 외 유전, 정신적 스트레스, 나트륨의 과다 섭취, 비만, 운동 부족 등도 원인이 될 수 있다.

② 증상

고혈압은 초기에는 증상이 없는 질환이다. 증상이 나타날 때는 대부분이 진행된 상태를 의미한다. 증상과 징후에는 이른 아침의 두통, 이명(귀 울림), 안절부절못함, 흐릿한 시력, 원인을 알 수 없는 비출혈 등이 있다. 고혈압이 진행되어 뇌혈관과 심혈관계에 영향을 미치면 오심, 구토, 혼돈, 흉통, 말초부종이 나타나며 심해지면 심부전증 또는 신부전증 등으로 인해 사망할 수도 있다.

③ 예방 및 관리

고혈압은 식이, 금연, 운동, 약물요법 등으로 관리한다. 그러나 모든 고혈압 환자가 약물요법을 필요로 하는 것은 아니다.

가. 식이

통계적으로 대부분의 고혈압 환자는 비만증도 동반하고 있다. 체중이 정상 체중보다 많이 나갈 경우 의료진은 열량 섭취를 줄이고 체중을 줄일 것을 권고한다. 식이요법을 제안받았을 때에는 이를 충실히 지켜야 하며 음주량도 줄여야 한다. 알코올은 그 자체가 혈압을 상승시킬 뿐만 아니라 영양가 없이 고칼로리를 함유하고 있으므로 과음은 피한다. 많은 경우 비만증이 없어지게 되면 혈압도 자동적으로 떨어진다.

소금 섭취량이 많을수록 고혈압 발생률은 높다. 한국인의 소금 섭취량은 최근 감소하는 경향이 있으나 아직도 하루 15~20g에 이르고 있어 서구의 10g, 일본의 12g에 비하면 훨씬 높다. 짠 음식은 피하고 요리를 할 때는 소금을 적게 사용하도록 하며 가공식품을 살 경우 염분 함량을 파악하는 습관을 기른다. 소금 섭취를 줄이고 칼륨을 섭취하는 것은 혈압을 낮추는 데 도움을 주는데, 칼륨은 바나나, 오렌지 주스, 토마토, 가자미, 말린 완두콩, 강낭콩 등에 많이 함유되어 있다.

나. 금연

담배에 함유되어 있는 니코틴은 혈관 수축제의 역할을 하여 혈압을 올리므로 고혈압 환자는 특히 금연을 해야 한다. 그러나 금연을 한다고 혈압이 내려가지는 않는다. 오히려 금연 후 식욕 증가로 인해 체중이 늘 수 있으므로 유의해야 한다.

다. 운동과 여가

고혈압 환자라고 해서 늘 안정을 취하며 비활동적인 생활을 할 필요는 없다. 운동이 하루 생활의 한 부분을 차지하도록 해야 한다. 규칙적인 등장성 운동(걷기, 조깅, 수영 등)은 혈압 저하와 체중 감소에 도움을 준다.

라. 약물요법

경증의 고혈압 환자가 위에 열거한 생활 습관의 변화를 통해 혈압을 정상 수준으로 조절하지 못하게 되면 약물을 복용해야 한다. 고혈압이 중증이거나 합병증을 동반할 경우 처음부터 약물요법을 시작할 수도 있다.

5) 심장 질환(심혈관계 질환)

심장 질환은 세계보건기구에서 발표한 전 세계 주요 사망 원인의 하나이다. 최근 서구에서는 각종 의료기술의 발달과 고혈압, 고지혈증, 흡연과 같은 위험 요인의 관리를 통해 심장 질환으로 인한 사망률이 두드러지게 감소하고 있다. 우리나라의 경우도 심장 질환으로 인한 사망률이 10년 전에 비해 절반 정도로 감소했다. 심장 질환의 종류로는 심낭염, 협심증, 심근경색, 울혈성 심부전 등이 있는데 원인에 따라 선천성 심장병, 후천성 심장병, 허혈성 심장병으로 분류할 수 있다.

① 원인

대부분의 심혈관계 질환은 유전적 요인들과 환경적 요인들에 의해서 복합적으로 영향을 받는다. 고혈압의 위험 요인은 바꿀 수 없는 고정 요인과 스스로의 노력에 의해서 바꿀 수 있는 변동 요인으로 나눌 수 있다. 연령, 성별, 가족력 등은 심혈관계 질환의 매우 주요한 고정 요인으로 알려져 있으며 비만, 흡연, 식생활, 운동, 고지혈증과 고혈압, 당뇨병과 같은 질환들은 변동 요인이다.

② 증상

심혈관계 질환인 심근경색증은 심장에 산소와 영양을 공급하는 관상동맥의 일부가 막혀 심근의 모세혈관에 혈액이 공급되지 못함으로써 그 혈관의 지배를 받는 심근세포가 죽어 굳어지는 상태를 말하는 것이다. 심근경색은 심근조직의 파괴로 인해 통증이 발생하며 이러한 통증은 목, 턱, 등 또는 왼쪽 팔에서도 나타날 수 있으며 몇 분 이상 지속되거나 사라졌다가 다시 나타나기도 한다. 그 외 호흡곤란, 실신, 저혈압, 오심, 구토, 오한과 같은 증상이 나타날 수 있다.

협심증은 관상동맥이 동맥경화증으로 좁아져 심장으로 혈액(산소와 영양소 공급)이 잘 통하지 않고, 심근으로의 산소 운반량이 감소해 운동, 흥분, 식사, 음주, 발열, 목욕 등으로 맥박 수가 증가하게 되면 묵직한 느낌의 흉통이 나타난다.

심근 수축력이 감소해 신체가 필요로 하는 혈액량을 충분히 공급하지 못하는 상태인 심부전은 뇌의 산소 부족을 유발하고 폐에서는 호흡곤란이 일어나기 쉽다. 일반 증상으로 좌심부전의 경우 호흡곤란, 기관지염, 폐수종을 일으키고 우심부전의 경우에는 전신 부종, 간 비대, 폐종, 복수, 단백뇨 등이 나타난다.

③ 예방 및 관리

규칙적인 운동을 통해 체중을 관리하고 짠 음식이나 동물성 지방의 섭취를 줄이고 올바른 식습관을 확립한다. 정서적 안정을 위해 스트레스를 피하고 금주, 금연을 실천하며 처방된 약물이 있는 경우 규칙적으로 복용하는 것이 심혈관 질환의 예방에 도움이 된다. 여성의 경우 폐경 후 체중 증가, 혈압 상승, 혈중 중성지방 농도의 증가로 심혈관 질환의 위험이 높아지므로 특히 유의하도록 한다.

6) 골다공증

골다공증이란 뼈를 구성하는 미네랄과 기질, 골질량(骨質量) 등의 감소로 인해 뼈의 골절 위험성이 높은 상태를 의미한다. 일반적으로 골질량은 20대 중반까지 증가하며, 그 후로부터는 감소하기 시작한다. 여성의 경우 폐경과 함께 여성호르몬 생성이 중단됨에 따라 급격한 뼈의 손실이 나타난다. 골다공증이 있으면 일상생활 속의 가벼운 충격에도 뼈가 골절될 수 있다. 주로 척추, 대퇴와 손목 등에 골절이 발생한다.

① 원인

골다공증은 노화, 폐경, 청소년기의 불충분한 칼슘 섭취, 운동 부족, 일조량 부족, 만성 질환, 갑상선 및 부갑상선 질환, 스테로이드 복용, 음주, 흡연 등이 원인이 되어 발생할 수 있으며 유전적·체질적으로 남성보다 여성에게서 빈발하고 백인이나 동양인에게 흔하게 나타난다. 우리나라의 경우 여성이 남성보다 골다공증 유병률이 5배 정도 높으며, 50대 여성은 5명 중 한 명이 골다공증이 있을 정도로 빈번하게 발생한다.

② 증상

골다공증은 특별한 증상 없이 뼈가 소실되기 때문에 조용한 질환으로 불린다. 대부분 뼈가 아주 약해져서 갑자기 골절이 일어나거나 척추가 압박되기 전까지는 골다공증이 왔다는 사실을 모른다. 척추가 압박되면 처음에는 뼈가 납작해지거나 심한 허리 통증을 일으키고 결국 키가 줄어들거나 척추에 변형이 생겨서 등이 굽게 된다.

③ 예방 및 관리

골다공증의 가장 좋은 관리는 예방이다. 골량이 감소되는 시기부터 충분한 칼슘 섭취와 운동을 통해 골다공증을 예방하고 필요시 전문의의 정확한 진단에 따라 관리하는 것이 바람직하다.

가. 식이

우리나라 정상 성인의 칼슘 섭취 권장량은 1000mg/일이며 폐경기 이후 여성이나 수유부는 1500mg/일을 섭취하는 것이 좋다. 칼슘이 많이 함유된 식품으로는 멸치, 미꾸라지, 미역, 검은깨, 굴, 연어, 조개, 새우, 게, 우렁, 콩, 두부, 다시마, 호두, 해삼, 양배추, 보리, 현미, 우유·치즈와 같은 제품이 있다. 인스턴트식품이나 패스트푸드, 청량음료 등의 가공식품 섭취를 피하고 소금과 설탕 섭취를 줄이며 칼슘의 흡수를 방해하는 카페인, 알코올, 흡연을 삼가도록 한다. 장에서 칼슘의 섭취를 증가시키는 비타민 D의 1일 권장량은 400~800IU이며 이는 일광욕을 통해 합성될 수 있다.

나. 운동요법

운동을 규칙적으로 하는 것은 골다공증 예방에 효과가 크다. 특히 체중부하 운동이 좋은데, 걷기, 계단 오르기, 조깅, 자전거 타기 등은 유산소 운동도 되면서 체중부하 운동도 되므로 적극 추천하는 종목들이며 일주일에 3일 이상 해야 효과가 있다.

다. 약물요법

여성호르몬인 에스트로겐은 뼈의 분해 작용을 느리게 하고 뼈의 생성을 촉진시키며 소변으로 배출되는 칼슘의 양을 줄이기도 한다. 보편적으로는 에스트로겐과 프로게스테론이라는 호르몬을 주로 사용하지만 부작용으로 잘 사용하지 못하는 경우에는 대체 호르몬제를 사용할 수도 있고 호르몬 수용체 조절제 등을 사용할 수도 있다.

■ 참고문헌

국가암정보센터(2016), 「통계로 보는 암」. http://www.cancer.go.kr/mbs/cancer/subview.jsp?id=cancer_040103000000에서 2017년 1월 18일 검색.

국민건강영양조사(2011), 「골다공증 유병률 및 관리현황: 국민건강영양조사」. file:///C:/Users/PrettyMia/Downloads/Prevalence%20and%20management%20of%20Osteoporosis-%20Korea%20National%20Health%20and%20Nutrition%20Examination%20Survey%252C%202008-2011.pdf에서 2017년 1월 18일 검색.

대한내분비학회(2016), Osteoporosis Fact Sheet in Korea 2016. http://www.endocrinology.or.kr/image/main/kor_Osteoporosi_Fact_Sheet2014.pdf에서 2017년 1월 18일 검색.

대한당뇨병학회(2016), Diabetes Fact Sheet in Korea 2016. http://www.diabetes.or.kr/pro/news/index.php?code=board&mode=view&number=1332에서 2017년 1월 18일 검색.

보건복지부(2015), 「성 및 연령집단별 우울증상 경험률」. http://www.index.go.kr/potal/main/EachDtlPageDetail.do?idx_cd=3047에서 2017년 1월 18일 검색.

장선만·손지훈·이준영·최지환·조성진·전홍진·함봉진·이동현·조맹제(2007), 「한국인의 우울증 진단기준의 특성」, 신경정신의학, 46(5), 447~452.

질병관리본부(2015), 「만성질환 현황과 이슈」. http://www.google.co.kr/url?sa=t&rct=j&q=&esrc=s&source=web&cd=2&ved=0ahUKEwiA8MOW0MvRAhWGGpQKHf7fA4oQFggjMAE&url=http%3A%2F%2Fcdc.go.kr%2FCDC%2Fcms%2FcmsFileDownload.jsp%3Ffid%3D60%26cid%3D65024%26fieldName%3DattachGrp%26index%3D1&usg=AFQjCNH3GkcmbXuyN6SD49E2SF-IQWw_

BA&bvm=bv.144224172,d.dGc에서 2017년 1월 18일 검색.

통계청(2015),「2014년 사망원인통계」. http://www.index.go.kr/potal/main/EachDtlPageDetail.do?idx_cd=1012에서 2017년 1월 18일 검색.

KOSIS(2014),「연령별 성별 전체 중증(암)등록환자의 진료현황」. http://kosis.kr/statHtml/statHtml.do?orgId=350&tblId= TX_35001_A0058&conn_path=I3 에서 2017년 1월 18일 검색.

_____(2015),「시군구별 성별 생애전환기 건강진단 정신건강검사 결과: 기분상태 및 우울증」. http://kosis.kr/statHtml/statHtml.do?orgId=350&tblId=DT_35007_N118&conn_path=I3에서 2017년 1월 18일 검색.

_____(2016), 보건복지부,「고혈압 유병률 추이」. http://kosis.kr/statHtml/statHtml.do?orgId=117&tblId= DT_11702_N105&conn_path=I3에서 2017년 1월 18일 검색.

_____(2016), 보건복지부,「당뇨병 유병률 추이」. http://kosis.kr/statHtml/statHtml.do?orgId=117&tblId= DT_11702_N102&conn_path=I3에서 2017년 1월 18일 검색.

_____(2016), 보건복지부,「암등록통계: 24개 암종/성/연령(5세)별 5년 암유병자 수, 유병률」. http://kosis.kr/statHtml/에서 2017년 1월 18일 검색.

_____(2016), 보건복지부,「암등록통계: 61개 암종/성별 5년 암유병자 수, 상대빈도, 조유병률, 연령표준화유병률」. http://kosis.kr/statHtml/statHtml.do?orgId=117&tblId=DT_117N_A00124&conn_path=I3에서 2017년 1월 18일 검색.

_____(2016).「연령별 성별 신규 중증(암)등록환자의 진료현황」. http://kosis.kr/statHtml/statHtml.do?orgId=350&tblId= TX_35001_A057&conn_path=I3에서 2017년 1월 18일 검색.

International Association of Cancer Registries(2012), Cancer Fact Sheet. Retrieved January 19, 2017, from http://globocan.iarc.fr/Pages/fact_sheets_cancer.aspx

______(2012). Globocan 2012. Retrieved January 19, 2017, from http://globocan.iarc.fr/Default.aspx

______(2015), Cancer Incidence in Five Continents(CI5) Volumes I to X. Retrieved January 18, 2017, from http://publications.iarc.fr/Databases/Iarc-Cancerbases

International Diabetes Federation(2015), IDF Diabetes Atlas Seventh Edition 2015. Retrieved January 18, 2017, http://www.idf.org/about-diabetes/facts-figures

International Osteoporosis Foundation(2015), The Global Burden of Osteoporosis: A Factsheet. Retrieved January 18, 2017, from https://www.iofbonehealth.org/sites/default/files/media/PDFs/Fact%20Sheets/2014-factsheet-osteoporosis-A4.pdf

Noh, J.(2016), "The Diabetes Epidemic in Korea", *Endocrinology and Metabolism*, 31(3), 349~353.

Nolen-Hoeksema, S., & Aldao, A.(2011), "Gender and Age Differences in Emotion Regulation Strategies and Their Relationship to Depressive Symptoms", *Personality and Individual Differences*, 51, 704~708.

OECD(2017), Deaths from cancer (indicator). doi: 10.1787/8ea65c4b-en Retrieved January 18, 2017, from https://data.oecd.org/healthstat/deaths-from-cancer.ht

______(2017), Health Status Cancer. Retrieved January 18, 2017, from http://stats.oecd.org/

Park, S. Y., & Bernsteinm, K. S.(2008), "Depression and Korean American Immigrants", *Archives of Psychiatric Nursing*, 22(1), 12~19.

Pellegriti, G., Frasca, F., Regalbuto, C., Squatrito, S., & Vigneri, R.(2013), "Worldwide Increasing Incidence of Thyroid Cancer: Update on Epidemiology and Risk Factors", *Journal of Cancer Epidemiology*, 2013.

World Health Organization(2014), Cardiovascular diseases, deaths per 100000, Data by country. Retrieved January 18, from http://apps.who.int/gho/data/node. main.A865CARDIOVASCULAR?lang=en

_____ (2014), Diabetes, deaths per 100000, Data by country. Retrieved January 18, from http://apps.who.int/gho/data/node.main.A865DIABETES?lang=en

_____ (2015), Raised blood pressure (SBP≥140 OR DBP≥90), age-standardized (%), Estimates by country. Retrieved January 18, from http://apps.who.int/gho/data/view.main.2464ESTSTANDARD?lang=en

_____ (2016), Diabetes country profiles 2016. Retrieved January 18, from http://www.who.int/diabetes/country-profiles/kor_en.pdf?ua=1

_____ (2016), Global report on diabetes. Retrieved January 18, from http://apps.who.int/iris/bitstream/10665/204871/1/9789241565257_eng.pdf?ua=1

Yun, B. H., Choi, Y. R., Choi, Y. S., Cho, S., Lee, B. S., & Seo, S. K. (2015), Age at First Delivery and Osteoporosis Risk in Korean Postmenopausal Women: The 2008-2011 Korea National Health and Nutrition Examination Survey (KNHANES), PloS one, 10(5), e0123665.

제7장

7

노년의 건강 관리

1. 노년의 발달특성

인체는 노화로 인해 신체적, 심리적, 사회적으로 변화를 갖는다. 이 장에서는 노년기에 나타날 수 있는 건강문제를 살펴보고 건강을 유지·관리하기 위한 방법을 알아보고자 한다.

1) 신체적 특성

(1) 피부의 변화

노년에는 표피가 얇아짐에 따라 피부가 쉽게 손상되며 피하지방층의 감소와 표피의 수분 소실로 인해 주름살이 생기고 탄력 섬유의 감소로 피부의 탄력성도 감소한다.

지방선에서 피지의 생산이 감소해 피부가 건조해지고 비늘 모양의 각질이 나타나며 소양증이 생긴다. 얼굴, 손등과 팔에 노인성 반점인 갈색 점이 나타난다. 모발은 전반적으로 가늘어지며 탈모 현상이 나타난다. 모낭에서의 멜라닌 생성 감소로 모발은 회색으로 변한다. 손톱과 발톱은 누렇게 되고 두꺼워지며 쉽게 박리된다.

(2) 신경계 변화

뇌의 무게와 뉴런의 수가 감소한다. 이로 인해 뇌 부위의 통합성과 전달능력이 저하되며 운동, 지각, 언어, 사고 능력이 영향을 받고 의사소통 기능이 저하된다.

감각 운동 기능의 감퇴로 반응 시간이 지연된다. 단기 기억은 연령이 증가함에 따라 감퇴하나 장기 기억은 대체로 유지된다. 인지 기능이 다소 감퇴하나 성격은 거의 변하지 않는다. 수면의 양상이 변해 낮잠을 자는 시간이 길어지고 수면이 시작된 후 깨어나는 빈도가 증가한다.

(3) 감각계 변화

시각의 경우, 수정체는 두꺼워지고 탄력성이 감소해 초점을 맞추기 어렵다. 45세 전후로 노안이 발생해 가까운 물체에 초점을 맞추는 능력이 감소한다. 동공은 작아져서 밝은 조명이 필요하다. 수정체가 불투명하게 되어 백내장을 유발하기도 한다. 황반의 색소 변화와 수정체의 혼탁으로 색의 식별 능력이 떨어지게 된다. 누선(淚腺)에서 눈물의 생산이 감소한다.

청각의 경우, 고막의 변화, 청신경 퇴행 등으로 인해서 난청이 발생한다. 고음에 대한 감지력이 떨어져 '스', '츠', '크', '트', '프'와 같은 고음을 잘 알아듣지 못하는데 남성의 경우에 더 심하다. 점차 중등도 음과 저음의 감지력도 감소한다.

미각의 경우, 미뢰의 크기와 숫자가 줄어 미각의 역치(螂値)가 증가한다. 미뢰에 의해 감지되는 기본 감각은 신맛, 쓴맛, 단맛, 짠맛이다. 단맛과 짠맛을 감지하는 미뢰의 기능은 감소하나 신맛과 쓴맛은 더 잘 느낀다. 침의 분비량이 감소해 구강이 건조하다.

후각의 경우, 후각세포의 감소로 인해서 냄새 감지력이 저하되며 식욕이 감퇴한다. 후각의 변화는 후각신경과 미각신경의 감소로 발생한다. 후각은 환경의 안전 여부를 감지한다. 따라서 노인은 후각의 기능이 저하됨으로써 연기나 가스 누출 등을 감지하지 못해 위험에 처할 수도 있다.

(4) 근골격계 변화

연령이 증가함에 따라 척추의 추간판이 얇아지고 간격이 좁아져 신장이 줄어든다. 흉추와 경추의 만곡이 두드러져 자세가 앞으로 굽는다. 골 대사의 변화로 인해 뼈의 밀도와 질량이 감소한다. 30세 이후부터는 조골보다 골 흡수가 빠르게 진행되며, 여성의 경우 폐경으로 골 흡수를 억제하는 에스트로겐의 분비가 감소해 골 흡수율이 더 빠르다. 또한 근섬유의 수와 크기가 줄어들어 근육의 질량이 감소한다. 남성의 경우 테스토스테론의 분비 저하로 근육의 질량이 감소한다. 근력 감소는 상지보다 하지에서 더 현저하게 나타난다. 연골의 수분 함량이 감소하며 인대와 건 및 관절 연골이 섬유화된다.

(5) 심맥관계 변화

심장 근육세포의 크기가 커지고 심근에 콜라겐의 양이 증가한다. 심실벽의 강직으로 인해 심장의 수축과 이완 능력이 저하된다. 심근의 강도와 효율성의 저하로 심박출량이 감소한다. 또한 관상동맥의 탄력성과 혈류량이 감소하며, 심장의 판막이 두꺼워지고 경화된다. 정맥의 탄력성 감소와 말초 판막의 능력 감소로 정맥류가 생길 수 있다.

(6) 호흡기계 변화

기관과 기관지 내의 섬모 수와 섬모 운동이 감소해 기도에서 이물질을 제거하는 능력이 저하된다. 늑연골의 석회화로 흉벽의 강직이 발생하고 호흡 근육이 약해져 호흡 시 복근, 흉쇄유돌근, 승모근과 같은 보조 근육을 사용하며 폐활량이 감소한다. 비강 점막 표면에서 바이러스 감염을 방어하는 면역글로불린 A가 감소한다.

(7) 위장관계 변화

타액이 줄어 구강 건조증이 생긴다. 위산의 분비와 위의 운동성이 감소한다. 식도 하부에 위치한 분문 괄약근의 긴장도가 약화되어 위 역류가 발생한다. 대장의 운동성이 감소해 변의를 느끼는 감각이 둔해지며 직장 벽의 탄력성이 떨어져 변비가 생길 수 있다. 철분, 비타민 B12, 엽산의 장 흡수가 감소해 빈혈이 발생할 수 있다.

(8) 내분비계 변화

췌장의 기능이 저하되는 것으로 알려져 있으나 정상적인 신체 기능에 충분히 반응할 만큼의 기능은 유지된다. 성선 자극 호르몬의 농도는 남성보다 여성의 경우에 더 심하게 감소한다. 폐경기 이후 에스트로겐과 프로게스테론의 생산이 많이 감소한다.

(9) 비뇨생식기계 변화

신장의 무게와 크기가 감소하며 네프론의 수와 사구체의 수가 줄어든다. 죽상경화나 동맥경화와 같은 혈관의 변화로 인해 신장으로 가는 혈액 공급이 감소한다. 방광 평활근의 수축력이 떨어져 잔뇨량이 증가한다. 방광 용적이 250ml 정도로 정상 성인에 비해 절반으로 줄어들고 자주 소변을 보게 된다.

또한 요도 괄약근의 근력이 저하되어 소변을 참기가 힘들어지며 남성의 경우 전립선이 비대해지고 여성의 경우 골반 근육이 이완되어 요실금이 발생한다. 밤에 소변이 더 많이 생성되어 대부분 야뇨증을 경험한다. 여성의 경우 에스트로겐의 부족으로 질 점막이 위축되고 질 분비물이 감소해 성교 시 불쾌감과 통증을 느낀다.

2) 심리적 특성

노인들은 일반적으로 평소의 생활 양식에 따라 생각하고 행동하고 반응한다. 청년기나 중년기에 상실에 적절히 대처했던 사람은 노년기에 많은 상실을 경험할 때 그 대처 기술을 계속 사용한다.

(1) 심리적 불안정

정상적인 노화 과정에 따라 시각, 청각, 미각, 후각, 촉각 기능이 떨어지게 되며, 이에 따라 노인은 다양한 정도의 스트레스를 경험한다. 감각 기능의 저하는 서서히 발생하는데 감각 저하에 큰 영향을 미치는 질환이 없는 한 보상 기전이 매우 자연스러워서 본인이나 주위 사람들이 고통스러워하지 않는다. 그러나 어떤 감각이 현저하게 감소하면 심한 심리적 반응이 나타난다. 예를 들어 시력 감소가 심하면 생활 양식이 변하게 되고 이로 인해 부정, 분노, 우울 등을 경험할 수 있다. 청력 감퇴는 매우 서서히 일어난다. 청력 장애로 인한 의사소통 장애로 노인은 대화 시 분노감을 표현할 수 있다. 미각, 후각, 촉각 등은 불편감을 초래하기는 하지만 정서적 안녕에 크게 영향을 미치지는 않는다.

(2) 역할 변화에 따른 상실

노인의 역할 변화는 65세 이후에 가속화되어 나타나는데 이는 자기 수용(自己受容)에 영향을 미친다. 남성의 경우 은퇴로 인해 역할 변화를 경험하는데 은퇴는 수입뿐 아니라 자아 존중감에서도 뚜렷한 상실을 초래한다. 여성은 역할 변화를 더 적게 경험한다. 자녀의 성장으로 인해 어머니로서의 역할 정체성을 다소 상실하기는 하나 여전히 주부의 역할을 담당하면서 할머니로서도 긍정적인 가치를 획득하게 된다. 배우자가 정신적·신체적으로 기능할 수 없게 되어 나머지 배우자가 아픈 사람의 역할을 대신하게 되는 경우 극심한 역할 변화를 경험한다. 예를 들어 주부가 가사일을 하지 못하게 되었을 때 집안일을 하는 것이 남성답지 못한 것으로 사회화된 남편은 주부의 역할이 익숙하지 않아 심한 역할 변화에 따른 부적응을 경험하기도 한다.

(3) 의미 있는 사람의 상실

노인들은 많은 상실에 적응하는 듯 보이지만 배우자의 상실은 견디기 힘들어한다. 의미 있는 사람과의 상호 작용은 개인의 안녕을 위해 필요하다.

(4) 죽음

노인들의 경우 죽음 자체보다는 임종 과정에 대한 공포가 더 크다. 흔히 새롭게 경험하게 될 통증을 두려워하는데, 이는 통증을 당면한 불편감이 아니라 다가오는 고통과 임종의 징조로 여기기 때문이다.

3) 사회적 특성

의학의 발달은 노인의 수명을 연장했으나 노인의 삶의 질을 보장하지 못하고 질병, 고독, 소외의 문제를 초래하고 있다. 노인이 가지고 있는 어려움으로는 소득 상실로 인한 빈곤의 문제, 노쇠 및 신체 기능 저하로 인한 건강문제, 퇴직으로 인한 역할 상실의 문제, 사회로부터의 소외와 무관심으로 인한 고독문제를 들 수 있다. 이 외에도 사회 참여의 기회 상실, 정보의 단절, 문화로부터의 소외 등이 포함된다.

노령 인구의 증가, 노인들의 건강 상태 향상으로 인해 노인들은 지속적으로 경제 활동에 참여하고자 한다. 하지만 우리나라의 대부분 기업의 정년은 55세 전후로 노인의 경제 활동이 활발하지 못한 편이다. 노인들의 취업은 대부분 1차 산업 부분과 단순 노무직에 집중되어 있어 노화로 인해 일을 할 수 없게 되는 경우 저소득층으로 전락할 위험성이 크다고 할 수 있다.

노인소득보장제도의 미비로 우리나라 노인은 경제적 고통에 시달리고 있다. 전체 노인 중 월 소득 10만 원 미만이 26.8%, 20만 원 미만이 44.5%에 이르고 있어 경제적인 어려움이 심각한 상태이다. 노인에게 열악한 경제적 상태는 건강문제나 가족 간의 갈등을 초래할 수 있다.

(1) 발달과업

전 세계적으로 많은 국가들이 65세 이상을 노인으로 정의하고 있는데, 이는 신체적·기능적·사회적 측면이 고려된 것이며 노인복지서비스 수혜 연령과도 관련이 있다.

노인 연령층을 세분하면 65~74세는 젊은 노인(young-old), 75~84세는 중노인(middle-old), 85세 이상은 고령 노인(old-old)으로 구분할 수 있다. 최근 들어 평균 수명 연장과 출생률 감소로 인해 노인 인구가 증가해서 2000년에 조사된 우리나라의 65세 이상 노인 인구는 전체 인구의 7.1%를 차지해 한국사회가 노령화 사회(aging society)에 들어섰음을 알렸으며, 2005년에는 노인 인구가 9.1%로 증가했다.

노년기에 이르기 전 단계에서 성장발달과업을 어느 정도 잘 완수했나 하는 것은 노화 과정의 적응에 예측 인자가 될 수 있다. 그동안 좋은 적응 전략을 개발해 발달과업을 성공적으로 완수한 노인은 노년기에도 성공적으로 대처할 수 있다. 에릭슨(Erik Erikson)은 8가지 성장발달과업을 규정하고 생의 마지막 단계인 노년기에는 '통합성 대 절망감'이라는 발달과업을 제시했다. 하비거스트(Robert J. Havighurst)는 다음과 같은 6가지 발달과업을 제시했다.

- 신체적 힘과 쇠퇴한 건강에 적응하기
- 은퇴와 감소한 수입에 적응하기
- 배우자 사별에 적응하기
- 동년배 노인과 유대관계 강화하기
- 사회적 역할에 융통성 있게 적응하기
- 생활에 적합한 물리적 환경 조성하기

2. 노년의 건강 증진

1) 영양

노인의 건강과 장수를 위해서는 정신적인 편안함, 알맞은 신체 활동과 더불어 균형 있는 영양소의 섭취가 필수적이다. 양호한 영양 상태는 노인의 건강에 긍정적인 영향을 줄 뿐 아니라 노년기 장애와 질병의 발생을 예방하고, 질병의 진행을 지연시키며 치료의 성공률을 높인다. 노인에게 에너지와 영양소를 충분히 공급하는 목적은 신체 계측학적, 혈청학적, 생의학적 정상지표를 유지하고, 영양 결핍을 비롯한 만성 질환과 노후 질병을 조기에 예방하며 삶의 질을 개선하기 위함이다. 노인들은 경제력 감소로 식품비를 충분히 충당할 수 없어 영양 결핍이 생길 수 있고, 노화에 따른 신체적·심리적 변화로 영양 결핍 또는 비만을 초래할 수 있다.

(1) 노화에 의한 영향

노화에 의한 영향은 다음의 감각, 위장계, 대사 변화의 측면에서 생각해 볼 수 있다.

① 감각 변화

나이가 들면서 미각과 후각의 감퇴로 먹는 즐거움이 사라지고, 음식 섭취가 어렵게 된다. 또한 쓴맛을 제외하고는 미각 역치가 상승하기 때문에 과다한 양념을 사용하게 된다. 시력도 감퇴되어 식품 포장 겉면의 작은 글씨를 읽기 어렵기 때문에 음식 준비 외에 보관상의 문제를 유발할 수 있다. 또한 청각 손상으로 의사소통이 방해되어 사회적으로 고립되기도 한다.

② 위장계 변화

노화에 따라 타액 분비가 감소되며 음식물을 씹는 능력과 삼키는 능력이 저하된다. 또한 위가 위축되고 위축성 위염이 증가해 내인자, 염산 및 펩신 분비에 장애가 생긴다. 위축성 위염은 식품의 생체이용률을 저하시키며, 무기질 흡수율을 감소시킨다. 또한 소장에서의 칼슘 흡수와 혈청 감소 수준은 유지되지만 뼈에서의 칼슘 소실은 증가한다.

③ 대사 변화

노인은 대사율과 신체 활동의 감소로 칼로리 요구량이 감소된다. 따라서 기초대사량과 활동대사량, 세포 질량은 감소하는데 지방 비율은 증가해 중년기 이후 노년기 초반까지 체중이 증가한다. 반면 노인은 음식을 적게 섭취하므로 다른 필수 영양소 섭취가 부족할 수 있다. 노인에게서 중요한 변화 중 하나는 골 칼슘의 감소이다. 그러므로 노인은 단백질, 비타민 및 무기질을 섭취할 수 있는 음식을 선택해야 한다.

(2) 노인의 영양 관리

노인의 영양 관리는 다음의 두 측면에서 생각해볼 수 있다.

① 영양 과다의 관리

과체중이거나 비만인 노인의 체중을 감소시키기 위해서는 균형 잡힌 에너지 감량 식사가 권장된다. 그 목적은 근육량을 유지하면서 체중을 줄이는 것이다. 식이요법과 병행해 큰 근육을 전체적으로 움직이는 적당한 운동은 체중 감소를 돕고 제지방량을 유지하게 한다.

② 영양 부족의 관리

영양 부족을 초래할 수 있는 다양한 원인들은 예방적 지도와 조기 중재로 관리가 가능하다. 식품 구입 및 음식의 경구 섭취를 늘리기 위해 집단적인 식사 공급과 식사 배달하기, 스스로 먹을 수 있도록 도와주기, 섭취를 위해 적당한 기술 사용하기 등을 조력한다. 그럼에도 불구하고 경구 섭취가 불충분할 때는 장관 내 영양이나 비경구적인 영양 섭취를 시행할 수 있다.

노인에게 부족하기 쉬운 영양소로는 칼슘이 있는데 그 이유는 위장관에서의 칼슘 흡수율이 점차 감소하기 때문이다. 칼슘 흡수를 돕기 위해 비타민 D의 보충도 함께 권장해야 한다. 비타민 A 또한 면역력이 약한 노인에게 부족하기 쉬운 영양소 중 하나로 당근, 간, 고구마, 해산물 등을 통해 섭취 가능하다. 비타민 B12도 위장에서 흡수가 저하되어 노인에게 결핍될 수 있는 영양소이므로 소간, 어육, 보충제를 통해 섭취하도록 장려한다.

2) 신체 활동과 운동

신체의 활동이나 기능의 적정성은 개인의 건강과 안녕 수준을 판가름하는 척도이다. 적절한 운동은 노화를 지연시키고, 노화에 따른 변화를 역행시킬 수 있다. 특히 노인은 노화에 따른 변화와 질병으로 인해 운동과 활동에 필요한 산소와 에너지 요구에 적절히 대처하기가 힘들다. 따라서 활동과 휴식의 균형을 맞추기 위해서 적정한 운동 프로그램이 필요하다. 운동요법을 지속적으로 시행하기 위해서는 노인들의 생활 형태에 적합해야 한다. 적어도 30분씩 일주일에 3번 운동을 실시한다.

(1) 신체 활동과 운동 양상의 변화 요인

노화에 따라 활동과 운동 양상이 변화하는데, 특히 심혈관계, 호흡기계,

근골격계 및 신경계의 노화가 크게 영향을 미친다.

또한 노인에 대한 편견과 사회적 인식 역시 노인의 활동과 운동에 영향을 미친다. 사회는 은퇴한 노인이 집 안에서 주로 시간을 보내고, 사회적 역할에서 물러나기를 기대한다. 또한 노인이 활동을 하는 데 너무 많은 시간과 비용을 낭비한다고 생각하고, 노인 자신도 에너지 저하 등으로 활동에 참여하는 데는 역부족이라고 생각하기도 한다. 이 외에도 두려움이나 우울과 같은 노인의 심리 상태와 운동에 대한 일반적인 오해가 노인들의 적절한 활동과 운동을 방해한다.

(2) 신체 활동과 운동의 효과

활동 부족에 의해 야기되는 건강문제는 적절한 신체 활동과 운동을 통해서 예방할 수 있다. 노인에게 적정한 운동은 생리적인 면은 물론 사회 심리적인 면에도 영향을 미친다.

운동은 탄수화물을 보다 효율적으로 사용하게 하여 인슐린에 대한 저항을 낮추며, 식욕을 증진시켜 식습관을 개선시킬 수 있다. 적절한 운동은 다양한 심리적 효과도 유발한다. 운동은 노인의 무력감, 우울 및 불안을 감소하고 삶의 질을 개선하는 등 심리적 특성에 긍정적인 영향을 미친다.

(3) 노인의 활동과 운동 관리

적절한 활동과 운동이 노인의 총체적 건강에 긍정적인 영향을 미치나, 실제로 운동이나 활동 프로그램에 규칙적으로 참여하는 노인은 드물다. 노인의 잘못된 인식과 사회적 편견으로 노인들은 활동이나 운동에 적극적으로 참여하지 않는다. 노인은 힘든 활동을 할 때 젊은 사람들에 비해 더 많은 시간 동안 활동한 것으로 느끼며, 심박동도 더 민감하게 감지한다. 이러한 노인의 지각 변화도 노인의 신체 활동을 방해한다. 그러나 잘 계획된 운동과 활동은 어떠한 치료요법이나 약물보다도 노화를 지연시키고 노인 건강을 증진시킬 수 있다.

노인은 근골격계와 심폐계의 노화 이외에도, 관상동맥 질환 등의 문제를 가지고 있다. 따라서 철저히 계획되지 않은 운동은 오히려 건강문제를 악화시킬 수 있다. 운동을 시작하기 전에 노인의 건강력을 신중히 검토하고 신체 검진을 실시한다. 과거의 운동 프로그램 참여 경험, 현재 운동의 빈도나 지속성 및 강도, 고혈압 등 급·만성 질병의 유무 및 증상, 투약된 약물, 질병에 대한 가족력, 흡연이나 음주 등의 생활 양식, 비만 등 몸 상태를 토대로 운동에 의해 나타날 수 있는 잠재적인 위험 요인이 고려되어야 한다.

운동은 노인 건강에 긍정적인 영향을 미치나, 지나친 운동은 오히려 위험을 초래한다. 따라서 노인의 체력에 맞는 운동을 계획해야 한다. 노인에게 필요한 운동으로는 아래와 같이 유산소 운동, 근력과 지구력 강화 운동, 유연성 운동 등이 있다.

① 유산소 운동(심혈관 지구력 운동)

유산소 운동은 많은 양의 산소를 운반하고, 인체의 큰 근육군을 움직이며, 일정 기간 특정 수준의 강도를 유지하는 모든 활동을 말한다. 유산소 운동에는 조깅, 자전거 타기, 스키, 수영, 빠른 보행, 춤 등과 같이 율동적이고 반복적이며 지속적인 운동이 속한다.

② 근력과 지구력 강화 운동

근력은 근육이 발휘할 수 있는 힘의 양을 말한다. 지구력은 피로를 유발하지 않고 얼마나 오랫동안 같은 동작을 반복할 수 있는가를 의미한다. 근력 강화 운동은 근육의 질량과 기능력을 증강시키고 골밀도를 높인다. 골격이 강해지면 골다공증에 의한 골절도 예방할 수 있다. 노인의 근력 강화 운동에는 다리 근육뿐만 아니라 상지의 근육도 포함하고, 지구력 강화 운동과 병행해야 한다. 관절통이 있는 노인은 관절을 움직이지 않고 근육을 수축하는 등척성 운동으로 근력을 강화시킨다. 그러나 심장 질환이 있는 노인은 등척성 운동을 실시하지 않는다. 근력과 지구력을 유지하기 위한 운동 프로그램은 주 3회 실시하며, 중간에 1~2일간의 휴식기를 둔다.

③ 유연성 운동

요가나 태극권, 기공 운동 등은 노인에게 적합한 운동으로 오랫동안 실천되어왔다. 태극권이나 기공 운동, 활 운동은 명상을 통해 정신력을 집중하고, 전신의 관절을 천천히 신장, 굴곡, 회전하면서 최대 관절 가동 범위로 움직이고, 5~6초 동안 쉬고 다시 반복한다. 이는 관절의 최대 가동 범위를 유지할 뿐 아니라 인체에 대한 인지도를 높이고, 스트레스를 줄이며, 균형감과 조정력을 향상시킨다.

3) 수면과 휴식

수면과 휴식은 신체의 모든 기관을 잠시 쉬게 해서 회복시키고, 긴장을 완화해 피로를 예방하고 인체의 에너지를 보존하게 한다. 또한 일상생활의 스트레스에 반응할 수 있는 힘을 제공한다. 수면은 가장 중요한 휴식 방법이다. 적절한 수면과 휴식은 노인 건강을 유지하는 필수 요소이다. 하지만 노인들은 노화와 질병으로 인해 수면과 휴식에 많은 제약과 문제를 경험한다.

노인과 관련된 수면의 양상은 일반 성인에 비해 잠들기 어렵고 보다 쉽게 자주 깨며 몽롱한 상태에서의 시간이 길어지고 꿈을 꾸는 시간은 감소한다. 이러한 변화가 노인의 일상생활에 큰 영향을 주지는 않는데, 이는 총 수면량의 변화는 크지 않기 때문이다. 그러나 노인은 불면증과 이로 인해 낮에 피로감을 느끼게 됨으로써 삶의 질이 저하된다. 수면 장애는 낮에 졸음을 유발하는데, 특히 노인은 수면 도중에 깬 횟수에 비례해 낮 동안 더 졸리게 된다. 단기간의 수면 부족은 피곤, 혼돈, 불안정과 집중 장애 등의 심리 사회적인 현상을 보이는 반면, 장기간의 수면 부족은 현훈, 불안정, 지남력 장애, 피해의식, 주의력 장애, 감각 장애, 일시적 수전증 등을 초래한다. 그 외에도 동기 부족을 초래해 자가 간호 기능을 저하시킴으로써 질병이 있는 환자의 회복에 역기능을 일으킬 수 있다. 장기적 혹은 전체적인 수면 박탈은 신경계 장애를 초래하며, 사망에 이르게 할 수 있다.

(1) 노인 수면의 특징

노인의 수면과 관련된 특징을 살펴보면 다음과 같다.

① 주관적 · 객관적 수면 특징

노인들이 가장 특징적으로 호소하는 점은 수면 중에 자주 깨는 것이다. 또한 너무 일찍 깨어나며, 젊은 성인에 비해 수면량이 줄어들고, 잠들 때까지의 시간이 오래 걸리며 이로 인해 낮에 졸음이 많아진다는 것이다.

수면다원 검사를 통해 노인의 수면 구조를 보면, 총 수면 시간은 젊은 성인에 비해 줄어들거나 변화하지 않으나 잠자리에 누워 있는 시간이 많아지고 수면 잠복기가 길어지며 수면 중 깨는 횟수와 기간이 증가된다. 수면 중에 깨는 것은 야간 수면의 후반부에 현저하고 특별한 자극 없이 일어나며, 일단 깨면 다시 잠들 때까지 젊은 성인에 비해 4배 정도의 시간이 더 걸린다. 수면의 효율성은 침대에 누워 있는 시간과 실질적인 총 수면 시간의 비율을 말하는데, 이 비율은 청소년기에 95% 이상이었던 것이 노년기에 이르면 75% 이하로 떨어진다. 노인의 경우 1단계 수면은 좀 더 길고, 3~4단계 비렘(NREM) 수면은 감소하고 렘(REM) 수면도 약간 감소한다. 이러한 변화들은 깊은 수면이 적어지고 숙면을 하지 못했다는 느낌을 가지게 한다. 2단계에서 3단계와 4단계로 이행하는 속도도 느려져 64세가 되면 13세의 3~4배 정도의 시간이 소요된다.

② 연령에 따른 수면 시간의 변화

수면 장애는 연령에 따라 증가해 75세 노인의 1/3 이상이 수면 장애로 고통받는다. 노화에 따라 총 수면 시간은 줄어들어, 70세 노인의 평균 수면 시간은 청년층에 비해 1.5시간이 적은 6시간이다.

③ 노화와 생체 리듬

수면은 생물학적 생체 리듬의 영향을 받는다. 외부의 명암주기, 일상 활동, 식사 시간과 같은 시간 신호로 인해 신체는 24시간 주기에 들어가게 된다. 대부분의 젊은 사람은 며칠 내에 적응을 하지만 노인의 경우 새로운 시간대에 적응하는 데 더 많은 기간을 필요로 한다. 멜라토닌(수면-각성주기 통제)과 성장호르몬(수면 증진) 감소는 생체 리듬의 변화를 가져오고 이는 아침에 일찍 깨고 저녁에 일찍 자게 한다.

④ 노화와 관련된 요인

노인은 야뇨, 두통, 위장 질환, 기관지 질환, 당뇨, 폐경기증후군, 만성 통증과 같은 만성적 장애를 가지고 있기 때문에 이로 인한 수면 장애가 증가한다. 자율신경의 활동이 증가하고 외부의 각성 조건에 민감하기 때문에 수면이상이 생기기도 한다. 배우자의 죽음, 생활 양식의 변화, 은퇴, 활동 부족과 같은 정신 사회적인 요인도 중요한 수면 장애 유발 요인이다. 노인은 약물을 많이 사용하므로 약물에 의한 불면증이 의심되면 복용하는 약물을 먼저 살펴보아야 한다. 수면제의 장기 복용은 노인에게 흔히 과도한 진정, 혼동, 인지 기능 장애, 성격 변화를 초래한다. 소량의 알코올이 수면 유도효과를 낼 수 있으나 혈중 알코올 농도가 떨어짐에 따라 새벽에 깨어나게 되고 수면제와 병용하면 치명적일 수 있다. 이와 같이 노화와 관련된 다양한 원인에 의해 수면 장애가 발생하므로 치료는 원인 요인에 맞추어야 한다.

(2) 노인에게 흔한 수면 관련 문제

노화에 따라 수면 양상이 변화하고 노인의 수면 장애 유병률이 높다는 것은 널리 알려진 사실이다. 노년기에 흔한 대표적인 수면 장애는 불면증, 수면호흡 장애, 하지불안증후군, 렘 수면 행동 장애 등이다.

① 불면증

불면증(insomnia)은 지속 기간에 따라 며칠 정도 잠을 못 자는 일시적 불면증, 2~3주 지속되는 단기 불면증, 4주 이상 지속되는 만성 불면증으로 나눈다. 불면증의 유병률은 일반적으로 21~35%이고, 여성이 남성보다 1.3배 높고, 일반 인구에 비해 65세 이상의 인구에서 1.5배 더 높다. 이와 같이 불면증은 흔한 질환이나 불면증 환자 가운데 5% 정도만 병원을 찾는다. 잠을 자려고 시도하면 정신이 더 또렷해지고 못 자면 어쩌나 하는 걱정이 늘어나고 낮에 모자라는 잠을 보충하려다 보면 과다 각성, 수행 불안 등의 악순환의 고리가 형성되어 불면증이 만성화된다. 치료는 정상 수면 및 수면 위생에 관해 교육하고 수면 제한 치료, 자극조절 치료, 바이오피드백, 이완요법 등을 시행한다. 일시적 불면증이나 단기 불면증에는 수면제를 사용하기도 한다.

② 수면호흡 장애

수면호흡 장애의 대표적 질환은 수면무호흡증후군이다. 이 외에 일차성 코골이, 상기도 저항증후군, 중추성 폐포저환기증후군도 포함된다. 수면 무호흡의 정의는 10초 이상 호흡기류가 정지되는 것이며 임상 증상은 수면 중 코골이를 비롯해 숨이 막히듯 헐떡이다가 강한 콧바람을 내기도 한다. 이 외에도 위식도 역류, 야뇨증, 과도한 몸동작, 야간 발한, 기상 시 두통 등이 동반될 수 있다. 수면호흡 장애는 심각한 심리적 합병증을 수반하기도 하는데, 사고 과정의 둔화, 기억력 장애, 부주의 등의 인지 기능 저하와 불안, 불쾌감, 우울 등이 나타날 수 있다. 비만 환자들은 체중을 줄이는 것만으로도 무호흡을 경감시킬 수 있으며 수면 자세와 관련이 있는 경우 수면 체위를 조절한다. 무호흡 상태를 악화시킬 가능성이 있는 술이나 진정제의 사용은 피하도록 한다.

③ 하지불안증후군

하지불안증후군은 취침 시 또는 수면 중 하지에 이상 감각으로 인해 초조함을 느끼고 이를 견딜 수 없어 다리를 주무르고 두드리거나 움직이고 싶은 충동을 일으키는 증상으로 수면을 방해한다. 원인 기전은 확실하지 않다. 임상 증상은 잠자리에 누우면 다리, 주로 장딴지의 깊숙한 부위에 벌레가 기어가는 것 같은 불쾌한 기분이 드는 것이다. 다리를 문지르거나 걸어 다니면 소실되고 자리에 누우면 다시 증상이 생기게 된다. 지속 시간은 수분에서 수시간이다. 치료는 다리를 움직이거나 마사지하고, 약물을 사용하기도 한다.

④ 렘 수면 행동 장애

렘 수면 행동 장애는 렘(REM) 수면에 정상적으로 나타나야 할 근 긴장도 소실이 불완전해 꿈에서와 같은 행동을 하게 되는 특징을 가진다. 발병은 50~60대에 흔히 시작되며, 대부분의 남성(94.5%)에게 나타난다. 원인 불명인 경우가 많다. 약 60% 정도가 특발성으로 나타난다.

임상 증상은 환자가 옆자리에 자는 사람을 때리거나 침대에서 뛰어내리는 등 꿈의 내용대로 행동하는 것인데, 그로 인해 멍이 들거나 열상 혹은 골절과 같은 손상을 입기도 한다. 주로 생생하고 불쾌하며 난폭한 내용의 악몽을 꾸며, 수면곤란 등이 초래된다. 환경을 안전하게 유지하는 것이 무엇보다도 중요하다.

(3) 수면 장애 관리

거의 대부분의 노인이 노화와 질병 등으로 인해 수면과 휴식과 관련해서 많은 문제를 지니고 있으나 오로지 이 문제만으로 병원을 찾는 노인은 많지 않다. 또한 수면과 휴식의 문제는 오랜 기간에 걸쳐 점진적으로 진행되기 때문에 노인과 가족은 이를 정상적인 것으로 받아들이기 쉽다.

① 노인과 가족 교육

수면 장애를 호소하는 대부분의 노인들은 자신의 일상적인 수면 상태를 정확히 파악하지 못한다. 이들에게는 잠자리에 드는 시각, 아침에 일어나는 시각, 중간에 깨어나는 횟수와 시각, 총 수면 시간 등에 대해 일지를 쓰도록 권한다. 일지는 24시간 동안의 활동을 기록하며, 7일 이상 작성한다. 수면 장애가 심한 노인들은 밤에 거의 잠을 자지 못하고 낮에 졸게 된다. 따라서 담배를 피우다가 잠이 들거나, 낮 동안 졸린 상태에서 운전이나 기타 주의를 집중해야 하는 활동에 참여하면 신체적 손상을 입을 위험이 있음을 교육한다.

② 환경 조절

소음을 제거하고 조명 역시 밝거나 어둡지 않게 조절해 수면에 좋은 환경을 만든다. 노인은 추위에 민감하므로 방의 온도가 20℃ 이하로 떨어지지 않게 주의한다. 따뜻하고 가벼운 이불을 이용하고, 양말을 신고 잔다. 밤에 깨어나 침대에서 일어날 때 주의하도록 한다. 노인은 신경 혈관 반사가 느려져 체위를 갑자기 변경하면 체위성 저혈압을 초래하고 현기증을 느낀다. 잠에서 깨어났을 때 순간적으로 자신이 어디에 있는지를 잊을 수 있다. 소지품을 침대 옆에 놓아두면 지남력을 회복하는 데 도움이 된다.

③ 활동과 기능 수준의 향상

노인의 수면과 휴식 장애로 인한 기능 손상을 반드시 고려해야 한다. 취침 전에 즐겨하는 활동을 하면 숙면을 취하는 데 도움이 된다. 평상시 일정에 맞추어 일정한 시각에 잠자리에 드는 것도 도움이 된다. 적절한 운동은 뇌 혈류를 개선하고 숙면을 유도하므로, 오전과 오후에 체력에 적합하고 만족감을 줄 만한 활동을 계획한다.

④ 영양과 식이

때로는 식이 조절로 수면을 개선할 수 있다. 수면 장애를 유발할 수 있는 카페인과 니코틴을 제한한다. 저녁에 과식하면 쉽게 잠들지 못하므로 식사량을 조절한다. 알코올은 빨리 잠드는 데 도움이 되나, 수면 중에 자주 깨어나 총 수면 시간을 단축시키므로 제한한다. 혈당치가 낮으면 공복감으로 잠이 깬다. 취침 전 수분 섭취량을 줄이고 잠자리에 들기 전에 소변을 보아 중간에 일어나지 않도록 한다.

4) 약물 관리

(1) 노화에 따른 약물역학과 약물동력학

노인의 경우 약물 치료에 변화를 주는 여러 가지 요인들이 있어 일반 성인과는 다른 약물 작용이 나타난다. 그러므로 약물 치료에 영향을 주는 노년기 변화에 대한 이해가 필요하다. 또한 약물역학과 약물동력학에 대한 지식을 반드시 갖추어야 한다.

① 약물역학의 변화

약물역학은 약물의 흡수, 분포, 대사, 배설에 관한 학문이다. 노화는 이 약물역학의 4가지 요소에 영향을 미친다.

- 흡수: 대부분의 약물은 구강으로 복용해 위장관을 통해 흡수된다. 노인의 경우 장 움직임이 줄어들면서 약의 흡수 시간이 연장되어 흡수가 증가될 수 있다. 또한 나이가 들면서 위산 분비가 감소해 위산의 pH를 높이고, 이는 캡슐을 녹이는 데 영향을 미쳐서 흡수율이 차이가 난다. 침 분비가 줄어들면서 설하 투여 약물 흡수도 줄어든다.
- 분포: 노화에 의해 체지방은 증가하고 체내 수분과 근육질 및 제지방량은 상대적으로 감소해 약물의 분포에 변화를 일으킨다. 제지방량의 감소에 따라 주로 지방층으로 분포되는 약물의 혈중 농도가 증가한다.
- 대사: 간은 약물 대사에 있어서 중요한 기관이다. 노화와 관련해 간의 크기 감소로 효소의 양이 줄어들어 노인의 약물 대사에 변화가 발생하는 것으로 보고되고 있다. 또한 노화에 의한 간 혈류량 감소로 인해 약물 대사는 상당히 저하된다. 뿐만 아니라 약물 상호 작용을 포함한 많은 요소들이 간 대사에 상당한 영향을 미칠 수 있다.
- 배설: 대부분의 약물이 신장을 통해 배출되며, 노화가 약물역학에 미치는 가장 중요한 영향은 신장 제거율이다. 일반적으로 신혈류는 50세 이후 매년 1%씩 감소해서 약물의 부산물을 포함해 노폐물을 제거하는 데 효과적이지 않다. 따라서 더 많은 약물이 배설되지 못하고 체내에 남아 있어서 약물의 수치를 높이고 약물의 독성 증상을 일으킨다.

② 약물동력학의 변화

광범위한 의미의 약물동력학은 약물이 인체에 미치는 효과를 의미한다. 노인은 약물에 대한 민감성이 높아진다. 민감성이 상승하는 대표적인 약물은 진정제 계통 약물(벤조디아제핀 등)이다. 약물을 안전하게 사용하기 위해서는 약물의 민감성이 증가한다는 점을 고려해 투여량을 적절히 조절해야 한다.

(2) 노인의 투약과 관련된 문제

노인의 투약과 관련해 발생할 수 있는 문제를 정리하면 다음과 같다.

① 처방 오류

처방에서의 오류는 부적절한 약물, 용량, 투여 경로, 농도, 투약 시간, 사용 설명서가 포함된다. 외래를 방문한 노인 환자의 약물 처방 중 22%가 부적절한 시간, 부적절한 용량, 잠재적 약물 상호 작용, 약물의 중복, 사용 설명서의 부재 또는 알레르기의 가능성과 같은 심각한 문제가 있다는 보고가 있다.

② 상호 작용

약물-약물, 약물-음식 상호 작용이 발생할 수 있다. 약물 간의 상호 작용은 한 약물의 복용이 다른 약물에 영향을 미치는 것이다. 노인들은 약물 상호 작용이 일어났을 때 심각한 결과를 초래할 수 있기 때문에 주의를 기울여야 한다. 약물과 음식 간의 상호 작용 결과 약이 음식의 흡수를 방해하거나 영양 상태에 영향을 미칠 수 있으며, 혹은 영양 상태에 의해 약의 반응이 변화될 수 있다.

③ 처방 불이행

처방을 정확히 이행하지 않으면 약물 부작용이 일어날 수 있다. 노인 환자는 종종 의도적으로든 비의도적으로든 처방된 약물요법을 따르지 않는 경우가 많다. 불이행은 약물 남용보다는 소량 복용과 관련되어 있고, 실제로 노인에게서 약물 남용은 젊은 사람들에 비해 흔하지 않다. 인지 손상, 낙상, 기동 장애, 실금 등 노인에게 흔하면서 동시에 약물 부작용에 의해 유발되거나 악화될 수 있는 건강문제에 대해서는 특별한 관심을 기울여야 한다.

(3) 약물 투약 관리

정확한 투약 관리는 약물 투약의 기술과 절차에 있어서 본질적인 문제이다. 투약과 관련한 간호 중재는 사람, 약, 용량, 경로, 시간, 기록에 대해 정확하게 관리되어야 한다.

노인이 정제를 삼킬 수 없을 때 영양을 위한 위관이나 비위관 튜브에 의존해야 한다. 약물 형태가 변할 때마다 용량도 달라진다. 만약 물약의 형태가 아니라 정제나 캡슐이라면 삼키기 쉽도록 분쇄해야 한다. 연하곤란이 있거나 비위관을 삽입한 경우에는 정제를 분쇄하거나 캡슐을 열어 그 내용물을 녹여야 할지를 결정해야 한다.

5) 노인과 성

인간에게 있어 성(性)은 신체와 정신 건강뿐만 아니라 사고, 행동 및 인간관계에도 긍정적 영향을 준다고 할 수 있다. 이러한 인간의 성행동의 긍정적 측면은 노년기에도 동일하게 영향을 준다. 노년기의 성적 욕구 충족은 정서 심리적으로 긍정적인 강화를 줄 뿐만 아니라 노인의 삶의 만족도를 높일 수 있다. 그러므로 노년기의 건강한 삶을 위해 노인의 성에 대한 올바른 인식과 이해도를 높이는 것이 중요하다.

(1) 노인의 성

노인이 되면 성적 욕구가 감퇴되는 것으로 보는 경향이 있지만 성적 양상은 일생을 통해 지속된다. 현재까지 알려진 노인의 성에 대한 일반적인 특성으로는 성적으로 적극적인 노인들은 자신들의 젊은 시절과 비교할 때 성관계의 빈도에 별 차이가 없다. 또한 성적인 파트너만 있다면 성행동의 비율은 일생을 두고 안정된 패턴을 보인다. 건강한 신체와 정신이 성행동과 성 만족의 예측 요인이며, 정서적 친밀감, 자율성, 스트레스가 성적인 균형을 이룸으로써 노년기 생활이 질적으로 향상된다.

(2) 노인의 성 기능 변화

노인은 성호르몬 분비의 감소로 인해 성적 흥분 시 일어나는 심혈관계의 반응이 둔화되고 속도도 느려진다. 테스토스테론, 에스트로겐이나 프로게스테론과 같은 순환호르몬의 감소로 인해 성적 흥분, 오르가슴, 주변 생식기 등에 변화가 올 수 있는데 이들 생리적인 요인은 정신적 요인과 상호 작용해 노인의 성 기능에 많은 영향을 미친다.

① 여성 노인

여성 노인은 폐경기에 에스트로겐의 생산이 감소되어 난소가 작아지고 기능도 점차 감퇴된다. 폐경 이후 생식기의 변화로는 질 분비물의 저하, 질 확장의 저하, 성교 시 수축 감소, 질 경련으로 인한 통증, 성적 흥분기의 유방 크기 감소, 유륜 확대 감소, 유두 발기 기간 감소, 방광과 요도의 자극,

성교 직후 긴박뇨 등이 있다. 하지만 규칙적인 성관계는 근 긴장도를 유지하는 데 도움을 주어 경증 요실금의 빈도를 감소시킨다.

② 남성 노인

남성은 30세 이후 연평균 1~2% 정도씩 테스토스테론이 줄어들기 시작한다. 이와 관련해 남성 노인의 경우 음경의 발기 둔화, 사정 간격의 지연, 오르가슴 임박에 대한 감각 둔화, 사정 시간의 감소, 정액의 사출 강도 감소, 정액량의 감소, 발기 상태의 급격한 소실, 반응기의 지연, 음낭 수축 감소 등의 변화가 있다. 남성 노인은 이상과 같은 성 기능의 변화 외에 정신적인 측면에서도 변화를 경험하는데, 즉 성 기능에 대한 압박을 느끼게 되고, 불안과 스트레스를 경험할 수 있다. 이러한 정신적 요인으로 인해 발기부전을 초래할 수 있어 불안한 느낌을 표현함으로써 발기문제가 발생하지 않도록 하는 것이 필요하다.

(3) 건강문제에 따른 노인의 성 기능 변화

노인은 약물 사용의 빈도와 만성 질환의 발생 빈도가 젊은 인구에 비해 더 높다. 이러한 투약과 질병은 노인의 정상적인 성 기능을 방해할 수 있다.

① 투약

투약은 노인의 리비도를 감소시키거나 발기불능을 초래할 수 있다. 많은 약물들이 노인의 성 기능에 간접적으로 영향을 미친다. 노인의 성 기능에 영향을 미치는 약물은 매우 다양한데 신경이완제, 삼환계 항우울제, 항파킨슨병 치료제, 항고혈압 약물 등이 대표적이다. 노인의 약물 복용 상태와 그 부작용을 확인하는 것이 중요하며, 필요시 약물을 교체하는 것을 고려해야 한다.

② 만성 질병

대부분의 노인이 복합적 만성 질병을 가지고 있다. 특히 노인의 성 기능과 관련된 질환을 살펴보면 다음과 같다.

- 관절염: 관절염 환자의 통증은 고관절의 문제에서 가장 흔하며, 이는 성교를 방해하는 요인이다. 성행동은 관절염 치료 효과를 부분적으로 향상시키고 자연적인 통증 완화제인 화학물질의 분비를 자극하기 때문에 도움이 될 수 있다. 편안한 체위를 발견하고, 가장 통증이 감소된 시간에 성적 활동을 하는 것이 필요하다.
- 당뇨병: 오랫동안 당뇨병을 앓은 노인은 일반 노인과 비교할 때 신경 병변과 혈관성 장애로 인해 발기부전의 빈도가 높다. 남성 노인이 성 욕구에는 변함이 없으면서 발기의 문제를 호소할 때는 당뇨병이 단서가 될 수 있다. 여성 노인에서는 질의 건조함, 오르가슴의 지연 등이 보고되고 있으나 성 기능상 별 문제가 되지 않는다. 당뇨 환자의 경우 상처 회복이 지연되기 때문에 생식기 감염 발생 시 즉시 치료해야 하고, 성기 보조물을 사용하기 위해서는 비뇨기과 의사와 상담해야 한다.
- 자궁적출술: 자궁적출술 후 3, 4개월 동안 통증을 느낄 수 있으며, 정상적인 성행동의 회복을 방해할 수 있다. 난소가 제거되면 자궁의 제거와 관계없이 성 욕구가 상실된다.
- 전립선 질환: 양성 전립선 비대증은 수술을 하는 경우를 제외하고는 성 기능에 일반적으로 영향을 미치지 않는다. 전립선암의 경우 말기 이전에는 직접 성에 영향을 미치지 않는다. 그러나 치료 과정 중 생리적 혹은 심리적 요인에 기인하는 발기부전과 요실금을 초래할 수 있다.
- 심장 질환: 심장 질환이 있는 사람은 흔히 성에 대한 지식 부족과 두려움 때문에 성행동을 억제한다. 의학적 처방에 의한 운동 프로그램 참여는 성행동 시의 산소 요구량을 감소시키고 성생활의 질을 높일 수 있다. 성관계 몇 시간 전에 많은 음식을 섭취하면 심장에 부담이 가서 통

증을 유발할 수 있다. 통증은 공포를 유발하고 발기를 방해한다.

- 뇌졸중: 뇌졸중 발생 후에 성 활동을 금하지는 않으나 성 활동과 관련된 운동 기능과 인지 기능의 손상으로 성문제를 초래한다. 마비에 의한 문제는 적정 체위를 통해서 보완이 가능하다. 착각이나 무감동, 성격 변화와 같은 정서적 문제는 성관계를 더욱 악화시킬 수 있으므로 이러한 문제를 지닌 뇌졸중 환자는 성 상담을 통해 격려해줄 필요가 있다.
- 만성 폐쇄성 폐 질환: 만성 폐쇄성 폐 질환 환자의 경우 가쁜 호흡, 호흡곤란, 피로 등의 증상이 성 활동을 회피하게 만든다. 에너지가 축적되어 신체 활력이 좋을 때 성행동을 계획하도록 한다. 투약의 효과가 가장 좋은 시간을 택해 성행동을 하도록 계획하는 것이 좋으며, 필요시 성관계 전후에 산소를 공급받기도 한다.
- 암: 생식기 암이나 유방암은 약 90%의 여성에게서 성 기능에 영향을 미친다. 자궁경부암은 특히 성행동에 부정적인 영향을 미친다. 전립선암 진단은 남성에게 불안과 우울을 초래할 수 있는데, 이는 성생활에 영향을 미친다. 일단 치료가 시작되면 50%의 환자가 성욕과 성교 횟수에 부정적인 영향을 받는다. 이들 환자는 흔히 불안, 우울, 통증, 오심 등의 증상을 동반하므로 상담을 통해 격려해주는 것이 중요하다.
- 치매: 치매 환자는 기억 상실만으로도 배우자와의 관계에 큰 영향을 미친다. 배우자는 더 이상 상대방을 신뢰하지 않으며, 이로 인해 치매가 있는 상대방이 성생활을 원하는지 의심하게 된다. 일부 치매 노인은 친척이나 낯선 사람에게도 성적 접촉을 시도한다. 대중 앞에서 자위행위를 하거나, 옷을 벗거나, 의도적인 제스처를 보낼 수 있다. 이러한 행동을 보이는 것은 노인의 성적 욕구가 충족되지 않았음을 의미할 수 있다는 점을 염두에 두어야 한다. 지역사회에서는 여성 치매 노인이 성폭력을 당할 위험도 있다.

(4) 성 기능 장애의 치료

약물이 관련된 경우에는 성에 미치는 부작용이 적은 다른 약물로 대치한다. 내과적 문제가 있다면 일차적으로 그 문제를 해결하는 것이 우선되어야 한다.

노인의 성교육 내용에는 파트너에게 친밀감과 즐거움을 주는 행동, 배우자와의 대화법, 파트너에게 성적 쾌감을 알려주는 것 등을 포함시킨다. 성적 수행 방법뿐 아니라 문제에 대해서도 논의할 수 있는 기회를 허용해야 한다.

성 기능 장애를 치료하기 위해서는 운동, 영양 및 자존감 향상과 같은 중재를 모두 포함하는 전인적인 접근이 필요하다. 간호 중재에는 성 상담을 포함해 대상자 교육, 인지 장애 환자 간호, 중요한 사람의 상실에 대한 정서적 지지, 접촉을 통한 친밀감 유지, 질병의 감염 방지, 노인을 위한 환경 제공과 안전 유지, 그리고 직원에 대한 훈련이 포함된다.

6) 노인 예방접종

면역력과 기동력이 미약한 노인들은 예방접종을 받음으로써 삶의 질을 한층 높일 수 있다. 질병을 앓고 있거나 나이가 들면서 자연스럽게 면역력이 떨어진 사람들은 감염병에 취약할 수밖에 없다. 이미 질병을 앓고 있는 사람들이 감염병에 걸리면 합병증이 발생해 생명을 위협할 수도 있기 때문에 예방접종은 질병 예방과 건강 증진을 위해 필수적이라 할 수 있다. 일반적으로 매년 10월경에 전국의 보건소나 지정 의료기관에서 65세 이상 노인을 대상으로 무료로 독감 예방접종을 하고 있다. 독감 예방접종 외에 노인에게 추가적으로 필요한 예방접종은 다음과 같다.

(1) 폐렴 예방접종

폐렴은 통계청의 「2015년 사망원인통계」에서 사망 원인 4위를 차지할 정도로 위험한 질병으로 최근 폐렴으로 인한 사망률이 높아지고 있는 추세이다. 폐렴구균 질환에 의한 치사율도 높은 편인데, 침습성 폐렴구균에 의한 사망률은 35%에 이르고 폐렴구균이 균혈증이나 수막염을 유발할 경우 각각 60%, 80%가 목숨을 잃게 된다. 하지만 폐렴구균 접종을 하면 충분히 예방할 수 있다. 65세 이상 노인은 평생 1회만 맞으면 되는데, 65세 이전에 접종했다면 5년이 지난 뒤 한 번 더 맞는 것을 권장한다.[1] 폐렴구균 접종 후에는 일시적인 통증이나 부종 등의 반응이 있을 수 있지만 대부분 이틀 이내에 사라진다.

1 예방접종은 어린이뿐 아니라 노인에게도 중요하며, 특히 65세 노인에게는 폐렴 예방접종을 권장한다.

(2) 대상포진 예방접종

60세 이상 고령자에게 많이 발생하는 대상포진도 백신이 개발되어 있다. 이 질병은 수두-대상포진 바이러스에 의해 나타나는데 면역력이 떨어지면 발병할 수 있다. 대상포진 역시 백신을 맞으면 약 70%까지 예방이 가능하다고 알려졌으며, 60세 이상 노인에게 권장된다.

3. 노년의 주요 건강문제 관리

1) 치매

치매는 일상생활에 기능 장애를 초래할 정도로 지적 기능과 기억이 상실되는 임상증후군으로 정의된다. 평균 수명이 연장되고 인구의 노령화가 급속히 진행되고 있는 추세로 미루어볼 때 치매는 우리 사회의 심각한 문제로 대두되고 있다. 치매 환자의 발생 빈도는 지역사회에 거주하는 65세 이상의 노인 인구 중 약 10% 내외를 차지하며, 85세 이상의 노인들에게서는 약 50% 정도의 높은 발생률을 보인다. 대부분의 치매 노인은 가족들이 외부에 알리지 않고 보호하기 때문에 가족에 의해 보호되고 있는 치매 노인에 대한 통계는 정확하지 않다. 한국의 노인성 치매 환자 수를 잠정적으로 추정해보면 1997년에는 약 27만여 명에 이르렀고, 2020년에는 약 60만여 명에 달할 것으로 예측된다.

치매의 유형에는 알츠하이머형 치매, 혈관성 치매, 기타 원인으로 발생하는 치매가 있다. 미국의 경우 알츠하이머형 치매가 많은 것으로 알려져 있다. 연구 결과에 따라 상이한 결론을 보이기는 하나 우리나라의 경우에도 알츠하이머형 치매가 많은 것으로 보고되고 있다.

알츠하이머형 치매는 뇌의 일부분이 손상되어 발생한다. 점차적으로 발생하고 천천히 나빠지는데 현재로서는 정확한 원인을 모르므로 치료할 수 있는 특별한 방법도 없는 실정이다. 혈관성 치매는 대개 뇌의 출혈이나 경색으로 인해 발생하며, 여성보다 남성에게서 더 흔하고 70세 이후에 잘 생기는 것으로 알려져 있다. 고혈압이나 다른 뇌혈관 질환을 가진 사람에게 혈관성 치매가 잘 생기는 것으로 알려져 있다.

이 외에 충격에 의한 뇌 손상, 뇌종양, 중추신경 매독, 일산화탄소 중독, 알코올 중독, 기타 질환에 의해 뇌가 영향을 받은 결과 퇴행성 뇌 질환이 치매 증상으로 이어지는 경우가 있다.

① 증상

치매는 행동과 성격 변화, 의식의 혼돈, 지남력 상실, 지적 기능 약화, 기억력·판단력 장애, 충동 조절 장애를 주 증상으로 한다. 기억력 장애로 비교적 근래 일을 기억하지 못하고 사건의 회상 장애가 있으며 새로운 기억들을 제대로 조직화시키지 못하고 학습 능력이 저하된다. 추상적 사고의 손상으로 사물에 대한 분별력, 문제 해결 능력, 행동을 계획할 수 있는 능력이 감퇴된다. 그리고 전반적인 지적 기능이 저하되며 새로운 일을 수행하는 능력에 손상이 온다. 판단력 장애로 사회에서 자신의 행동 결과를 예측하지 못해 사회적 규범과 상반된 행동을 한다.

치매는 경증, 중등도, 중증의 치매로 구분할 수 있다. 경증의 치매는 직업 능력은 상실되었으나 개인위생과 생활 유지가 가능하며 비교적 판단력은 남아 있다. 중등도 치매는 부분적으로 타인의 감독과 간호에 의해 독립적인 생활이 가능하다. 중증의 치매는 지속적인 감독이 필요하며 전반적인 개인위생과 생활 유지가 불가능하다. 또한 사고 장애와 정서 장애의 정신 증상이 나타난다.

② 예방 및 관리

치매는 당사자는 물론 가족과 주변 사람들에게 고통을 안겨주고, 여러 가지 위험을 동반하는 등 심각한 문제를 초래하는데, 치료보다는 돌보고 관리하는 데 중점을 두어야 한다. 인지 기능과 정신 증상을 완화하기 위해 약물 치료를 할 수 있다.

치매 노인은 사고와 판단 기능 장애로 안전상의 위험이 따른다. 따라서 적절한 감시를 통해 안전한 환경을 조성하고 사고가 발생하지 않도록 주의한다. 치매 노인은 또한 식사, 세면과 목욕, 옷 갈아입기, 배설 등 기본적인 일상생활을 하는 데 장애가 있다. 노인 스스로 할 수 있도록 동기를 부여하고 동작을 가능한 한 간단하게 구성한다. 한 동작을 차례대로 나누어 지시하고 규칙적인 동작을 반복하며 용기를 주고 격려한다. 치매 환자는 옷 갈아입기를 거부하고 계속 같은 옷을 고집하거나 혹은 옷을 벗어 던지기도 한다. 시간이 지체되더라도 혼자서 옷을 입도록 격려한다. 요의(尿意)와 변의를 느끼지 못하는 경우, 배설 습관을 파악해 시간에 맞추어 변기를 대주거나 화장실에 데려다준다. 노인의 방은 화장실에서 가까운 곳으로 정한다. 화장실에서 옷을 쉽게 벗을 수 있도록 고무줄을 넣은 바지를 입도록 한다. 치매 노인은 날이 어두워질 때 착란이 더 심하고 불안정해진다(sundown syndrome). 따라서 해가 질 때 노인이 안정감을 느끼도록 환경을 조절해 관리한다.

노인성 치매를 앓는 개인은 자신의 기본적 욕구에 대해 끊임없이 주의를 기울여주기를 요구하며, 위험으로부터의 보호, 체면 유지 및 모든 인간에게 중요한 의사소통을 필요로 한다. 치매의 초기 단계에서는 가정에서 가족들이 적절한 간호를 제공할 수 있으나, 단계가 진행되면서 철저한 감독과 전인적인 신체적 간호가 요구된다. 가족은 환자의 증상보다는 환자의 감정에 반응하는 것이 중요하며, 이것은 반복되는 문제를 처리하는 데 효과적이다.

상담과 지지 그룹의 결성은 환자와 가족에게 도움이 된다. 치매 환자의 가족은 두려움, 분노, 무력감, 절망을 경험하며 자포자기와 고립감을 느낄 수 있는데 같은 경험과 문제를 겪고 있는 사람들과 만남으로써 많은 도움을 받게 된다. 치매 예방에 도움이 되는 활동은 다음과 같다.

- 기초 식품을 균형 있게 섭취하고 신선한 채소와 어류를 통해 항산화 영양소를 섭취하여 뇌의 노화를 방지한다.
- 환경 온도를 적절히 유지해 뇌졸중 등의 치매 유발 원인을 예방한다.
- 손과 발의 운동을 통해 뇌의 활동을 자극한다.
- 글 읽기나 글쓰기 등 두뇌를 사용하는 활동을 한다.
- 사람들과 어울려 사교 활동을 지속하고 많은 대화를 한다.
- 스트레스를 해소한다.
- 이완, 명상, 심호흡 등으로 심신의 안정을 도모한다.
- 종교를 갖거나 마음의 안정을 도모하는 훈련을 통해 긍정적인 생각을 갖도록 한다.

③ 국가치매관리사업

치매 유병률이 높아지고 있는 가운데 우리나라 정부에서는 치매관리정책을 지속적으로 수립하고 있다. 중앙치매센터는 치매관리법에 의해 2012년에 설립된 국가치매관리사업의 중추기관으로 치매 관련 인프라와 네트워크 구축, 조호, 치매에 대한 인식 개선, 연구, 교육을 위해 노력하고 있다. '치매와의 전쟁' 선포와 치매종합관리대책(2008)을 통해 치매 조기 발견 및 중증화 지연을 목표로 치매 검진, 치매 진료, 약제비 지원 등을 마련했고, 지역사회 치매관리사업의 효과적 수행을 위한 보건소 치매상담센터를 설치·운영하고 있다.

2012년에는 치매관리법 제정 및 제2차 국가치매관리 종합계획을 수립해 중앙광역치매센터와 치매상담콜센터 설치, 공립요양병원의 치매 기능 보강 등 인프라를 확충했다. 2015년에는 '생활 속 치매대응전략(치매 예방 및 돌봄 체계 강화를 중심으로)'을 발표해 치매 예방 수칙 3-3-3, 치매 예방 운동법 등을 보급, 확산했다. 2016년도에는 제3차 국가치매관리 종합계획 등을 마련해 치매 예방 및 관리 체계를 구축하고 '치매 파트너즈' 양성과 활동 지원을 통해 치매 환자와 치매 가족을 위한 지지 활동을 하고 자원봉사자를 양성하고 있다.

이뿐만 아니라 3대 치매 고위험군(경도 인지 저하자, 치매 진료 중단자, 75세 이상 독거노인)을 집중 관리하기 위해 치매 예방 수칙, 인지 훈련 프로그램을 개발·적용하고, 치매 상담 소식지 등을 주기적으로 발송하고 치매상담센터를 통해 지속적으로 관리하고 있다. 또한 공립요양병원을 중심으로 치매 전문 병동의 운영모델 개발 및 시범사업 등을 계획·운영하고 있다. 이밖에 자세한 국가치매관리사업은 중앙치매센터(www.nid.or.kr)를 통해 정보를 얻을 수 있다.

2) 파킨슨병

파킨슨병(Parkinson's Disease)은 진행형 신경 퇴행성 질환으로 주로 뇌 흑질(substantia nigra)의 불완전한 도파민의 생성 및 작용으로 운동신경 피질의 자극이 감소되어 일어난다. 심각한 인식 장애와 미약한 언어 장애도 발생하는데 만성적이고 진행적이다. 나이가 많을수록 발생 빈도가 높다. 그리고 운동 장애가 발생해 움직이는 것이 불편하게 된다.

파킨슨병 환자들 중 약 5%의 환자만이 유전성이고, 90% 이상은 모두 특발성이다. 파킨슨병에 잘 걸리게 되는 위험 요인은 아직까지 정확하게 밝혀지지 않았다.

① 증상

파킨슨병의 4대 주요 증상은 안정떨림, 경직, 느린 운동, 자세 불안정이다. 이 외에도 우울증이나 인지 기능 장애, 수면 장애, 통증, 피로, 후각 장애, 배뇨 장애 등이 동반된다.

- 떨림(진전): 가장 눈에 잘 띄는 증상으로 주로 편한 자세로 앉아 있거나 누워 있을 때 나타나고, 손이나 다리를 쓰거나 움직일 때 사라진다. 이를 안정떨림이라고 한다.
- 경직: 근육이 뻣뻣해지는 증상이다. 이로 인해 파킨슨병의 초기에는 관절염으로 오인되기도 한다. 파킨슨병이 진행됨에 따라 경직은 근육이 조이거나 땅기는 느낌, 또는 근육의 통증으로 나타난다.
- 느린 운동: 몸의 행동이 느려지는 증상이다. 단추를 끼우거나 글씨를 쓰는 작업과 같이 미세한 움직임들이 점점 어둔해진다. 또한 눈의 깜박임, 얼굴의 표정, 음식 삼키기, 걸을 때의 팔의 움직임, 자세 변경 등의 동작의 횟수와 크기가 감소한다.
- 자세 불안정: 몸의 자세를 유지하지 못하고 자주 넘어진다.

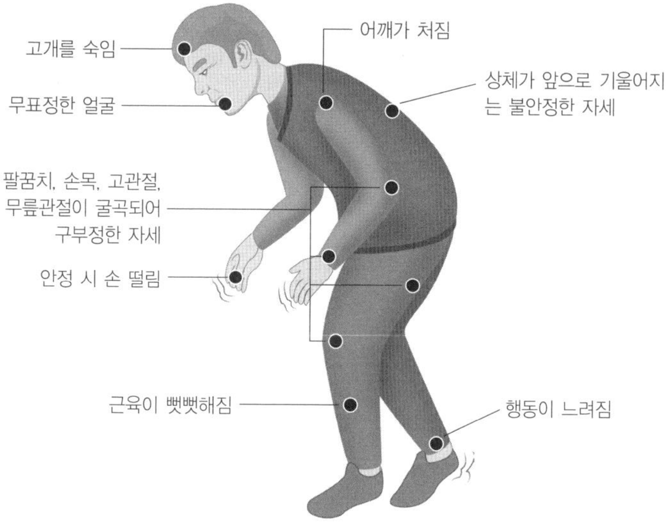

〈그림 7-1〉 파킨슨병의 주요 증상

- 구부정한 자세: 목, 허리, 팔꿈치, 무릎관절이 구부정하게 구부러진 자세가 된다.
- 보행 동결: 걷기 시작할 때, 걷는 도중, 또는 걷다가 방향을 바꿀 때 발이 땅에서 떨어지지 않아서 발걸음을 옮기지 못하는 현상을 말한다. 파킨슨병이 진행된 노인에게 흔히 관찰되는 현상이다.
- 우울증: 50% 정도의 파킨슨병 환자에게서 나타난다. 우울증으로 인해 파킨슨병에 대한 치료 의욕이 떨어지기도 하며, 약에 대한 순응도도 떨어진다.
- 배뇨 장애: 주로 소변을 자주 보는 빈뇨가 흔하다. 빈뇨가 야간에 발생하는 경우는 수면을 방해하기 때문에 무척 괴로운 증상에 속한다.

② 예방 및 관리

치료는 기본적으로 약물 치료를 원칙으로 한다. 항파킨슨 제제에는 여러 가지 종류가 있지만 도파민 제제가 가장 효과적이다. 그러나 장기간 도파민 제제를 사용했을 경우 후기 운동 합병증이 발생할 수 있어 증상에 따른 대증적 요법을 시도한다. 약물요법 외에도 근육의 경직 완화를 위한 운동요법, 우울 중재를 위한 전환요법 등 비약물요법 등이 적용되고 있다.

3) 관절염(골관절염)

노인에게 가장 흔한 유형의 관절염인 골관절염은 퇴행성 관절염이라고도 한다. 골관절염은 관절의 비염증성 질환으로 질병의 정확한 원인은 밝혀져 있지 않다. 그러나 유발 원인으로는 연령, 외상, 생활 양식, 비만, 유전적 소인 등을 들 수 있다.

① 증상

골관절염이 생기면 관절의 연골이 점차적으로 파괴되어 얇게 닳아 없어지게 되는데 특히 힘을 많이 받는 연골관절에서 현저히 나타난다. 발병은 점진적으로 진행되며 특히 손가락관절, 무릎관절, 척추관절 및 고관절에 자주 발생한다. 연골이 파괴되면 관절의 가장자리에 새로운 뼈가 증식, 비후되어 헤버딘 결절(Heberden's node)이 형성된다. 관절연골이 완전히 상실되면 양단의 뼈가 서로 융합되어 관절의 가동 범위가 감소하고 통증이 유발된다. 관절을 움직이면 마찰음이 들리고 관절이 부딪치는 감각을 느낀다. 통증은 서서히 시작되며 활동 후에 악화되고 휴식을 취하면 완화된다. 통증은 스트레스에 의해 심해지기도 한다. 관절은 움직이지 않으면 뻣뻣해지며 활동을 다시 시작하면 부드러워진다.

② 예방 및 관리

통증을 완화하기 위해 온냉요법을 실시하며 관절 주위 조직을 마사

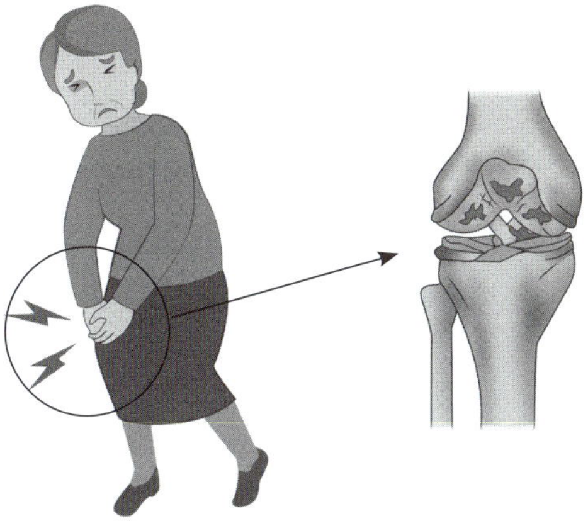

〈그림 7-2〉 퇴행성 관절염

지한다. 약물은 살리실산염(salicylate)을 사용하나 최근에는 페닐부타존(phenylbutazone) 등 이차적 약물을 사용하기도 한다. 통증이 심하면 처방에 의해 스테로이드를 국소적으로 주사하기도 한다. 통증이 경미한 경우에는 관절의 가동력을 증진시키는 간단한 운동을 실시하는데 활동 중간에 휴식이 필요하다. 운동을 통해 관절의 기형을 예방하도록 한다. 비만한 경우에는 음식 조절과 운동으로 체중을 조절한다. 보행 시 통증이 있으면 하지를 지지하기 위해 탄력붕대를 감거나 목발이나 지팡이를 사용한다. 관절염으로 인해 관절의 변형 정도가 심하면 활액막 절개술, 관절 고정술, 절골술 등의 수술적 치료를 받는다.

4) 백내장

노인성 백내장은 수정체가 혼탁해져 발생하는 것으로 대부분이 65세 이상의 노인에게 나타나며 노년기에 가장 흔한 안질환이다. 수정체가 혼탁해지는 정도는 다양하며, 이에 따라 눈으로 들어온 빛이 수정체를 제대로 통

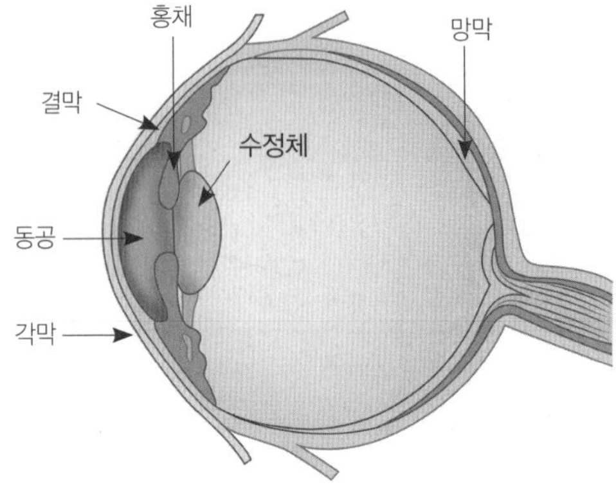

〈그림 7-3〉 눈의 구조

과하지 못하게 되어 시야가 뿌옇게 보이는 증상이 나타난다. 노인성 백내장의 경우 발병 초기에 수정체의 굴절력이 증가하게 되어 근시가 나타나며, 증상이 더 진행될수록 파란색을 구별하지 못하게 된다. 대개 양쪽 눈에 모두 영향을 주지만, 대부분 한쪽 눈에 먼저 증상이 나타난 후에 다른 쪽에도 발병하게 된다. 백내장을 유발시키는 중요한 위험 요인은 자외선에 지속적으로 노출되는 것이다.

① 증상

백내장의 정도와 위치는 시력 상실의 정도에 영향을 미친다. 백내장이 발생하면 시야가 침침하고 흐릿하며 안개가 낀 것 같고 운전이나 글 읽기, 얼굴 인식 등에 곤란을 느낀다. 또한 밝은 빛으로 인한 눈부심 등의 증상이 나타나며 독서할 때 더 밝은 빛이 필요하다. 수정체가 혼탁해도 통증은 없다.

② 예방 및 관리

시력이 감퇴되어 일상생활을 방해할 정도가 되면 수술을 실시하는데 성공률이 매우 높아서 수술 후 다시 시력을 회복할 수 있다. 수술 시 수정체를 제거하는 경우 인공수정체를 삽입하게 된다. 만일 인공수정체를 삽입하지 않았다면 교정용 원시 안경을 착용하는데 이로 인해 물체가 25% 정도 확대되어 보이고 가깝게 보인다. 백내장 수술을 한 후에는 눈을 문지르거나 누르지 않아야 하며 눈에 압력이 가해지지 않도록 다음 사항을 주의한다.

- 수면 시 플라스틱이나 금속성 안대를 착용한다.
- 최소한 한 달 동안은 똑바로 누워서 자거나 수술하지 않은 부위 쪽으로 누워서 잔다.
- 허리를 구부리거나 무거운 물건을 들어 올리지 않는다.
- 변비를 예방해 배변 시 압력으로 인해 눈에 무리한 힘이 가지 않도록 한다.
- 독서를 제한한다.

5) 노인성 난청

노인성 난청은 나이가 들어감에 따른 청력 손실로 잘 듣지 못하는 상태를 의미한다. 노인에게 가장 흔하며, 75세 이상은 1/3이 난청이다. 노인성 난청에는 내이 손상(노화)으로 인한 신경성 난청이 많다.

① 증상

처음에는 고음(스, 츠, 크, 트, 프)을 듣지 못하고 심해지면 낮은 음도 듣지 못한다.

② 예방 및 관리

노화로 인한 난청은 노인들에게는 흔한 질병이라고 할 수 있다. 따라서 비슷한 증상을 가진 다른 사람들과의 만남을 통해 공감대를 형성할 수 있

2 노인성 난청이 있는 노인과 대화 시에는 높은 음조보다 낮은 음조로 대화하는 것이 좋고 입 모양을 볼 수 있도록 마주보고 대화한다.

도록 하고, 보청기 사용 등을 통해 난청을 해결하도록 한다. 이 밖에 청력 재활 방법이 있는데, 난청을 앓고 있는 노인들끼리 정기적으로 만나 대화를 하면서 입술 모양, 입과 혀의 움직임 등을 자세히 관찰하도록 한다.[2]

6) 요실금

요실금은 방광과 요도 괄약근의 조절 기능 장애이며 불수의적으로 소변 유출이 있는 것으로 여성에게 더 흔하다.

① 증상

요실금은 피부 자극이나 손상을 초래하고 욕창이 생기게도 한다. 또한 죄책감과 좌절감이 들게 하며 사회적 고립을 가져오기도 한다. 요실금은 수술, 약물, 또는 다른 치료법으로 치료가 된다. 요실금에는 복압성(긴장성), 긴급성, 역류성 및 혼합성 요실금이 있는데 각각의 종류에 따른 증상은 다음과 같다.

가. 복압성 요실금

운동을 하거나 무거운 물건을 들어 올릴 때, 또는 웃음, 기침, 재채기 같은 복부 내압이 갑자기 상승한 상태에서 불수의적으로 소변이 배출된다. 방광이 찼을 때 약해진 괄약근에 압력이 가해지면 요실금이 발생한다. 휴식 시 또는 최소한의 움직임에도 지속적인 소변 누출이 있다. 노화나 출산으로 회음부 근육이 약해진 여성에게서 많이 나타난다.

나. 긴급성 요실금

배뇨 충동을 지각함에도 불구하고 화장실에 도착할 때까지 소변을 참을 능력이 없는 것이다. 배뇨하고자 하는 갑작스러운 욕구와 함께 소변이 배출된다. 노인에게 흔히 나타나는데 하부 비뇨생식기 질환과 신경학적 질환에 의해 발생한다.

다. 역류성 요실금

방광의 과도한 팽창으로 배뇨 충동이나 다량의 배뇨 없이 주기적 혹은 계속적으로 소량의 소변이 배출된다. 노인에게 나타나는 요실금의 10% 이하를 차지하는데 전립선 비대증이나 당뇨병이 있을 경우 발생한다.

라. 혼합성 요실금

복압성과 긴급성 요실금의 혼합형으로 특히 여성 노인에게 많이 발생한다.

② 예방 및 관리

요실금의 치료 방법으로는 방광 훈련, 골반저 근육 운동, 바이오 피드백, 전기 자극 치료, 약물요법, 수술 등이 있다. 골반저 근육 운동은 배뇨를 지연시키기 위해 근육을 강화하는 것으로 요실금의 모든 형태에 활용될 수 있다.

골반저 근육 운동은 다음과 같은 방법으로 한다. 먼저 의자의 앞쪽에 앉아서 무릎을 벌린 후 팔꿈치를 무릎 위에 놓고 몸을 앞으로 기울인다. 눈을 감고 요도, 질, 항문을 오므린(방귀나 설사가 나오지 않게 항문을 수축하는 것을 연상한다) 후 마음속으로 하나부터 다섯까지 센 후 힘을 푼다. 한 번 근육을 오므린 후에는 5초 이상 휴식한다. 이때 복부에는 힘이 가해지지 않도록 한다.

요실금 예방을 위해 골반저 근육 운동을 아침, 점심, 저녁으로 10분 동안 3회 실시하거나 최소한 하루에 6회 이상 실시한다.[3] 훈련이 된 강한 근육은 10초간 10회를 연속해서 반복할 수 있다. 이러한 수준에 도달하려면 수개월이 걸리므로 인내심을 가질 필요가 있다. 가정에서 노인의 요실금을 조절하기 위해 다음과 같은 방법을 적용한다.

- 식사 전후와 취침 시에 완전히 방광을 비운다.
- 긴급 요의가 있을 때에는 참지 말고 언제든지 배뇨한다.

3 요실금 예방을 위한 골반저 근육 운동은 젊을 때부터 시작하는 것이 좋다.

- 낮에는 2시간마다 배뇨하고 밤에는 4시간마다 배뇨하는 훈련을 한다.
- 오후 8시 이전에 충분한 수분을 섭취하고 저녁식사 후에는 반 컵에서 1컵 정도로 수분 섭취를 제한한다.
- 소변이 산성화되면 방광 감염의 기회가 감소하므로 비타민 C를 섭취한다.
- 커피, 홍차, 콜라, 술과 같이 이뇨 효과가 있는 음료의 섭취를 줄인다.
- 수면제, 안정제, 술은 배뇨 감각을 저하시키고 특히 밤에 요실금을 증가시키므로 피한다.
- 과체중 시 체중을 줄인다.
- 방광을 지지해주는 골반 근육을 강화하는 운동을 한다.
- 면으로 된 속옷을 입고 필요시 위생 패드나 실금용 패드를 착용한다.

7) 전립선 비대증

노인에게 빈번히 발생하는 양성 전립선 비대증은 남성 배뇨 장애로 전립선의 크기가 증가해 배뇨를 힘들게 하는 질환이다. 즉 전립선 비대증은 전립선이 비대해지면서 방광 하부의 소변이 나오는 길을 막아 요도의 소변 흐름이 막히거나 감소된 상태이다.

남성 생식기관의 일부인 전립선은 정자와 섞여 정액을 만드는 액체를 만든다. 전립선은 소변을 방광에서 이동시키는 관(요관)을 둘러싸고 있다. 사춘기 동안에 전립선은 균등하게 팽창되나 나이가 들수록 비대가 진행된다. 즉 샘이 점점 커지면서 방광에서 소변이 나오는 흐름을 방해하므로 방광은 소변을 비우기 위해 더 힘들게 일을 해야 한다. 시간이 지나 이 문제가 악화되면 소변을 완전히 배출하는 데 문제가 생길 수 있다. 또 방광 벽이 두꺼워져 근육 경련으로 이어질 수도 있다. 〈그림 7-4〉는 남성의 정상 비뇨기 구조를 나타낸 것이다.

① 증상

전립선 비대증은 배뇨를 시작하는 데 어려움을 느끼거나 배뇨 후에도 계속해서 소변이 나오며, 소변을 다 본 후에도 개운하지 않고 또 보고 싶은 증상이 나타나게 된다. 이렇듯 방광이 다 비워지지 않으면 합병증이 생길 수 있는데, 즉 방광에 남아 있는 소변에 세균이 성장해 요로감염이 나타날 수 있다. 또한 이런 소변 찌꺼기로 인해 방광 벽이나 요로에 결석이 생길 수 있으며, 전립선 안쪽으로 정맥이 확장되거나 찢어져서 소변에 혈액이 보이기도 한다. 그리고 남겨진 소변이 신장 쪽으로 거꾸로 역류하는 증상이 장기화되면 신부전 증상이 나타나기도 한다.

② 예방 및 관리

전립선 비대증을 치료하기 위해서는 첫 번째로 증상이 심하지 않다면 경과를 관찰하면서 좌욕이나 배뇨 습관 개선, 수분 섭취량 조절, 식이요법 등의 방법을 사용한다.

두 번째는 약물 치료로 알파-차단제(α-blocker)라는 약이 방광의 기저부

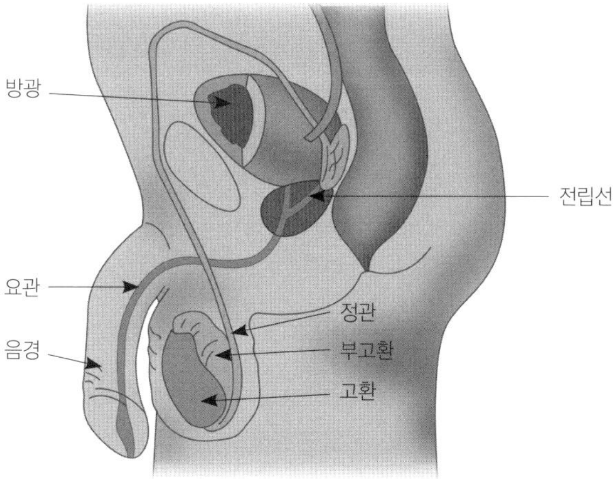

〈그림 7-4〉 정상 비뇨기 구조

근육을 이완시키고 남성의 배뇨 능력을 향상시키는 데 도움을 준다. 하지만 알파-차단제는 어지러움, 피로감, 과도한 저혈압 같은 부작용을 일으킬 수 있으므로 주의해야 한다. 또한 환자에 따라서 테스토스테론을 차단하는 약물이 전립선 크기를 줄이고, 소변 흐름을 개선시킬 수 있다. 그러나 이 치료법의 단점은 작용하기까지 3~6개월이 걸릴 수 있고, 이 약을 복용하는 남성의 약 4%에서 성 기능 장애가 일어난다는 것이다.

세 번째로는 수술적인 요법으로 수술은 증상을 개선시키는 데 가장 좋은 방법이기는 하지만 합병증의 위험이 있다. 수술적인 방법으로는 경요도 전립선 절제술(TURP)이 가장 흔히 사용된다. 전기 루프를 요도를 통해 비대한 전립선에 삽입해 전립선 조직을 태워 없애고 요도 통로를 열어줌으로써 배뇨를 용이하게 한다.

■ 참고문헌

대한임상노인의학회(2011),『최신 노인의학』, 한국의학.

신경림 외(2010),『성인간호학』, 현문사.

중앙치매센터 홈페이지 www.nid.or.kr

질병백과사전 www://100.daum.net

최영희 외(2015),『노인과 건강』, 현문사.

Eliopoulos, C.(2013), *Gerontological Nursing*(8th ed.), Philadelphia: Lippincott Williams & Wilkins.

제3부

가족 건강을 위한 보건의료자원 활용

응급상황 관리

제8장 8

1. 응급의료체계의 이용

응급의료에 관한 법률에서 응급환자란 질병, 분만, 각종 사고 및 재해로 인한 부상이나 그 밖의 위급한 상태로 인해 즉시 필요한 응급처치를 받지 아니하면 생명을 보존할 수 없거나 심신에 중대한 위해(危害)가 발생할 가능성이 있는 환자 또는 이에 준하는 사람으로서 보건복지부령으로 정하는 사람으로 정의한다. 이런 응급환자나 응급상황이 가정이나 주변에서 발생한 경우에 이용할 수 있는 의료체계를 응급의료체계라고 한다.

응급의료체계란 응급상황의 발생 시 효과적이고 신속하게 의료를 제공하기 위해서 인력, 시설, 장비를 유기적으로 운용할 수 있도록 재배치하는 것으로 정의한다. 그러나 일반인 또는 환자가 실제적으로 느끼는 응급의료체계는 응급환자가 발생했을 때 신속히 조직적으로 누군가가 도움을 주는 체계일 것이다. 예를 들어 가정에서 간단한 상처가 나서 스스로 소독하고 지혈했다면 여기서 응급의료체계를 이용했다고 말할 수는 없을 것이다.

중앙응급의료센터에 의하면 응급의료체계는 응급의료서비스가 제공되는 장소에 따라 크게 '병원 전 단계(신고와 구급차 출동, 현장에서의 응급처치 및 이송)'와 '병원 단계(병원처치, 의료지도 및 전원)'로 구분될 수 있다. 실제로 일반인들이 더 급하게 느끼고 제대로 대처하지 못하는 단계가 병원 전 단계로, 도움을 줄 수 있는 사람은 응급 구조사, 소방구급대원, 신고 접수자, 경찰, 구조대원, 안전 관리자 등 다양하다. 그러나 가장 중요한 것은 응급환자의 가족, 동료가 신속히 현장에서 응급처치를 하고 신고를 해 도움을 주어야 한다는 것이며, 이것이 응급의료체계의 출발이다. 현재 우리나라의 모든 응급환자 신고 및 상담전화는 119로 단일화되어 있다.

병원 전 단계는 응급환자 발생 신고에 따라 즉시 환자의 상태에 따른 구급차 출동, 구급처치, 병원 선택 등 적절한 서비스를 제공하는 단계로, 응급환자의 발생 시 신고체계, 현장처치와 적절한 이송 병원 선정을 위한 의료정보 관리체계가 필수적인 구성 요소가 된다. 이 단계에서는 환자와 목격자, 응급의료정보센터인 119 구급대(소방, 지방자치단체), 앰뷸런스, 응급 구조사(119 구급대, 병원 구급차, 사설 구급대)의 역할이 중요하며, 처치 원칙은 2차 손상을 유발하지 말아야 하는 것과 처치와 수술이 가능한 의료기관으로 신속히 이송해야 하는 것으로, 응급의료진에게 환자에 대한 사전 보고와 현장에서 병원까지 이송 중에 이루어지는 이송처치 시행을 포함한다.

병원 단계란 현장처치의 검토, 응급처치, 진단을 위한 검사, 입원 치료 또는 응급수술 결정, 환자의 응급처치에 필요한 의료진이나 시설, 장비가 준비된 전문응급센터나 응급의료기관으로의 전원 결정과 병원을 결정하는 단계를 포함한다.

응급상황이 발생하면 증상이 경미한 경우에는 인근의 의료기관(병·의원)을 직접 방문하는 것이 바람직하며, 증상이 매우 심하다고 판단되는 경우에는 가족이나 주위 사람보다 바로 응급의료체계, 즉 119 구급대에 즉시 연

〈표 8-1〉 반드시 119에 연락해 빨리 도움을 받아야 하는 응급상황

1	기도폐쇄	9	중독 환자
2	호흡곤란이나 숨을 쉬지 않는 경우	10	심장마비
3	물에 빠졌을 때	11	심장 질환이나 흉통
4	심한 화상	12	의식이 없는 경우
5	전기 손상	13	심한 출혈
6	자살기도	14	척추 손상이 의심되는 경우
7	분만	15	경련 환자
8	마비 환자		

출처: 중앙응급의료센터

〈표 8-2〉 증상이 경미해도 반드시 응급진료가 필요한 상황

1	기침하거나 가래에 피가 섞여 나오는 경우
2	소량이라도 피를 토하거나 혈변을 본 경우
3	흉통(가슴에 갑자기 통증을 느낀 경우)이 생긴 경우
4	잠시라도 의식을 잃었던 경우
5	신체에 마비 증상이 일시적이라도 나타났던 경우
6	갑자기 호흡이 곤란한 경우

출처: 중앙응급의료센터

〈표 8-3〉 응급환자 신고 시 필수 전달 사항

1	환자가 발생한 위치, 주소 및 전화번호
2	응급상황이 발생한 경위, 환자의 상태
3	주위의 위험 요소 유무(화재, 사고, 위험물질 등)
4	환자의 수

출처: 중앙응급의료센터

〈표 8-4〉 응급상황 시 우선순위

1	현장 상황 및 주변 환경의 안전성
2	환자의 상태
3	응급문제에 도움을 제공
4	다른 사람에게 도움 요청

출처: 중앙응급의료센터

락해 도움을 요청해야 한다. 119로 전화가 연결되면 119 상황실 통신 근무자(전화상담원)에게 기본적인 사항을 정확히 전달해야 하며, 구급차가 현장

에 도착할 때까지 연락체계를 계속 유지함으로써 간단한 응급처치법 등에 대한 조언을 받아 응급상황에 대처해야 한다. 응급의료체계 이용 시 응급 환자의 생존 가능성을 높이고 환자 상태의 악화 방지를 위해서는 이처럼 신속하고 적절한 응급처치가 이루어져야 한다. 빠른 도움이 필요한 응급상황, 응급진료가 필요한 상황, 신고 시 필수 전달 사항, 응급상황 시 우선순위는 〈표 8-1〉, 〈표 8-2〉, 〈표 8-3〉, 〈표 8-4〉에 자세히 나와 있다.

2. 심폐소생술

대한심폐소생협회에 따르면 심폐소생술은 심장마비가 발생했을 때 인공적으로 혈액을 순환시키고 호흡을 돕는 응급치료법이다. 심폐소생술은 심장이 마비된 상태에서도 혈액을 순환시켜, 뇌의 손상을 지연시키고 심장이 마비 상태로부터 회복하는 데 결정적인 도움을 준다. 우리나라에서는 심장혈관 질환의 증가로 인해 심근경색 등에 의한 심정지의 발생 가능성이 높아지고 있고, 이로 인한 사망률 역시 증가되고 있다(그림 8-1). 심정지의 주요 원인으로는 심혈관 질환의 급격한 증가와 인구 구조의 고령화를 들 수 있는데 이는 급사 환자의 발생률을 상승시키는 중요한 요소로 작용하고 있다. 성인에게서 발생하는 비외상성 심정지의 주요 원인은 심실세동이며 심실세동의 가장 효과적인 치료는 제세동이다. 영아와 소아의 경우 기도폐쇄나 환기의 문제로 인한 일차성 호흡 정지가 심정지의 가장 흔한 원인이다.

심정지 환자가 발생하면 심정지 발생 사실을 빠른 시간 내에 응급의료센터에 알려야 하며, 즉시 심폐소생술을 시행해 심정지 시간을 단축해야 한다. 연락을 받은 응급의료센터는 빠른 시간 내에 환자가 발생한 현장에 도착해 제세동 등의 전문소생술을 시작해야 환자의 생존율을 높일 수 있다.

심정지는 집, 공공장소, 체육시설, 병원 등 다양한 장소에서 많이 발생하

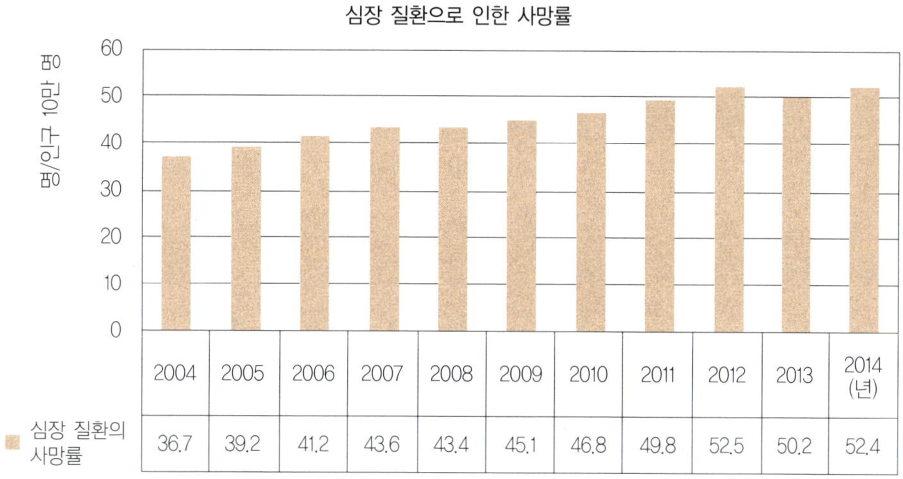

〈그림 8-1〉 최근 10년간 심장 질환으로 인한 사망률 변화 추이

출처: 통계청, 「사망원인통계」

므로 심정지 환자를 목격한 일반인들의 역할이 매우 중요하다. 목격자에 의해 심폐소생술이 시행된 경우에는 시행되지 않은 경우보다 생존율이 유의하게 높은 것으로 보고된 바 있다(표 8-5 참조).

〈표 8-5〉 목격자에 의한 심폐소생술 시행 여부와 심정지 환자의 생존 후 퇴원율

목격자에 의한 심폐소생술	생존 후 퇴원 유무			
	전체(명)	아니요	예	유의확률
		n(%)	n(%)	
아니요	6827	6701(46.00)	126(24.05)	〈.001
예	7041	6654(45.78)	387(73.85)	
모름	1190	1179(8.11)	11(2.01)	

출처: Ahn, K. O., Shin, S., Suh, G. J., Cha, W. C., Song, K. J., Kim, S. J., ... & Ong, M. E. H.(2010). Epidemiology and outcomes from non-traumatic out-of-hospital cardiac arrest in Korea: A nationwide observational study.

1) 생존사슬

대한심폐소생협회에 따르면 심정지 환자를 소생시키기 위해서는 5개의 응급처치가 연속적으로 시행되어야 하며, 이 과정을 일명 '생존사슬(Chain of Survival)'이라고 한다(대한심폐소생협회 홈페이지 참조, 그림 8-2).

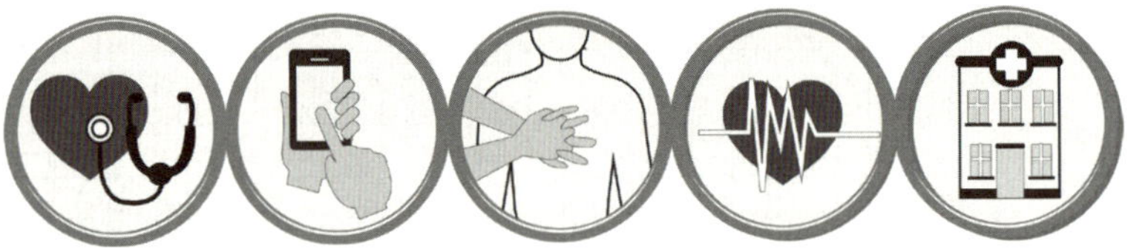

〈그림 8-2〉 생존사슬

(1) 심정지 예방과 조기 발견

심정지가 발생되면 사망의 가능성이 매우 높기 때문에 심정지의 위험성을 인지하고 예방하기 위해 노력해야 한다. 아울러 심정지가 발생된 경우에는 목격자가 신속하게 심정지 상태를 인지할 수 있어야 한다.

(2) 신속한 신고(early access)

심정지는 발생한 후 4~5분 이상이 경과하면 뇌 손상이 발생하기 시작하므로 즉시 심폐소생술을 시작해야 뇌 손상을 최소화할 수 있다. 생존사슬의 첫 사슬은 환자의 증상(의식 소실, 흉통, 호흡곤란 등)이 발생한 때로부터 응급의료인이 도착할 때까지의 과정이다. 이 과정에서는 목격자가 응급의료체계에 전화를 해 심정지 환자의 발생을 알리고, 연락을 받은 응급의료

전화상담원(dispatcher)이 환자 발생 지역에 119 구급대원을 출동시키는 과정이 포함된다. 119에 연락해 응급환자를 신고할 때에는 필수 전달 사항을 침착하게 전화상담원에게 알려주어야 한다.[1]

(3) 신속한 심폐소생술(early CPR)

응급구조요원이 도착할 때까지 목격자는 심폐소생술을 시행한다. 목격자가 심폐소생술 교육을 받지 못했을 경우에는 응급의료 전화상담원이 심폐소생술 방법을 전화로 알려주어 심폐소생술을 할 수 있도록 한다. 목격자에 의한 심폐소생술은 심폐소생술이 시행되지 않은 경우보다 생존율을 2~3배 향상시킨다.

(4) 신속한 제세동(early defibrillation)

심정지 환자가 발생한 현장 주변이나 119 구급차에 비치되어 있는 자동제세동기(AED)를 이용해 제세동 처치를 신속하게 실시해야 한다. 자동제세동기는 환자에게 전기가 통하는 2개의 패드를 붙여 심장 리듬을 분석해 제세동을 시행하는 장치로 약간의 훈련만 거치면 일반인도 사용할 수 있으며 기본소생술에 포함된다.

(5) 효과적 전문소생술 및 심정지 후 치료

전문소생술은 응급의료 종사자에 의한 기도 유지술, 정맥로 확보, 약물 투여 등이다. 심정지 환자가 의료기관에 도착한 뒤에는 의료진에 의해 이러한 전문소생술이 시행되어야 하며, 심정지 환자의 심장 박동이 회복된 뒤에는 전문 의료기관에서 심정지 후 치료가 시행되어야 한다.

1 응급환자 신고시 필수 전달 사항
- 응급상황이 발생한 위치
- 응급상황의 내용
- 도움이 필요한 환자의 수
- 환자의 상태
- 환자에게 시행한 치료 내용(심폐소생술, 자동제세동기 등)
- 기타 환자의 상황에 대한 가능한 정보

2) 기본소생술

심장은 전신으로 혈액을 전달하는 신체의 펌프와 같다. 심장마비가 발생하면 전신으로의 혈액순환이 중단되기 때문에, 바로 조치를 취하지 않으면 사망 또는 심각한 뇌 손상이 발생할 수 있다. 앞서 언급했듯이 뇌는 혈액 공급이 4~5분만 중단되어도 영구적으로 손상될 수 있기 때문에 심폐소생술은 심장마비가 발생했을 때 인공적으로 혈액을 순환시키고 호흡을 돕는 효과적인 응급치료법이 될 수 있다. 심폐소생술의 목적은 전문소생술이 시행되기 전에 응급환자 발생을 응급의료체계에 알려 전문소생술이 빠른 시간 내에 시행되도록 하고, 인공호흡과 인공순환을 시도해 환자의 심박동이 회복될 때까지 뇌와 심장에 산소를 공급하는 것이다. 〈그림 8-3〉은 이러한 기본소생술의 흐름도를 나타낸 것이다.

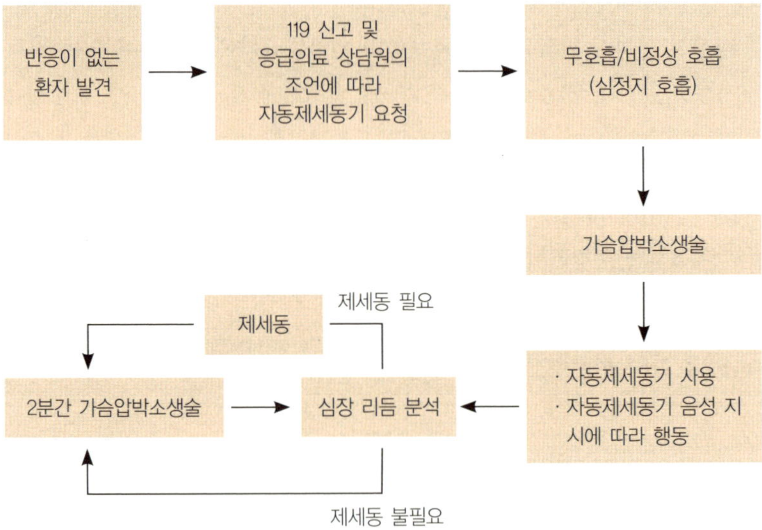

〈그림 8-3〉 기본소생술 흐름도

출처: 중앙응급의료센터

(1) 반응 확인

구조자는 현장이 안전한 상황인지를 먼저 확인해야 한다. 일반인이 외상 환자를 구조할 때에는 꼭 필요한 경우(예를 들어 건물에 화재가 발생한 경우 등 현장이 안전하지 않은 상황)에만 환자를 이동시키도록 한다. 구조자는 일단 현장이 안전하다고 판단되면 환자에게 다가가 반응을 확인한다. 어깨를 가볍게 두드리며 '괜찮으세요?'라고 물어본다(그림 8-4). 의식이 있다면 환자는 대답을 하거나 움직이거나 또는 신음 소리를 내는 것과 같은 반응을 나타낼 것이다. 반응이 있으나 손상을 입었거나 진료가 필요한 상태이면 119에 연락을 한 다음 환자의 상태를 자주 확인한다.

(2) 응급의료체계에 신고

움직임이나 자극에 반응이 없는 경우에는 일단 응급의료체계에 신고하고(119에 전화), 자동제세동기 사용 교육을 받은 사람은 자동제세동기가 주

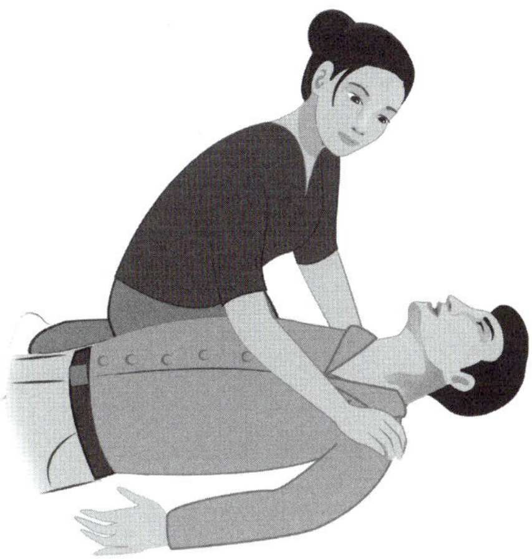

〈그림 8-4〉 반응 확인

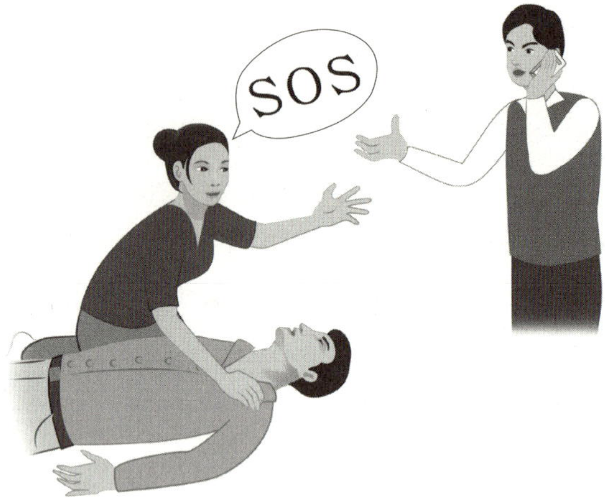

〈그림 8-5〉 응급체계에 신고

변에 있으면 이를 사용해서 순서에 따라 심폐소생술을 한다. 두 명 이상의 구조자가 있다면 한 명은 심폐소생술을 시작하고 그동안 다른 한 명은 응급의료체계에 신고하고(그림 8-5) 자동제세동기를 가져온다. 심폐소생술에 익숙하지 않은 일반인은 119에 신고해 전화로 지시를 받는다. 스피커폰 상태로 전화를 전환시킨 뒤에 응급의료 전화상담원의 지시에 따른다.

(3) 호흡과 맥박 확인

심폐소생술을 하려면 일단 심정지가 의심되는 사람을 딱딱하고 평평한 바닥에 눕혀야 한다. 얼굴을 아래로 하고 누워 있는 경우에는 머리, 목, 어깨, 몸통, 양 다리를 하나로 여겨 비틀지 말고 동시에 돌려(통나무 굴리듯이) 바로 눕힌다. 일반인은 비정상적인 호흡 상태를 정확히 평가하기 어렵기 때문에 호흡이 적절하다는 확신이 없으면 즉시 심폐소생술을 시행해야 한다. 일반인 구조자가 짧은 시간에 맥박의 유무를 확인하는 것 역시 어렵기 때문에 즉시 가슴압박을 시행한다. 응급의료 종사자는 맥박과 무호흡 또는 비정상 호흡을 동시에 확인해야 하며, 성인 심정지 환자의 경동맥을 확인하는 데 소요되는 시간이 10초가 넘지 않도록 한다.

반응이 없으나 정상 호흡을 하는 성인 환자는 회복 자세를 취해주는 것이 권장된다. 회복 자세는 여러 가지 변형된 방법이 있으나 기본적으로 옆으로 누운 자세를 취하고 머리의 위치를 낮게 한다. 이 자세는 혀나 구토물로 인해 기도가 막히는 것을 방지하고 흡인의 위험성을 줄여주기 위한 것으로 몸 앞쪽으로 한쪽 팔을 바닥에 대고 다른 쪽 팔과 다리를 구부린 채로 환자를 옆으로 돌려 눕힌다.

(4) 가슴압박

효과적인 혈류를 유발하기 위해서는, 분당 100~120회의 속도로 가슴을 압박해야 한다. 성인의 경우에는 흉골의 아래쪽 절반 부위를 분당 100~120회 속도로 약 5cm 깊이로 압박하며, 압박과 이완의 시간은 같은 정도로 하고, 각각의 압박 후에는 가슴이 완전히 올라오도록 해야 한다. 이는 정확한 깊이로 압박을 하면 그만큼 피가 심장에서 전신으로 나가고, 완전히 이완시킨 만큼 심장에 피가 되돌아오므로 효율적인 가슴압박이 될 수 있기 때문이다. 가슴압박과 인공호흡의 비율은 30:2를 권장한다. 2015년 미국심장학회의 심폐소생술 지침에 의하면 심정지 초기에는 가슴압박만을 시행하는 가슴압박소생술과 인공호흡을 함께 실시하는 심폐소생술의 효과가 비슷하기 때문에 일반인 구조자는 지체 없이 가슴압박소생술을 시행해야 한다.

① 가슴압박의 자세

가슴압박의 효과를 최대화하기 위해서 환자를 딱딱한 바닥에 등을 대고 눕히거나 등에 단단한 판을 깔아준다. 구조자는 환자의 가슴 옆에 무릎을

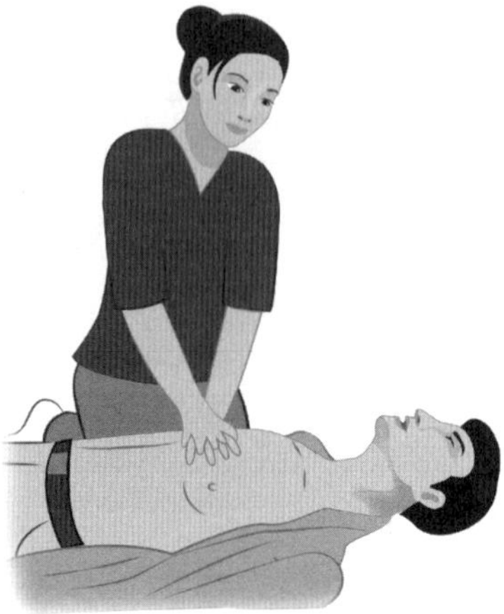

〈그림 8-6〉 가슴압박

꿇은 자세를 취한다. 압박 위치는 흉골의 아래쪽 절반 부위(환자의 가슴 중앙)이며 압박 위치를 신속하게 찾기 위해 환자의 유두 연결선이 흉골과 만나는 지점을 이용한다. 구조자는 한쪽 손바닥의 두덩(heel) 가운데를 압박 위치에 대고 그 위에 다른 손바닥을 평행하게 겹쳐 두 손으로 압박한다. 복강 내 장기의 손상을 방지하기 위해서는 가슴뼈의 가장 하단에 위치하는 검상돌기를 누르지 않도록 주의한다. 압박 시 손가락이 가슴에 닿지 않도록 하며, 양 팔을 쭉 편 상태에서 체중을 실어 환자의 몸과 수직이 되게 압박한다(그림 8-6).

② 압박의 깊이

보통 체격의 성인에게 압박의 깊이는 5~6cm 정도가 적당하다. 2015년 미국심장학회의 심폐소생술 지침에 의하면 5cm 미만의 충분하지 않은 깊이로 시행한 가슴압박은 효율적이지 않으며, 6cm 이상은 과도한 흉부압박으로 인해 늑골이 손상될 수 있다고 밝혔다.

③ 연령에 따른 가슴압박 방법의 차이

성인, 소아 및 영아에 대한 가슴압박 방법을 요약하면 〈표 8-6〉과 같다.

〈표 8-6〉 성인, 소아 및 영아에 대한 가슴압박 방법의 비교

	성인(만 8세 이상)	소아(만 1세~8세)	영아(만 1세 미만)
의식 확인	양 어깨를 두드리거나 흔들며 확인		발바닥을 때림
심폐소생술 순서	가슴압박-기도 유지-인공호흡		
가슴압박점	흉골의 아래쪽 절반		양쪽 젖꼭지 바로 아래 부분
압박 방법	한 손바닥의 두덩을 압박 위치에 대고 다른 손은 그 위에 두고 압박	성인과 같거나 한 손바닥 아래 부분 압박	검지와 중지 또는 중지와 약지를 이용해 압박
압박 깊이	5~6cm	4~5cm	4cm
압박 속도	분당 100~120회		
가슴압박 대 인공호흡 비율	30 : 2		

④ 가슴압박과 인공호흡의 비율

가슴압박:인공호흡의 최적의 비율을 찾기 위해 연구한 결과 전문가들은 현재 30:2의 비율을 권장하고 있다. 가슴압박:인공호흡의 최적의 비율과 방식에 대해서는 생존율과 신경학적 예후의 측면에서 더 많은 연구가 이루어지면, 심폐소생술 지침에 다시 반영이 될 것이다. 가슴압박을 2005년 이전에 권장되던 15회에서 30회로 늘린 이유는 실제로 압박이 시행되는 횟수를 증가시키고, 과환기의 가능성을 줄이고, 환기로 인해 가슴압박을 중단하는 것을 줄이기 위해서이다. 또한 이는 2015년 미국심장학회의 심폐소생술 지침에서 기존의 심폐소생술 단계를 ABC(① Airway ② Breathing ③ Chest compressions)에서 CAB(① Chest compressions ② Airway ③ Breathing)로 순서를 변경한 이유에도 해당된다.

일반인 구조자는 응급의료 종사자가 도착해서 환자를 인계받거나, 자동

제세동기가 도착해 심전도를 분석하거나, 순환이 회복되어 환자가 움직이기 시작할 때까지는 가슴압박과 인공호흡(인공호흡이 불가능할 시에는 가슴압박)을 계속해야 한다(그림 8-7). 두 명 이상의 구조자가 존재하는 경우에는 매 2분마다(30:2 주기를 5번 시행) 교대해 가슴압박을 하는 구조자의 피로를 경감해주도록 한다. 구조자가 인공호흡을 할 줄 모르거나 하기를 원하지 않는 상황에서는 심폐소생술을 아예 시행하지 않는 것보다 가슴압박만이라도 시행하면 심정지 환자의 생존율을 높일 수 있다.

기관내삽관이나 후두마스크, 콤비 튜브와 같은 전문 기도 유지술이 시행된 상태에서는 인공호흡 도중 가슴압박을 중단할 필요가 없으며 인공호흡을 분당 10회(6초마다)의 속도로 각각 독립적으로 시행한다. 이는 2010년 미국심장학회의 심폐소생술 지침에서 배우기 쉽고, 기억하기 쉽고, 수행이 용이하도록 개정한 것이다.

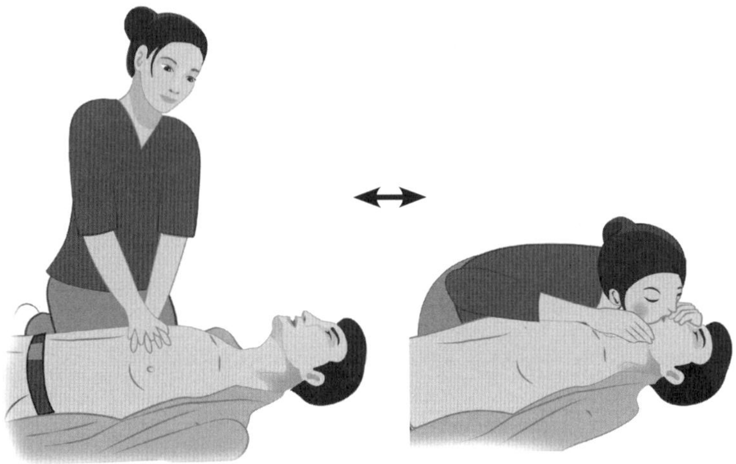

〈그림 8-7〉 가슴압박과 인공호흡

(5) 인공호흡

인공호흡의 가장 일반적인 방법은 구강 대 구강 인공호흡(mouth-to-mouth rescue breathing)이다. 환자의 기도가 열린 상태로 한 손으로 코를 막고 구조자의 입으로 환자의 입을 완전히 덮은 다음 1초 동안 가슴이 올라갈(가슴이 충분히 부풀어 오를) 정도로 숨을 불어넣는다(그림 8-7). 가슴압박이 지연되는 것을 막기 위해 인공호흡을 2회 이상 시행하지 않는다. 성인의 경우 인공호흡은 심호흡이 아닌 약 500~600mL(6~7mL/kg) 정도의 일회 호흡량이면 충분하다. 과도한 환기는 위의 팽창과 위액의 역류, 기도 흡인 등의 합병증을 일으킬 수 있으므로 주의한다. 전문기도가 확보된 이후에는 가슴압박과 상관없이 6초마다 인공호흡을 수행한다.

(6) 기도 유지

일반인 구조자는 구조 대상의 외상 유무와 관계없이 머리 기울임-턱 들어올리기(head tilt–chin lift) 방법으로 기도를 확보한다. 심정지가 의심되는 사람의 머리 또는 목에 외상의 징후가 있는 경우에 응급의료 종사자는 일단 턱 밀어 올리기(jaw thrust) 방법으로 기도 확보를 시도하며, 이 방법으로 효과적인 기도 확보가 어렵다면 머리 기울임-턱 들어올리기 방법을 사용한다.

(7) 자동제세동기의 사용

자동제세동기, 즉 자동심장충격기(Automated External Defibrillation)란 심실세동의 환자들에게 아주 짧은 순간에 강한 전류를 통과시켜서 대부분의 심근에 활동전위를 유발해 심실세동이 지속되지 않도록 함으로써 심장이

다시 정상적인 전기 활동을 할 수 있도록 유도하는 장치이다. 심폐소생술 시행 도중 자동제세동기 또는 수동제세동기를 가진 사람이 도착하면 즉시 심전도 리듬을 분석해 심실세동이나 맥박이 없는 심실성 빈맥이면 1회의 제세동을 실시한다. 제세동 후에는 맥박 확인이나 리듬 분석을 시행하지 않고 곧바로 가슴압박을 실시하며 5주기(2분간)의 심폐소생술을 시행한 후에 다시 한 번 심전도를 분석해 적응이 되면 제세동을 반복한다. 제세동이 필요 없는 심전도 리듬인 경우에는 가슴압박과 인공호흡을 계속한다. 제세동기를 사용하는 과정에서도 가능하면 최대한 가슴압박을 중단하지 않도록 해야 한다. 대한심폐소생협회에서 제시하는 자동제세동기의 사용 방법은 다음과 같다(그림 8-9 참조).

- 자동제세동기를 심폐소생술에 방해가 되지 않는 위치에 놓은 뒤에 전원 버튼을 눌러 전원을 켠다.
- 자동제세동기의 두 개의 패드를 오른쪽 빗장뼈 바로 아래와 왼쪽 젖꼭지 옆 겨드랑이 쪽에 부착한다(그림 8-8). 이때 패드 부착 부위에 이물질이 있으면 제거하고, 패드와 본체가 분리되어 있는 경우에는 연결한다.
- '분석 중...'이라는 음성 지시가 나오면, 심폐소생술을 멈추고 환자에게서

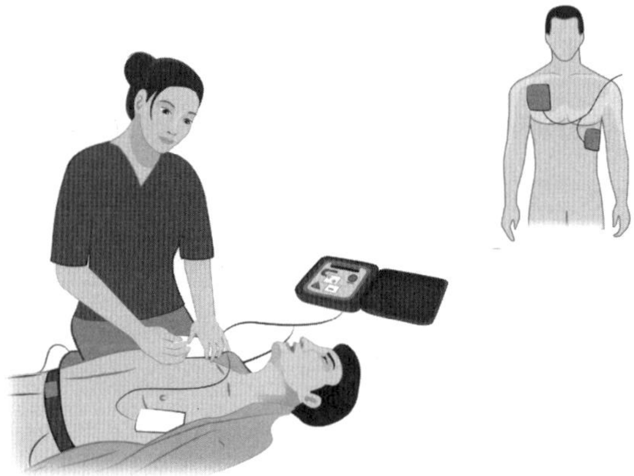

〈그림 8-8〉 자동제세동기 패드의 부착 부위

손을 뗀다. 심장 리듬을 분석해 심장 충격이 필요한 심실세동이나 맥박이 없는 심실성 빈맥이면 '심장충격이 필요합니다'라는 음성 지시와 함께 스스로 설정된 에너지로 충전을 시작한다. 이때 충전은 수 초 이상 소요되므로 그동안 가능한 한 가슴압박을 시행한다. 심장 충격이 필요하지 않은 경우에는 '환자의 상태를 확인하고, 심폐소생술을 계속하십시오'라는 음성 지시가 나오며 이 경우에는 즉시 심폐소생술을 시작하고 119가 도착할 때까지 가슴압박과 인공호흡 비율 30:2를 유지한다.

- '쇼크 버튼을 누르십시오'라는 음성 지시가 나오면 구조자 및 다른 사람들을 환자에게서 떨어지도록 하고 점멸하고 있는 쇼크 버튼을 눌러 자

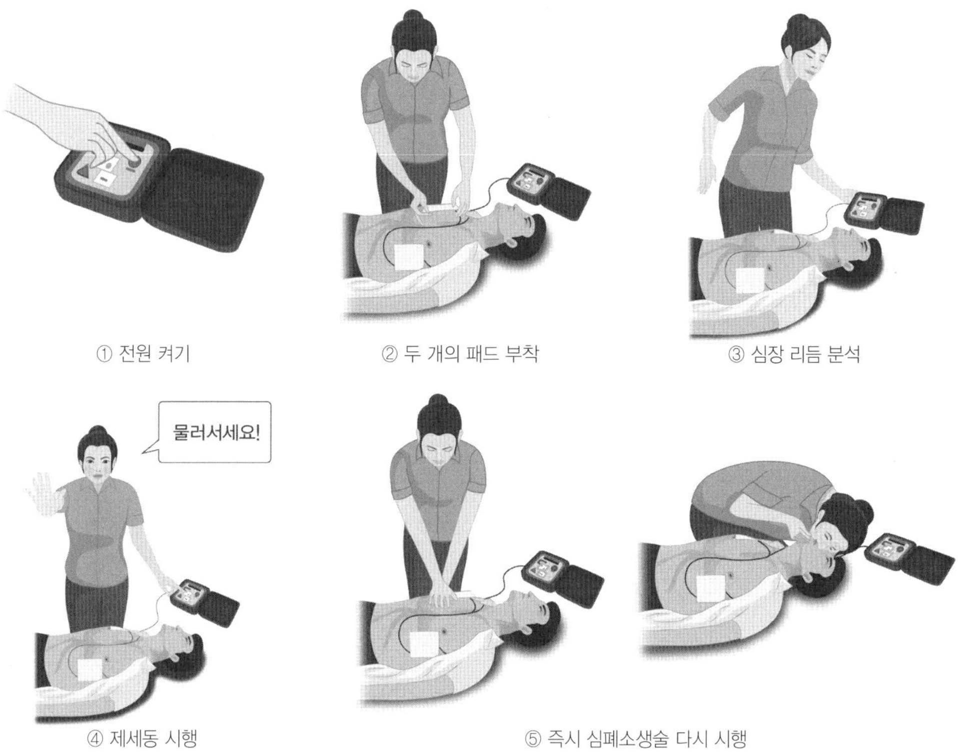

〈그림 8-9〉 자동제세동기 사용 방법

동심장충격을 시행한다.

- 심장충격을 시행한 뒤에는 즉시 가슴압박과 인공호흡을 30:2의 비율로 다시 실시한다. 자동제세동기로 2분마다 심장 리듬을 반복해서 분석하며 자동제세동기의 사용과 심폐소생술의 시행은 119 구급대가 현장에 도착할 때까지 지속되어야 한다.

현장에서 자동제세동기를 사용하는 경우 5~10분 정도의 심폐소생술을 시행한 후 가까운 병원으로 이송할 것을 권장하며, 이송 중에도 가능하면 계속 심폐소생술을 시행한다.

3. 가정에서의 응급처치법

1) 응급질환

(1) 복통

복통은 복부의 통증을 말하며, 주로 소화기 질환에서 볼 수 있는 중요한 증세이다. 여러가지 이유로 복부의 통증이 발생할 수 있으며 복통의 위치, 정도, 유형에 따라 치료 방법이 달라진다.

① 증상

- 국소적 또는 전반적인 복통이 있다.
- 국소적 또는 전반적인 복부 압통(배를 눌렀을 때 느껴지는 통증)이 있다.
- 식욕 감퇴, 메스꺼움, 구토 등의 증상이 있다.
- 움직이면 통증이 심해지므로 환자가 반듯이 누워 있는 경우도 있다.

- 복통으로 호흡이 빠르고 얕다.
- 복부 강직, 복부 팽만의 증상이 있다.
- 전이통이 있다(등이나 옆구리 등이 같이 아프기도 한다).
- 열이 난다.
- 변비 혹은 설사를 한다.

② 응급처치

- 환자의 증상만으로 특정한 질환을 추정하지 않는다.
- 기도를 유지한다.
- 구토에 대비한다.
- 입으로 아무것도 투여하지 않는다.
- 진통제나 진정제를 복용하면 안 된다.
- 편안한 자세를 취해주며, 병원으로 이송한다.

(2) 쇼크

여러 원인으로 심장혈관 계통이 정상적인 혈압, 맥박 등을 유지하기 힘든 상태이다. 혈액이나 체액이 손실되었을 때, 균에 감염되어 전신에 염증이 심하거나 척추를 다쳤을 때, 심장에 문제가 생겼을 때 일어날 수 있다.

① 증상

- 전신이 약해지고 현기증이 나며 맥박이 불안정하다.
- 구역질을 한다.
- 갈증을 느낄 수도 있다.
- 피부가 창백해지고 호흡이 빨라지며, 하품을 하거나 한숨을 쉰다.
- 호흡이 약해지고 혈액이나 체액의 부피가 감소함에 따라 불규칙해진다.

2 쇼크 상태에서 구토를 하는 경우 얼굴을 돌려서 토사물이 기도로 넘어가지 않게 하는 것이 중요하다.

- 의식이 없어질 수도 있다.
- 외부나 내부 손상과 연관된 증거가 있을 수도 있다.

② 응급처치

- 즉시 환자를 편안하게 해 안정을 시킨다.
- 혈압계가 있다면 혈압을 측정해야 한다.
- 다리골절이 의심되지 않으면 다리를 든다.
- 따뜻하게 해준다.
- 꽉 조이는 옷을 풀어주어 순환과 호흡이 용이하도록 한다.
- 갈증을 호소하면 물로 입술을 적셔주되 절대로 마시게 해서는 안 된다.
- 호흡하기가 어려워지거나 토할 것 같으면 얼굴을 옆으로 해서 토하게 하고 토사물을 곧바로 깨끗이 닦아준다.[2]
- 호흡과 맥박이 정지하면 즉시 심폐소생술을 실시한다.
- 심장이나 뇌로 피가 많이 가도록 머리를 낮추고 발을 올린 자세를 유지하면서 즉각 병원으로 이송한다.

(3) 저혈당

저혈당은 여러 가지 원인에 의해 혈당이 정상 수치 이하로 떨어짐으로써 신체기관에 공급되는 포도당의 양이 감소한 상태이다. 당뇨병 환자는 자신의 증상으로 어느 정도 저혈당증을 느끼는 것이 보통이나 그 느낌이 항상 맞는 것은 아니며, 심한 저혈당증으로 혼수 상태가 되었을 때 주위 사람들은 의식이 없어진 이유를 제대로 알지 못하기도 한다.

① 증상

- 호흡이 정상이거나 빨라진다.

- 피부가 창백해지고 차고 축축해지며, 식은 땀, 어지러움, 두통, 실신, 발작, 혼수 등의 증상이 있다.
- 신경이 날카로워질 수 있고 술에 취하거나 정신이상처럼 보일 수도 있다.

② 응급처치

- 저혈당 확인을 위해 식사 여부를 묻는다.
- 의식이 있는 경우에는 각설탕, 가루설탕, 꿀, 음료수, 사탕 등을 먹인다.
- 의식이 없는 경우에는 입으로는 아무것도 먹이지 않는다.
- 병원에 이송해 처치를 받도록 한다.

2) 응급처치

(1) 질식

기도에 이물이 걸리면 기도가 부분적으로 막히거나 완전히 막히게 된다. 이물이 기도를 부분적으로 막고 있으면 호흡이 가능한 경우도 있으나 경우에 따라 호흡을 제대로 할 수 없다. 호흡이 가능한 경우 이물을 뱉어내도록 억지로 기침을 계속하도록 한다. 호흡이 어려운 경우는 기침도 할 수 없기 때문에 숨쉬기가 힘들어지며 피부나 손톱, 입술이 청회색으로 변하고 숨을 들이쉬면 날카롭고 높은 소리가 난다.

영유아 때 무엇이든 입으로 가져가는 발달특성상 작은 물건 등을 삼키거나, 귀·코에 넣는 사고가 빈번하다. 음식물(핫도그, 사탕, 포도, 젤리 등), 풍선, 장난감, 구슬, 동전 등은 모양이 삼키기 쉽고 단단해 질식의 원인이 되고 있다. 사고가 발생하면 영유아는 캑캑거리며 기침을 하고 숨이 차서 헐떡거린다. 입술 주위가 파래지고 의식을 잃기도 한다.

① 영유아의 응급처치

영유아의 기도에 이물이 걸렸을 경우 다음의 순서대로 응급처치를 한다(3장의 그림 3-8, 3-9 참조).

- 기침을 하고 있으면 계속 기침을 하게 해 기도폐쇄를 방지한다.
- 기침을 제대로 하지 못하거나, 날카롭고 높은 소리를 내거나, 호흡이 어렵거나, 입술이나 손톱의 색이 파랗게 변하면 호흡이 제대로 이루어지지 않는 것이다.
- 의식이 있는 상태에서 울거나 숨을 쉬지 못할 때
  - 영아를 거꾸로 들고 얼굴이 바닥을 향하게 해 처치자의 팔 위에 놓아, 머리를 가슴보다 낮게 한다.
  - 영아의 등을 5회 두드린 후 영아의 얼굴이 하늘을 향하게 해 처치자의 무릎과 허벅지 위에 올려놓은 후 유두 사이에 가상선을 긋는다.
  - 손가락 3개를 흉골 위에 올려놓되 엄지를 영아의 발쪽으로 하며 가상선 위로 약지를 가슴에서 뗀다. 흉골 끝 V자 부분이 느껴지면 약간 위로 이동한다.
  - 검지와 중지를 흉골에 올려놓고 5회 압박을 시행한다.
  - 이물질이 배출되거나 숨을 쉴 때까지 반복한다.
- 의식이 없는 상태에서 울거나 숨을 쉬지 못할 때
  영아의 반응을 확인한 후 주변 사람에게 119에 구조 요청을 하게 한다(아무도 없으면 1분간 심폐소생술을 한 후 119에 요청한다).

② 성인의 응급처치

부상자가 의식이 있는 상태에서 말을 못하고 기침이나 호흡이 불가능할 때 다음과 같이 응급처치로 하임리히법을 실시한다(그림 8-10).

- 처치자는 부상자의 등 뒤에 서서 한 팔로 부상자를 감싸고(팔뚝이 갈비뼈에 닿지 않도록 주의) 손은 주먹 쥐고 엄지를 부상자의 배꼽과 흉골 검

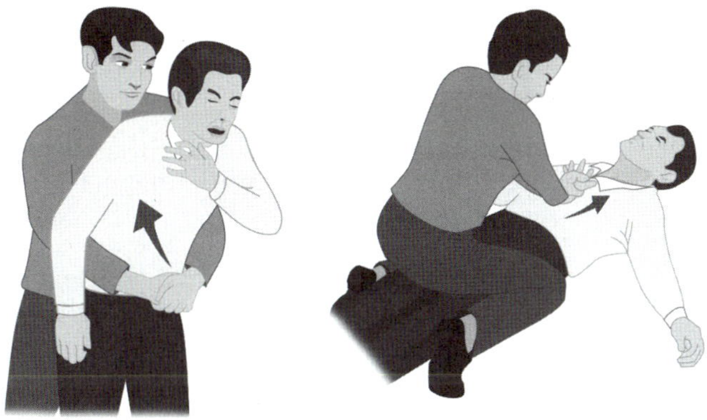

〈그림 8-10〉 성인의 응급처치법

상돌기 아래에 둔다.

- 다른 한 손으로 주먹 쥔 손을 감싸고 주먹으로 부상자의 복부를 누르면서 빨리 위로 밀어 올린다.
- 이물질을 뱉어내거나 호흡이나 기침을 할 때까지 복부 밀어 올리기를 5회씩 반복한다.
- 주의할 점은 대상자가 임신 말기나 비만일 경우 가슴압박법(복부 밀어 올리기)을 실시한다.

(2) 화상

① 열화상

화재나 뜨거운 증기, 기름, 물, 주방기구 등에 의한 화상을 말한다. 주로 어린이들에게서 많이 발생한다. 열화상에 대한 응급처치는 다음과 같이 한다.

- 환자를 안전한 곳으로 옮기고 타거나 그을린 옷을 먼저 제거한 다음 찬물이나 얼음물에 적신 물수건으로 30분 이상 식혀준다.[3]

3 화상 부위에 얼음을 직접 대기보다는 찬물이나 얼음물을 이용해 열을 식혀준다.

- 환자가 심한 화상으로 인해서 정신을 잃거나 맥박과 호흡이 희미해지면 쇼크로 인해 위험해질 수 있으므로 빨리 119에 전화해 큰 병원으로 옮겨야 한다.
- 물집이 터지면 세균 감염을 일으키므로 물집을 벗기거나 터트리지 않는다.
- 어린아이들은 저체온증이 올 수 있으므로 화상 부위를 찬물에 10분 이상 담그지 않는다. 로션, 된장, 간장, 소주 등은 감염을 일으킬 수 있으므로 바르지 않는다. 모든 화상은 병원으로 이송해 치료를 받아야 한다.

② 화학화상

화학 반응을 일으키는 물질이 피부와 접촉할 때 발생한다. 때로는 화학물질의 연기가 호흡기나 눈에 화상을 입히기도 한다. 예를 들면 수산화나트륨, 수산화칼륨, 페놀 등의 화합물은 화학화상을 일으킬 수 있으므로 매우 조심해서 다루어야 한다. 응급처치는 다음과 같이 실시한다.

- 피부에 묻었을 때
  - 손상된 부위를 물로 씻어주고 옷은 제거한다. 통증이 사라진 후에도 20분 정도 씻어준다(물을 붓는 동안 오염된 옷가지를 제거한다).
  - 마른 고형 화학물질은 물과 합쳐지면 더욱 심한 조직 손상을 유발하므로 씻기 전에 고형물질을 털어낸 후 씻어준다.
  - 안전을 위해 장갑을 착용한다.
  - 씻을 때는 화학물질이 피부 깊숙이 침투할 수 있으므로 높은 압력의 물을 사용하지 않는다.
- 눈에 들어갔을 때
  - 짧은 시간의 노출로도 영구적인 실명을 초래할 수도 있으므로 빨리 물로 최소한 15분 이상 씻어낸다.

- 눈꺼풀을 벌려 세척이 잘 되도록 하고 다른 눈으로 오염물질이 들어가지 않도록 주의한다.
- 눈을 비비거나 만지지 않게 한다.
- 눈에 보호대를 대고 즉시 병원으로 이송한다.

• 기체를 마셨을 때(흡입)
- 순식간에 호흡부전을 일으킬 수 있으므로 가능한 한 빨리 병원으로 이송한다.
- 인공호흡과 산소 투여를 해주어야 한다.
- 구강 대 구강 인공호흡법이 아닌 기구를 이용한 인공호흡법이 좋다.

③ 전기화상

감전 사고는 전기 에너지에 의해 부정맥을 유발시켜 심장정지가 발생할 수 있고 근육을 수축시켜 뼈가 부러지거나 빠질 수 있으며 또한 조직 안쪽에 손상을 주기 때문에 매우 위험하다. 전기화상에 대한 응급처치 방법은 다음과 같다.

• 구조자가 감전당할 수 있는지 현장을 확인하는 것이 중요하며 안전한 곳에서 응급처치를 실시한다.
• 가정용 전기에 노출될 때에도 심장정지가 올 수 있다. 고압전기 감전의 경우 일단 환자를 안전한 곳으로 옮긴 후 소생술을 시행해야 한다.

(3) 중독

중독으로 일어나는 응급상황은 어떤 물질이 체내로 들어와 인체조직에 기능 장애를 주는 것을 말하며, 먹거나(복용), 기체를 마시거나(흡입), 찔리거나(주사), 피부나 점막을 통한(흡수) 손상이 가능하다.

① 복용에 의한 중독

약물, 음료수, 오염된 음식물이나 독성식물을 먹었을 때 다음과 같이 응급처치를 한다.

- 한두 컵의 우유나 여러 잔의 물을 마시게 해서 독물을 희석시키고 손가락으로 목구멍을 자극해 토하게 한 후 병원으로 신속히 이송한다.
- 억지로 토하기 힘들 때 시럽으로 된 구토 유발제를 먹이면 구토를 쉽게 할 수 있다.
- 환자가 의식이 없을 때는 먹이거나 토하게 하지 않는다.
- 강산(염산, 황산 등), 강알칼리(양잿물 등), 세척액, 석유화학 제품, 광택제 등은 토하게 하지 않는다. 이러한 물질은 접촉 자체만으로 자극을 주므로 토하게 할 경우 위나 식도에 자극을 더 가하기 때문이다.

② 흡입에 의한 중독

천연가스, 일산화탄소, 염소가스 등의 기체를 흡입해 생긴 중독 시에는 저산소증, 기도폐쇄 등이 나타날 수 있다. 응급처치는 다음과 같이 한다.

- 신선한 공기가 있는 곳으로 환자를 옮긴다.
- 구조자 자신의 안전이 문제될 수 있으므로 구조자도 유독가스에 노출되지 않도록 한다.
- 독성가스 유출이 심한 곳에는 환자가 있더라도 함부로 접근하지 않도록 한다.
- 인공호흡 자체로도 구조자에게 독성가스의 피해가 있을 수 있다.
- 가능하면 전문 처치팀에게 처치를 맡긴다.

③ 피부를 통한 중독

양잿물이나 세척액, 부식성 물질 등이 피부나 눈 등에 직접 접촉됨으로써 손상을 입을 시에는 감염이나 화상, 발작을 동반한다. 이러한 경우 다음의 처치법을 따른다.

- 흐르는 물에 씻어준다. 눈 오염 시에는 20분 정도 세척해준다.
- 산이나 알칼리에 피부가 노출되었다고 해서 중화를 시키려고 반대되는 (예를 들어 산에 노출되었을 때 알칼리 사용) 성분을 이용해 닦아내면 절대로 안 된다.

(4) 동물이나 벌레에 의한 손상

① 개에 물렸을 때

개에게 물리면 보기에는 작은 상처라도 이빨에 의한 좁고 깊은 상처가 생긴다. 개나 동물 입안의 세균 등으로 인해 파상풍 및 기타 감염 가능성이 있으므로 주의해야 한다. 개나 동물이 광견병 예방접종을 했는지 알아보고 확인이 어려우면 의료인과 상의한다. 개에 물렸을 때의 응급처치법은 다음과 같다.

- 동물의 입속에는 세균이 많아 감염이 발생할 수 있으므로 우선 환자를 안심시킨 후 비누나 물로 상처 부위를 씻고 난 후 깨끗한 거즈로 덮고 병원으로 이송한다.
- 개에 물린 상처에 된장을 바르거나 피가 난다고 지혈가루를 뿌리는 행위는 상처 치료에 도움이 되지 않는다.
- 아기들은 피부조직이 부드럽고 두께가 얇아 개에게 심하게 물리면 목숨이 위험할 수도 있다. 따라서 개와 격리시키고, 상처와 호흡, 맥박을 확인하는 것이 급선무이다.

② 벌에 쏘였을 때

벌에는 꿀벌과 말벌이 있어 침을 쏘는 방식이 다른데 꿀벌은 침이 계속 살에 꽂혀 있는 반면 말벌은 그냥 찌르기만 한다. 어떤 벌이든 쏘인 자리가 붓고 가렵고 아픈 경우가 대부분이고 때로는 두통, 어지럼증, 구토, 호흡곤란 증세가 나타나고 심하면 쇼크 증세까지 보인다. 전신 증상이 나타나면 신속히 의료기관으로 이송해야 한다. 벌에 쏘였을 때에는 다음과 같이 응급처치를 한다.

- 벌에 쏘인 자리에 얼음주머니를 대주면 독에 의한 부기를 가라앉히고 통증을 감소하는 데 도움이 된다.
- 꿀벌에 쏘이면 침이 박혔나 살펴본다. 벌침이 박힌 자리는 핀셋이나 손톱으로 제거하려고 하면 벌침이 더 들어가는 경우가 많다. 바늘을 이용하거나 칼로 긁어 제거하는 것이 좋으며 없으면 카드 등으로도 긁어서 제거할 수 있다.
- 여러 곳을 쏘인 후 온몸이 붓고 가렵고 숨쉬기가 힘들어지면 빨리 병원으로 가서 치료를 받아야 한다.

(5) 골, 관절 손상

① 탈구

탈구는 관절이 빠진 상태를 말하며, 탈구 시 관절 주위의 혈관과 근육, 건(힘줄), 신경, 인대 등이 손상을 입는다. 탈구를 일으킬 정도의 심한 손상은 골절이나 신경, 혈관 등 주변 조직의 손상도 동반한다. 관절 부위에 변형과 부종, 기능 장애와 통증이 나타나고, 정상적 관절 운동이 소실되는 등의 증상이 있다. 응급처치는 다음과 같이 시행한다.

- 환자를 안정시키고 탈구된 부분이 움직이지 않도록 한다.
- 부목을 이용해 고정하되 가능한 한 환자가 가장 편안해하는 자세를 유지한다.
- 통증과 부종을 가라앉히기 위해 부상 초기에는 2~3시간마다 20분 간격으로 냉찜질을 한다.

- 부상 후 72시간 정도까지는 온찜질을 한다.
- 엉덩이뼈가 탈구되었을 때는 환자를 넓은 판자나 들것에 눕힌 다음 단단히 고정한다.
- 어깨 부분은 삼각건으로 몸을 묶어 고정시킨다.

② 골절

골절은 뼈가 부러졌거나 흠집이나 금이 간 상태로 변형되어 외형상 정상적인 상태가 아닌 경우를 말한다. 대부분 직·간접적인 힘에 영향을 받아 발생하지만 심한 비틀림이나 근육 수축도 골절을 유발할 수 있다. 뼈의 연결이 끊어지면 골격조직뿐만 아니라 혈관, 신경과 뼈를 둘러싼 조직들에도 영향을 미칠 수 있다. 골절의 증상으로는 통증과 압통이 있으며 손상 부위를 누르면 심한 통증을 호소하며, 운동이 제한되고 손상 부위를 움직일 수 없다. 부종과 출혈이 나타나고, 손상 부위가 상당히 부어 있으며 피하출혈도 동반된다. 골편이 노출되고, 손상된 피부에서 뼈가 관찰되기도 한다(개방성 골절). 또한 골절 부위의 골격끼리 마찰이 있을 때 나는 느낌이나 소리가 나거나(염발음/골마찰), 관절이 아닌 부위에서 굴곡, 회전 등이 나타나기도 한다(가성 운동). 골절에 대한 응급처치법은 다음과 같다.

- 환자를 안정시킨다(절대로 환자 스스로 움직이게 해서는 안 된다).
- 담요 등을 덮어주어 환자를 따뜻하게 해준다.
- 상처 부위에 냉찜질을 하면 부풀어 오르거나 염증이 생기는 것을 막을 수 있다.
- 개방된 상처가 있거나 출혈이 있는 경우 멸균거즈를 이용해 지혈한다.
- 튀어나온 뼈는 직접 압박하지 않는다.[4]
- 부목을 이용해 고정할 때 가능한 한 환자가 편안한 자세를 유지하도록 하고 병원으로 이송한다.
- 관절 내부나 주위에 손상이 있을 때는 손상된 관절 상하의 뼈를 반드

4 튀어나온 뼈를 억지로 압박하다가는 2차 손상이 발생하므로 튀어나온 뼈는 압박하거나 맞추려고 하지 않아야 한다.

시 부목으로 고정하고 병원으로 이송한다.

③ 안면과 턱 손상

일상생활 속에서 광대뼈, 코뼈, 턱뼈의 골절은 흔하게 일어난다. 턱뼈는 탈구 현상도 일어날 수 있으며, 가장 위험한 경우는 붓거나 삐뚤어지거나 조직이 찢어진 경우, 치아가 빠지거나 침이 나오는 경우이다.

가. 안면 골절

안면 골절 시에는 부종, 멍이 나타나며 입이나 코에서 피가 나온다. 그리고 붓거나 비뚤어진 조직 때문에 기도가 막혀 숨을 쉴 수가 없게 된다. 응급처치법은 다음과 같다.

- 기도가 잘 유지되고 있는지 확인한다.
- 머리나 경부(목)의 손상 여부를 확인한다.
- 환자를 회복 자세로 취해준다.
- 만약 턱뼈가 손상되었다면 부드러운 패드를 머리 밑에 대어 턱의 무게를 감소시킨다.

나. 광대뼈와 코뼈 골절

광대뼈와 코뼈가 골절되었을 경우 통증, 부종이 나타나고 코로 숨쉬기가 어렵다. 응급처치는 다음과 같이 시행한다.

- 부종을 줄이기 위해 냉찜질을 한다.
- 코피가 나면 지혈한다.

다. 턱뼈 골절

턱뼈 골절 시 턱을 움직이면 통증이 심하고, 치아가 맞지 않고 침을 흘린다. 또한 부종이 나타나며 입 속에 상처와 멍이 생기는 등의 증상이 있다. 응급처치는 다음과 같이 한다.

- 의식이 있고 심하게 다치지 않았을 때에는 환자 스스로 머리를 앞으로

내밀어 피, 침 등을 뱉도록 한다.

- 구토가 있으면 머리와 턱을 받치고 입을 깨끗이 한다.
- 부드러운 패드를 대서 턱을 지지한다.
- 턱을 지지한 상태로 병원으로 이송한다.

라. 턱 탈구

턱이 탈구되었을 때 다음과 같이 응급처치를 한다.

- 환자가 스스로 빠진 턱을 맞출 수 있을 때에는 둥글게 만 가제를 치아 부위에 대고 천천히 입을 다문다.
- 정복(뼈 맞추기) 방법을 사용한다.
  처치자의 양쪽 검지를 환자의 양쪽 어금니에 댄다 → 처치자의 나머지 손가락으로 아래턱을 잡는다 → 아래턱 전체를 후·하방으로 밀어내듯이 힘을 준다. 환자는 입을 닫는다 → 원래대로 되돌아온 후 잠시 동안 입을 여닫지 않도록 한다.
- 정복이 어려울 때에는 즉시 병원으로 이송한다.

(6) 출혈

출혈은 혈관의 손상으로 인해 혈액이 유출되는 것으로 동맥, 정맥, 모세혈관에 의한 출혈이 있다. 외부 출혈을 동반하는 손상이 발생할 수 있으며, 외부 출혈 없이 내출혈이 심한 손상이 발생할 수도 있는데 흉부, 복부의 손상, 골절 등이 그 예이다.

① 내출혈

내출혈이 계속될 경우 처음에는 피부가 창백하고 차고 끈적이다가 푸른 회색(청색증)으로 변한다. 맥박이 빠르고 약해지고 갈증이 나며, 호흡은 빠르고 얕아진다. 이 외에 혼돈, 안절부절, 과민허탈과 의식 불명 등의 증상이 있으며 신체 구멍(개구부)에서 출혈이 있기도 하다. 내출혈에 대한 응급처치법을 정리하면 다음과 같다.

- 내출혈로 인한 쇼크 치료를 인지한다.
- 쇼크의 분명한 원인을 처치한다.
- 뇌, 심장, 허파에 혈액순환을 향상시킨다.
- 급히 병원으로 이송할 준비를 한다.
- 다리를 심장보다 높게 유지한다.
- 담요를 덮고 추위로부터 보호한다.
- 구급대를 기다리면서 호흡, 맥박 등 활력증후를 기록·감시한다.

② 외출혈

외출혈은 외상을 입어 피부가 파열되어 피가 밖으로 나오는 것으로 외출혈이 있을 때에는 다음과 같이 응급처치를 한다.

- 지혈을 한다.
- 쇼크를 방지하거나 혹은 최소화한다.
- 감염을 최소화한다.
- 입, 코에서 출혈 시 호흡을 유지하도록 한다.
- 상처 속 이물질을 제거한다.
- 상처 부위를 심장보다 높게 유지하고 지혈한다.
- 구조대를 기다리고 환자의 반응, 호흡, 맥박 등 활력증후를 감시한다.

3) 재난 시 대처

(1) 지진

판구조론에 따르면 지진은 지구를 구성하는 몇 개의 판들의 하부에 내력이 소실되어 단층대(fault zone)가 형성되면서 발생된다는 것이다. 우리나라는 유라시아판에 속한다. 지진이 발생하면 병원과 같은 의료시설은 단수 및 정전이 발생하고 생명 유지에 절대적인 의료 장비와 수술실의 기능이 상실될 수 있으므로 치명적인 피해를 입을 수 있다. 외상은 주로 건물 붕괴나 파편으로 인한 손상이 많으며, 사망 원인은 머리와 가슴 등의 손상, 출혈을 들 수 있다. 지진으로 인한 질환과 관리 사항을 정리하면 다음과 같다.

- 건물 붕괴나 파편으로 인한 외상
- 먼지나 먼지 속에 포함된 독성으로 인한 폐부종, 만성 폐 질환
- 머리, 가슴 등의 압좌 손상, 외부 출혈, 내출혈
- 각종 사고 및 해일로 인한 사망률 증가
- 가옥과 사회 기반 시설, 공공건물 파괴로 인한 복구 지원의 어려움과 주거 환경문제로 인한 이차적 건강문제 발생

지진 발생 시 대처 요령은 다음과 같다.

- 지진으로 땅이 흔들리는 동안은 낮은 자세로 머리와 몸을 보호한다.
- 흔들림이 멈추면 전기와 가스를 차단하고 출구를 확보한 후 계단을 이용해 건물 밖으로 나간다.
- 떨어지는 물건에 유의해 넓은 공간으로 대피하고 차량을 이용하지 않는다.
- 산사태, 절벽 붕괴에 주의하고 안전한 곳으로 대피한다.
- 해안에서 지진해일 경보가 발령되면 높은 곳으로 이동한다.

(2) 화재

화재는 흔히 접하게 되는 재난 중 하나로 기온이 낮고 불의 사용도가 높은 겨울철에 특히 많이 발생한다. 화재로 인한 화상, 유독가스로 인한 질식

으로 사망할 수 있다. 화재 발생 시 대처 요령은 다음과 같다.

- 불을 발견하면 큰소리로 다른 사람에게 알리고 화재경보 비상벨을 누른다.
- 계단을 이용해 아래층으로 대피하고 불가능할 때는 옥상으로 대피한다.
- 연기가 많을 때는 코와 입을 젖은 수건으로 막고 낮은 자세로 이동한다.
- 방문을 열기 전에 문손잡이를 만져보고 뜨겁지 않으면 문을 열고 밖으로 나간다.
- 옷에 불이 붙었을 경우에는 부상을 최소화하기 위해 정지한 후 누워 구르면서 불을 끈다.
- 불길 속을 통과할 때는 물에 적신 담요나 수건 등으로 몸과 얼굴을 감싼다.

■ 참고문헌

강수진 외(2013), 『응급처치 매뉴얼』, 수문사.

국민안전처 홈페이지 http://www.mpss.go.kr/home/safetys/earthquake/

김문실 외(2007), 『가족 건강과 간호』, 이화여자대학교출판부.

김영숙 외(2012), 『응급간호』, 수문사.

대한심폐소생협회 홈페이지 www.kacpr.org

법제처, 「응급의료에 관한 법률」. http://www.law.go.kr/lsInfoP.do?lsiSeq=172251&efYd=20151223#0000에서 검색.

보건복지부·질병관리본부·대한심폐소생협회(2015), 2015 Korean Guidelines for Cardiopulmonary Resuscitation and Emergency Cardiovascular Care.

이옥철 외(2015), 『응급 및 재난간호』, 현문사.

중앙응급의료센터 홈페이지 www.e-gen.or.kr/nemc/main.do

통계청, 「2015년 사망원인통계」. http://www.index.go.kr/potal/main/EachDtlPageDetail.do?idx_cd=1438에서 검색.

황옥남 외(2015), 『근거기반 사례중심 상급응급간호와 재난』, 현문사.

Ahn, K. O., Shin, S., Suh, G. J., Cha, W. C., Song, K. J., Kim, S. J., ... & Ong, M. E. H.(2010). "Epidemiology and Outcomes from Non-traumatic Out-of-hospital Cardiac Arrest in Korea: A Nationwide Observational Study", *Resuscitation*, 81(8), 974~981.

American Heart Association(2015). AHA Guidelines for CPR & ECC.

제9장

가족 건강을 위한 보건의료자원

1. 보건의료제도

국가는 질병, 장애, 노령, 실업, 사망 등의 사회적 위험으로부터 국민을 보호하고 생활의 질을 향상시키기 위해 사회보장제도체계를 구축하고 있다. 이 장에서는 이 중 질병으로부터의 보호를 위한 건강보장제도와 노후의 건강 증진 및 삶의 질 향상을 위한 노인장기요양보험제도를 중심으로 살펴보

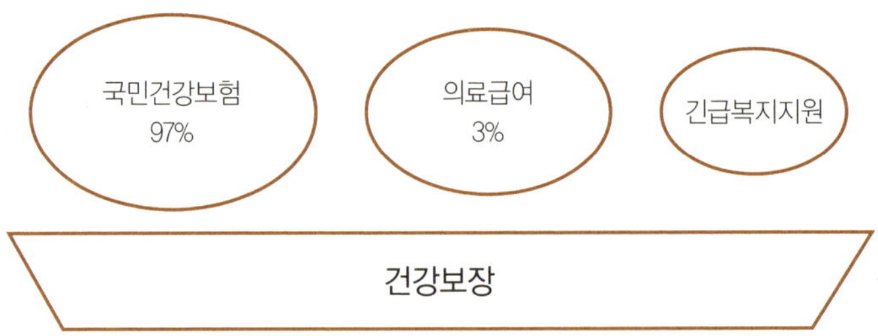

〈그림 9-1〉 우리나라 건강보장제도

고자 한다. 그 밖에 갑작스럽게 발생하는 긴급한 상황에서 의료서비스를 지원받을 수 있는 긴급복지지원제도에 대해서도 알아보기로 한다.

1) 건강보장

건강보장이란 국민의 건강 유지와 증진을 위해 질병 예방, 치료, 사회 복귀 등의 포괄적인 보건의료서비스의 제공 기회를 균등하게 보장하기 위해 국가가 주도하는 공공정책이라 할 수 있다. 우리나라의 건강보장제도는 크게 국민건강보험과 의료급여, 긴급복지지원으로 나누어진다(그림 9-1).

국민건강보험은 1989년부터 전 국민을 대상으로 확대 실시되어 2015년 말 현재 전 국민의 97%가 적용을 받고 있다. 나머지 3%의 국민은 공공부조제도의 하나로 생활 유지 능력이 없거나 경제 능력을 상실한 사람들을 대상으로 의료서비스를 제공하는 의료급여제도에 의해 혜택을 받고 있다. 우리나라는 원칙적으로 모든 국민이 어떤 형태로든 의료보장제도에 속해 있다고 볼 수 있다.

(1) 국민건강보험

국민건강보험(이하 건강보험)은 국민의 질병·부상에 대한 예방, 진단, 치료, 재활, 출산, 사망 및 건강 증진에 대해 보험급여를 실시함으로써 국민의 건강을 향상시키고 사회보장을 증진함을 목적으로, '국민건강보험법'에 따라 생활 유지 능력이 있는 국민을 대상으로 하고 있다. 이는 모든 국민이 의무적으로 가입하되 부담 능력에 따라 급여는 모든 국민에게 똑같이 제공하는 사회보험의 특성을 지닌다.

건강보험은 보건복지부, 국민건강보험공단, 건강보험심사평가원에 의해 관리·운영되고 있다. 보건복지부는 건강보험사업의 관장자로서 건강보험 관련 정책을 결정하고 건강보험 업무 전반을 총괄하고 있다. 국민건강보험공단은 건강보험의 보험자로서 가입자 자격 관리, 보험료의 고지, 수납 및 체납 관리 업무, 보험급여 비용 지급 등의 업무를 수행하고 있다. 국민건강보험공단은 2015년 말 기준으로 본부와 6개 지역본부(서울, 부산, 대구, 광주, 대전, 경인), 178개 지사 및 54개 출장소를 두고 업무를 수행하고 있다. 그리고 건강보험심사평가원은 요양기관으로부터 청구된 진료비 심사를 통해 요양급여의 내용과 적정성을 평가해 건강보험 재정의 누수와 국민의 과도한 의료비 부담을 덜어주고 있다.

① 적용 대상

건강보험의 가입자는 직장가입자와 지역가입자로 구분되는데, 모든 사업장의 근로자와 사용자(고용주) 그리고 공무원, 교직원은 직장가입자가 되며, 직장가입자 및 그 피부양자를 제외한 농어촌 주민, 도시 자영업자 등은 지역가입자가 된다.

② 보험 재원

건강보험 재정의 근간을 이루는 것은 보험 가입자와 사용자가 내는 보험료이다. 그러나 보험 가입자와 사용자가 내는 보험료만으로는 보험 재정의 수지를 맞출 수 없으므로 정부가 상당 부분을 국고(전체 보험료 예상 수입액의 100분의 14)와 국민건강증진기금(해당 보험료 예상 수입액의 100분의 6)에서 부담하고 있다.

보험료는 직장가입자의 경우에는 보수를 기준으로 부과하며, 소득비례정률제가 적용되고 있으며, 산정한 금액을 가입자와 사용자가 각각 50%씩 부담하고 있다. 지역가입자는 세대 단위로 관리해 소득 있는 세대원 전원에 대해 보험료를 부과해왔으나, 직장가입자의 배우자, 부모 등은 소득이 있음에도 피부양자로 등재되어 보험료를 부과하지 않아 보험료 부과의 형평성

문제가 발생되었다. 이에 정부는 직장가입자의 피부양자 중 일정 소득이 있는 배우자, 부모, 미성년자 자녀, 형제·자매 등을 피부양자에서 제외해 지역가입자로 전환함으로써 가입자 간의 부담의 형평성을 제고하고 있다.

지역가입자의 경우에는 대상 범위가 광범위할 뿐 아니라, 소득의 형태가 다양하고 정확한 소득 파악에 어려움이 있어 소득비례정률제 대신 보험료 부과 점수(소득, 재산, 생활 수준 등의 등급별 점수의 합)에 점수당 단가를 곱해 산정한 금액을 적용하고 있다. 지역가입자에 대한 보험료 부과 방식은 농어민 및 자영업자의 특성을 고려한 것이기는 하나, 재산 상태나 소득 수준의 정확한 파악이 어렵다는 문제로 인해 형평성 측면에서 논란이 끊이지 않고 있다. 이렇게 산정된 보험료는 세대 단위로 부과되며, 그 가입자가 속한 세대의 지역가입자 전원이 연대해 납부할 책임을 진다. 6개월 이상 보험료를 체납한 경우에는 보험급여가 제한될 수 있으며, 체납 후 진료를 받은 경우에는 공단 부담금을 환수하는 등의 제재가 가해질 수 있다.

이 외에 직장가입자가 육아, 질병, 그 밖의 사유로 1개월 이상 휴직한 경우 휴직 기간 지급받은 보수 등을 감안해 최대 50%까지 보험료를 차등 경감(무보수 육아휴직자는 휴직 전월 정산 전 보수월액 기준으로 산정한 보험료의 60%)함으로써 소득이 줄어드는 가입자의 부담을 완화하고 부담의 형평성을 제고하고 있다. 또한 저출산문제를 해결하기 위해 2015년 4월부터는 육아휴직 시 휴직 전월 보수월액이 250만 원을 초과하는 경우에도 250만 원으로 보험료를 산정해 육아휴직자의 보험료 부담을 완화했다. 또한 현역병 등 병역의무자와 교도소 등 수형시설 수용자의 수급권 보호와 요양기관 이용 편의 제공 및 경제적 부담 해소를 위해, 현역병 등 병역의무자 및 교도소 등 수형시설 수용자가 민간 요양기관에서 진료를 받을 경우 건강보험이 적용되도록 개선되었다. 그리고 농어촌 지역의 의료 이용의 접근성과 소득수준이 낮은 현실을 감안해 건강보험료를 경감하고 있던 것을, 「농어촌주민의 보건복지 증진을 위한 특별법」에 따라 농어촌 특별 예산을 추가해 50%

까지 지원하고 있다.

③ 보험급여

건강보험에서 급여(給與, benefit)란, 질병 등의 보험사고가 있을 때 보험 가입자에게 제공하는 혜택을 말한다. 건강보험의 급여에는 크게 현물(現物) 급여와 현금(現金)급여가 있다. 현물급여란 요양기관을 통한 진료를 의미하며, 가입자 및 피부양자의 질병, 부상, 출산 등에 대한 요양급여와 건강 검진이 있고, 현금급여에는 요양비, 장애인 보장구 급여비 등이 있다.

요양기관이란 의료법에 의해 개설된 의료기관, 약사법에 의해 등록된 약국, 지역보건법에 의한 보건소·보건의료원 및 보건지소, 농어촌 등의 보건의료를 위한 특별 조치법에 의해 설치된 보건진료소 등을 말한다.

가입자 또는 피부양자가 요양급여를 받는 때에는 그 진료 비용의 일부를 본인이 부담해야 하며, 그 내용은 입원의 경우 진료비 총액의 20%를, 외래의 경우에는 요양기관 종별(상급종합병원, 종합병원, 병원, 의원, 보건소 등)에 따라 30~60%를 차등 적용하고 있다.

현행 가입자들이 미리 일정한 보험료를 내고 필요시 보험급여를 받는 현행 건강보험하에서는 의료 제공자와 피보험자가 공히 의료 비용에 대해 덜 의식하게 되고, 과잉진료나 과잉수진의 문제가 발생할 수 있다. 이와 같은 문제에 대처하기 위해 현행 건강보험에서는 다양한 형태의 급여 제한을 가함으로써 의료 이용을 억제하거나 보험 재정의 지출을 줄이고자 하고 있다.

그러나 보험 재정의 안정이라는 의도로 시행되는 이러한 급여 제한 조치는 의료 이용에 대한 접근을 제한하고, 특히 저소득층에 대한 의료비 부담을 가중시킨다는 점에서 비판과 논란의 대상이 되는 경우가 많다. 예측 불가능한 질병으로 인한 의료비 관련 문제로 국민의 건강권이 침범당하지 않도록 하고 가계를 보호하고자 정부에서는 다음과 같은 건강보험 보장성 확대 정책을 추진하고 있다.

④ 본인부담상한제

6개월간 본인이 부담하는 진료 비용이 일정 금액을 초과하는 부분에 대해 국민건강보험공단이 내주는 본인부담상한제를 실시하고 있다. 이는 소득 수준에 따라 본인 부담 진료 비용을 7단계로 세분화(120/150/200/250/300/400/500만 원)해 저소득층의 상한액은 120만 원, 고소득층의 상한액은 500만 원으로 높아지도록 설계되어 있다. 또한 매년 본인부담상한액에 전국 소비자물가지수 변동률을 적용(최대 5%까지)해 상한액이 변동되도록 했다.

⑤ 본인부담금 경감 대상

- 65세 이상 노인의 본인부담금 경감

  노인 인구의 진료비 부담을 경감하기 위해서 진료비가 1만 5,000원, 약제비가 1만 원인 경우 65세 이상 노인은 일반인에 비해서 경감된 2,700원만을 부담하고 있다.

- 희귀난치성 질환자 본인일부부담금 산정특례

  생존 기간 동안 지속적인 약제 투여 및 치료가 필요한 환자 중 다른 질환에 비해 평균 진료비가 높고, 정상적인 사회생활을 유지하기 어려운 희귀난치성 질환자(만성 신부전, 혈우병, 정신 질환, 선천성 심장 질환 등 총 161개 질환군)에게 외래 또는 입원 진료비의 본인일부부담금을 경감해 주고 있다.

- 암 등 고액 중증 질환자 본인부담 산정특례

  진료비 등이 막대하게 소요되는 고액의 중증 질환(암 질환, 심장·뇌혈관 질환, 중증 화상 등)의 외래 또는 입원 진료비의 본인 부담을 대폭 완화하고 있다.

- 6세 미만 아동 본인부담금 경감

  아동의 건강에 대한 사회적 지원 여건 조성을 통해 출산 장려 문화를 유도하고 아동 의료비 등에 대한 가계 부담을 경감하기 위해 조산아의 입원 시 본인부담 면제에 이어 6세 미만의 어린이가 요양기관에 입원하거나 외래 진료를 받는 경우 본인부담금을 경감하고 있으며 6세 미만 영유아에 대한 건강 검진을 무료로 실시하고 있다.

⑥ 임신, 출산에 대한 건강보험급여

산전 진찰, 풍진 검사, 선천성 기형아 검사에 대해 보험급여를 실시하고 있으며, 자연분만을 유도하고 출산을 장려하기 위해 자연분만에 드는 본인부담금 전액을 면제하고 있다. 이와 더불어 초음파 검사 등 임신 기간 중 산전 진찰에 필요한 검사에 소요되는 비용에 대한 본인부담 경감을 위해 전자바우처 형태(국민행복카드)의 부가 급여로 임신부에게는 50만 원, 다태아를 임신한 임신부에게는 70만 원을 지급하고 있다.

⑦ 장애인 보장구 보험급여

장애인이 일상생활을 영위하는 데 도움을 주는 보장구인 의지, 보조기, 의료기기 등에 대해서 기준 금액 범위 내 구입 금액의 90%(차상위 본인부담 경감 대상자는 100%)까지 보험급여를 실시하고 있다.

⑧ 노인 틀니, 치과 임플란트 보험급여

노인의 진료비 부담을 경감시키기 위해 65세 이상 노인의 틀니(완전, 부분 틀니), 임플란트의 본인부담률을 50%로 적용하고 있다.

⑨ 3대 비급여제도 개선

의료기관 이용 시 선택진료비, 상급병실료, 간병비는 건강보험이 적용되지 않아 환자들이 전액 부담해야 한다. 따라서 가장 부담이 큰 비급여 항목이다. 지금까지 이들 3대 비급여는 환자의 선택 영역으로 간주되어 그 비용도 전적으로 환자가 부담해야 한다는 인식이 강했다. 그러나 선택할 수 없는 상황이 빈번하고 그 비용 역시 막대해 환자들의 불만이 높아졌다. 이에 따라 정부는 2014년 3대 비급여제도 개선 방안을 추진했다.

선택진료비는 병원급 이상의 의료기관에서 일정한 요건을 갖춘 특정 의사를 선택해 진료를 받는 경우 환자가 전액 부담하는 추가 비용으로 이에 대한 개선책으로 선택진료 추가 비용 부과율과 선택진료 의사 지정 비율을 점차 축소해나가고 있다. 또한 상급병실이란 기본 입원료(건강보험급여) 외에 상급병실료(비급여)를 추가 부과하는 병상으로, 제도 개선의 기본 방향은 일반병상을 확대하는 것으로 건강보험이 적용되는 일반병상을 6인실에서 4인실까지 확대했으며, 상급종합병원 등 대형병원의 경우 일반병상 의무 보유율을 50%에서 70%까지 확대했다. 간병비 부담을 줄이기 위해 간호간병통합서비스를 도입해 간병인을 두거나 보호자가 환자를 돌보지 않고도 입원생활을 편안하게 유지하도록 하고 있다.

⑩ 4대 중증 질환 보장 강화

암, 심장 질환, 뇌혈관 질환, 희귀난치성 질환 등 4대 중증 질환자는 고액 진료비 발생 환자(비급여 포함 500만 원 이상 의료비를 부담)의 53%, 진료비는 약 60%를 차지하고 있다. 전반적인 진료비 수준도 다른 질환에 비해 2배 정도 높다. 또한 암, 심장 질환, 뇌혈관 질환은 우리나라 3대 사망 원인으로 꼽히는 생명에 매우 치명적인 질환으로 건강보험 보장 요구가 높은 질환이다. 이에 따라 4대 중증 질환자의 의료비 부담을 해소하기 위해 4대 중증 질환의 고가의 약제, 검사, 치료제 등에 대해 급여를 지급하고 있다.

(2) 의료급여

의료급여제도는 생활 유지 능력이 없거나 경제 능력을 상실한 사람들을 대상으로 국가 재정에 의해 기본적인 의료서비스를 제공하는 공적부조제도의 한 방법으로서 건강보험과 더불어 국민 의료보장정책의 중요한 수단이 되는 사회보장제도이다. 2015년 말 기준으로 총 수급권자 수는 154만 명이다.

① 의료급여 대상자

의료급여는 국민기초생활보장법에 의한 수급권자와 이재민, 의사상자, 국가유공자, 중요무형문화재 보유자 등 타법에 의한 대상자 및 법령상 일정한 조건을 갖춘 행려환자를 수급권자로 선정한다. 의료급여 수급권자 중 국민기초생활보장법에 의한 수급자는 1종 및 2종 수급권자로 구분해 본인부담금에 차등을 두고 있다. 근로 능력 유무에 따라 1종, 2종으로 구분되며, 종별 선정 기준은 〈표 9-1〉과 같다.

1종 대상자는 ① 국민기초생활수급권자 중 근로무능력자(18세 미만인 자, 65세 이상인 자, 중증 장애인, 치료 또는 요양 필요자 중 시군구청장이 판정한 근로무능력자, 임산부, 병역 중인 자, 보건복지부 장관이 인정한 근로무능력자 등)로

〈표 9-1〉 2015년도 의료급여 종별 대상자 및 선정 기준

구분	수급권자
1종 대상자	• 국민기초생활보장법에 의한 수급자 중 근로 능력이 없는 자로만 구성된 세대의 구성원 • 국민기초생활보장법 이외의 타법에 의한 수급권자 – 이재민(재해구호법) – 의상자 및 의사자의 유족 – 국내 입양된 18세 미만 아동 – 국가유공자 및 그 유족 · 가족 – 중요무형문화재 보유자 및 그 가족 – 새터민(북한 이탈 주민)과 그 가족 – 5.18 민주화 운동 관련자 및 그 유족 · 가족 등 – 노숙인 등 • 행려환자
2종 대상자	• 국민기초생활보장법에 의한 수급자 중 근로 능력이 있는 자를 포함한 세대의 구성원

출처: 보건복지부(2016), 『2015 보건복지백서』

만 구성된 세대의 구성원, 희귀난치성 질환자 및 중증 질환 등록자, 시설 수급권자 ② 국내 입양된 18세 미만 아동 ③ 국가유공자 ④ 국가무형문화재 ⑤ 이재민 ⑥ 의상자 및 의사자 ⑦ 북한 이탈 주민 ⑧ 5·18민주화운동 관련자 ⑨ 노숙인, 행려환자 등 법령의 규정에 의한 요건을 가진 자가 해당된다. 2종 대상자는 국민기초생활보장법에 의한 수급권자 중 근로 능력이 있는 수급자(18세 이상 65세 미만)를 포함하는 세대의 구성원으로 구분한다.

② 의료급여기금

의료급여 비용을 충당하기 위해 각 시·도에 의료급여기금을 설치·운용하고 있으며, 이 기금은 국고보조금(서울 50%, 기타 시·도 80%)과 지방비출연금(서울 50%, 기타 시·도 20%) 등으로 조성하고 있다.

③ 의료급여기관

의료급여 수급권자는 의료급여법에 의해 제1차 의료급여기관 → 제2차 의료급여기관 → 제3차 의료급여기관에서 단계적으로 진료를 받을 수 있다(그림 9-2).

제1차 의료급여기관에는 의원, 보건(지)소, 약국, 보건의료원이 포함되며, 제2차 의료급여기관은 병원, 종합병원이 해당된다. 제3차 의료급여기관은

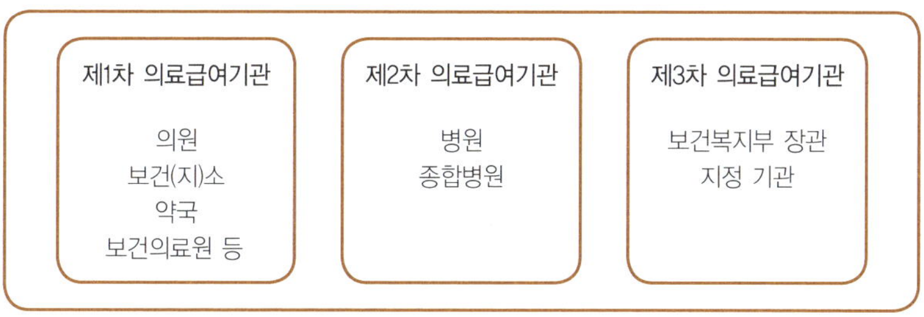

〈그림 9-2〉 의료급여 진료 절차 체계도

출처: 보건복지부(2016). 『2015 보건복지백서』

제2차 의료급여기관 중에서 보건복지부 장관이 지정하는 의료기관이다.

④ 의료급여 수준과 본인부담금

의료급여는 수급권자에게 국가 재정으로 질병이나 부상, 출산 등에 대한 진찰, 검사, 약제·치료 재료의 지급, 처치·수술과 그 밖의 치료, 예방·재활, 입원, 간호, 이송, 기타의 의료 목적 달성을 위한 조치를 제공한다.

진료비 본인부담은 1종 수급권자와 2종 수급권자에 차이를 두고 있다. 1종 수급권자는 외래 진료에 대해서만 본인부담금을 부과하고, 입원료는 식대(20%)를 제외하고는 전액 무료이다. 반면 2종 수급권자는 입원과 외래 모두 본인부담금을 부과하고 있다.

의료급여 수급권자들의 부담을 완화하기 위해 대불제도, 본인부담보상제, 본인부담상한제 등도 운영하고 있다. 대불제도는 2종 수급권자에 대해서만 적용되며 본인부담금을 대불해주고 무이자로 분할 상환하는 제도이다. 본인부담보상제는 일정 기간 동안 본인부담금이 법령이 정한 금액을 초과하는 경우 초과 금액의 50%를 되돌려주는 제도로, 1종 수급권자는 매 30일간 2만 원, 2종 수급권자는 매 30일간 20만 원 초과 여부가 적용 기준이 된다. 본인부담상한제는 일정 기간 동안 본인부담금이 법령이 정한 금액을 초과할 경우 초과 금액의 전부를 되돌려주는 제도로, 1종 수급권자는 매 30일간 5만 원, 2종 수급권자는 매 6개월 간 60만 원을 초과할 경우 초과금의 전액을 사후에 보상한다.

(3) 긴급복지지원제도

정부에서 국민의 건강과 삶의 질 향상을 위해 건강보험과 의료급여를 통한 건강보장제도를 운영하고 있으나, 이 제도에 의해 의료서비스를 받을 수 없는 긴급한 위기 상황에 처한 저소득층의 경우 긴급복지지원제도를 이용할 수 있다.

긴급복지지원제도는 가구의 주 소득자가 사망, 가출, 행방불명, 구금시설 수용 등으로 소득을 상실하거나, 가구 구성원이 중한 질병 또는 부상을 당하거나, 화재로 주거를 상실하는 등의 사유로 생계 유지가 어렵게 된 저소득층을 적극 발굴해 생계비, 의료비, 주거비 등을 우선 지원하고 사후에 소득·재산 등을 조사해 지원의 적정성 여부를 판단하는 제도이다. 2015년 말 총 251,327건의 지원이 이루어졌으며, 의료 지원비가 전체 지원 금액의 30%를 차지했다.

① 긴급복지지원의 대상자

- 주 소득자가 사망, 가출, 행방불명, 구금시설에 수용되는 등의 사유로 소득을 상실한 경우, 중한 질병 또는 부상을 당한 경우
- 가구 구성원으로부터 방임·유기되거나 학대 등을 당한 경우
- 가정폭력을 당해 가구 구성원과 함께 원만한 가정생활이 곤란하거나 가구 구성원으로부터 성폭력을 당한 경우
- 화재 등으로 인해 거주하는 주택·건물에서 생활하기 곤란하게 된 경우
- 보건복지부령으로 정하는 기준에 따라 지방자치단체의 조례로 정한 사유가 발생한 경우
- 그 밖에 보건복지부 장관이 정해 고시하는 사유가 발생한 경우

② 긴급복지지원의 기본 원칙

- 선지원 후처리 원칙

위기 상황에 처한 사람으로부터 지원 요청 또는 신고가 있는 경우 긴급복지지원 담당 공무원의 현장 확인을 통해 긴급복지지원의 필요성이 인정되면 우선 지원을 실시하고 나중에 소득, 재산 등을 조사해 지원의 적정성을 심사한다.

• 단기 지원 원칙

원칙적으로 1개월(의료지원, 교육지원의 경우 1회)만 지원하며, 위기 상황이 계속되는 경우 연장 지원을 인정하고 이 경우에도 최대 6개월(의료지원, 교육지원 2회, 주거지원 최대 12개월)까지만 지원이 가능하다.

• 타법률 지원 우선의 원칙

다른 법률에 의해 긴급지원의 내용과 동일한 내용의 구호·보호나 지원을 받고 있는 경우에는 긴급지원을 하지 않는다. 또한 다른 법률에 의한 지원의 대상이 되는 경우에는 우선적으로 해당 지원에 연계한다.

• 현물지원 우선의 원칙

의료서비스 제공, 임시거소 제공 등 지원의 본래 목적을 달성하기 위해 현물지원을 우선 하도록 하고, 현물지원이 곤란한 생계지원, 해산비 등은 금전지원을 실시한다.

• 가구 단위 지원의 원칙

가구 단위로 산정해 지원하는 것을 원칙으로 하고 가정폭력, 성폭력 또는 학대 등으로 인해 위기 상황에서 당사자 및 해당 당사자와 함께 보호받아야 하는 자를 하나의 가구로 보고 지원한다. 단, 의료지원, 교육지원 등의 경우에는 필요한 가구 구성원에 한해 지원하도록 한다.

③ 긴급복지지원의 체계

긴급복지지원은 긴급 상황이 확인될 경우 복잡한 절차 없이 최대한 빨리 필요한 지원을 실시할 수 있는 제도로 시, 군, 구 및 보건복지콜센터에서 지원 요청 및 신고를 받는 즉시 긴급복지지원의 체계에 의해 서비스가 제공된다(그림 9-3).

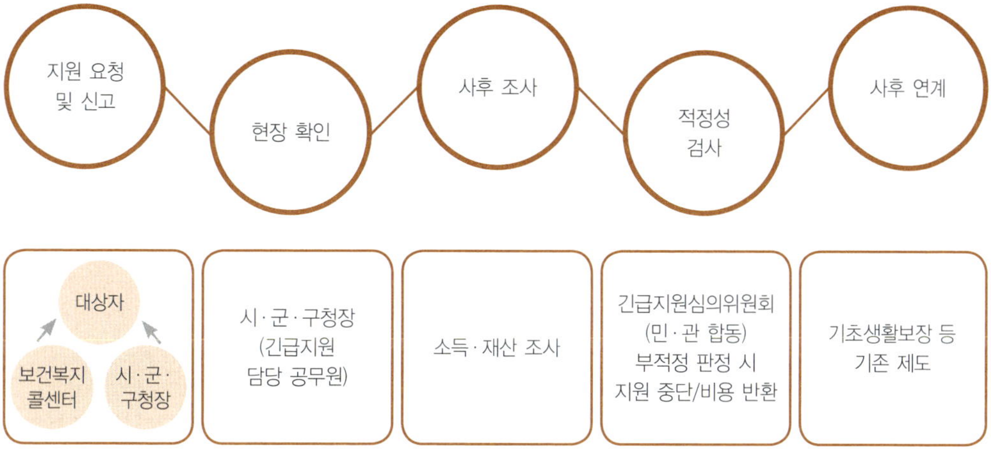

〈그림 9-3〉 긴급복지지원의 체계

출처: 보건복지부(2016), 『2015 보건복지백서』

2) 노인장기요양보험

급속한 고령화의 진전으로 노령, 치매·중풍 등으로 장기요양을 필요로 하는 노인 수는 늘어나고, 가족에 의한 간병은 핵가족화, 여성의 사회 참여 증가 등에 따라 약화되었다. 반면 그간의 노인복지서비스체계는 저소득층을 기반으로 한 공급자 중심의 공공부조 방식을 유지함으로써 중산층, 서민층 가정이 이용할 수 있는 요양서비스체계가 절대적으로 부족하고 노인 의료비는 급증하고 있는 상태였다.

이러한 문제의식에서 고령화 초기에 공적노인요양보장체계를 확립해 국민의 노후 불안을 해소하고 노인 요양 가정의 부양 부담을 경감하고자, 일반 국민을 대상으로 수요자 선택권 중심의 전문적이고 다양한 서비스를 제공하는 제5의 사회보험제도로 2007년부터 노인장기요양보험이 도입되었다. 노인장기요양보험은 노후의 건강 증진 및 생활 안정을 도모하고 그 가족의 부담을 덜어줌으로써 국민의 삶의 질을 향상하도록 함을 목적으로, 고령이나 노인성 질병 등의 사유로 일상생활을 혼자서 수행하기 어려운 노인 등에게 노인요양시설이나 재가 장기요양기관을 통해 신체 활동 또는 가사 활동 지원 등의 서비스를 제공해주는 제도이다. 반면, 건강보험은 치매·중풍 등 질환의 진단, 입원 및 외래 치료, 재활 치료 등을 목적으로 주로 병·의원 및 약국에서 제공하는 보건의료서비스를 급여 대상으로 하고 있다.

(1) 적용 대상 및 등급 판정

적용 대상은 전 국민이며, 장기요양 신청 대상자는 65세 이상 노인과 65세 미만이라도 노인성 질환을 가진 국민으로 6개월 이상 혼자 일상생활이 어렵고 국민건강보험공단 장기요양등급판정위원회에서 장기요양등급 판정을 받은 국민이다. 2015년 12월 현재 전체 노인 인구의 7.0%인 47만 명이 제도의 혜택을 보고 있으나 여전히 전체 노인 인구 대비 대상자 확대가 필요한 실정이다.

장기요양등급 판정 절차는 국민건강보험공단의 조사요원이 방문조사를 통해 파악한 심신 기능 상태(5영역 52개 항목: 신체(기본 일상생활) 기능, 인지기능, 행동변화, 간호처치, 재활) 결과에 따라 일차적으로 장기요양 인정 여부 및 장기요양등급을 산출한다. 그 다음 등급판정위원회에서 1차 판정 결과와 특기 사항, 의사 소견서, 기타 심의 참고자료 등을 종합해 최종 결정을 하며 등급 판정은 1등급에서 5등급으로 구분된다. 1등급은 심신의 기능 상태 장애로 전적으로 다른 사람의 도움이 필요한 자로, 1등급에 가까울수록 다른 사람의 도움이 필요한 정도가 높음을 의미한다.

장기요양등급 판정을 받으면 요양급여를 받을 수 있다. 급여 종류는 재가급여와 시설급여, 그리고 특별현금급여로 구분되어 있다. 재가급여는 요양보호사, 간호사 등이 수급자의 가정을 방문해 신체 활동 및 가사 활동 등을 지원하는 서비스로 방문 요양, 방문 목욕, 방문 간호, 주야간 보호, 단기 보호, 기타 재가급여(복지용구) 서비스가 있다. 시설급여는 수급자가 노인요양시설 등에 장기간 입소해 신체 활동 지원 등의 서비스를 제공받는다. 이 외에도 특별현금급여인 가족요양비 등이 포함되었다. 2015년 12월 현재 장기요양기관 중 입소시설은 5,083개소, 재가기관은 12,902개소가 운영 중이며, 요양시설 충족률은 서울 등 일부 지역을 제외한 전국에 100% 이상으로 나타나고 있다.

(2) 재원

노인장기요양보험에 필요한 재원은 장기요양보험료, 국가지원, 본인 일부부담으로 구성된다. 2015년 장기요양보험료율은 국민건강보험료액의 6.55%였다. 장기요양보험료는 국민건강보험료와 구분해 통합 징수하나, 각각의 독립회계로 관리·운영되고 있다. 국가지원은 보험료 예상 수입액의 20%이다. 본인일부부담금은 본인도 급여 비용 일부를 부담하는 제도로 시설급여는 20%, 재가급여는 15% 부담하도록 되어 있다. 단 의료급여 수급권자 중 국민기초생활보장 수급권자는 전액 무료이며, 그 외 기타 의료급여 수급자와 소득·재산이 일정 금액 이하인 저소득층은 각각 1/2로 경감(시설: 10%, 재가: 7.5%)한다.

3) 공공보건의료정책

우리나라 공공보건의료정책의 기본 목적은 전 국민이 의료서비스에 손쉽게 접근할 수 있도록 지역이나 계층을 구분하지 않고 의료서비스의 접근성을 보장하는 공익의 건강권 보장을 강조하고 있다. 민간 위주의 의료공급체계와 국가 주도의 재정관리체계로 구분된다.

공공보건의료기관의 비중은 외국과 비교해 매우 낮은 수준으로, 대부분

민간의료시설이 절대적으로 높은 비율을 차지하고 있다. 민간의료기관은 공익적 의료서비스 제공을 확대하고 있으며, 양적으로 부족한 공공의료 기능을 보완하는 공공민간이 상호 보완적으로 공공의료 기능을 수행하는 체계를 마련해나가고 있다.

(1) 의료 취약지 발생에 따른 지역별 의료 불균형 해소 지원

인구에 비해 급성기 병상이 과잉 공급된 상태에서 의료기관 간 경쟁이 치열해짐에 따라 의료수익이 보장되는 수도권으로 의료자원이 집중되고 있다. 중진료권 기준 인구 천 명당 병상 수는 최대 5배까지 차이가 나고 시군구별 인구 10만 명당 의사 수가 최대 2.34배 차이가 나는 등 지역별 의료자원 분포의 편차가 커짐에 따라, 농어촌 등 취약 지역의 의료 접근성이 악화되고 있다. 지방의 병원급 의료기관 경영 악화 및 도산 등으로 농어촌 지역을 중심으로 필수 의료서비스의 공급이 원활하지 않은 의료 취약지가 계속 발생하고 있다. 한편, 저출산 추세에서 분만에 필요한 시설과 전문 인력 부족, 경영상 어려움 등으로 인해 분만서비스를 받을 수 없는 지역이 증가하고 있다. 2015년 12월 현재, 분만 취약 지역은 37개이며, 이 중 산부인과 병·의원이 없는 지역은 22개 지역이고, 산부인과는 있으나 분만시설이 없는 지역은 38개이다.

의료자원의 수도권 집중에 따른 지역적 의료 불균형과 의료 취약지를 해소하기 위해 지역별 인구·사회·경제적 특성, 의료자원의 분포 및 지리적 접근성, 의료 이용 현황 및 건강 결과 등 지역별 보건의료 관련 통계를 수집·분석해 필수 보건의료서비스의 제공이 부족한 의료 취약지를 도출했다. 내과·외과·산부인과·소아청소년과·응급의료과 5개 진료과목을 필수 의료서비스로 규정하고, 해당 진료과목을 제공하는 2차 의료기관까지 60분 내에 이용할 수 있도록 접근성(응급의료과는 30분)을 확보했다. 내과·외과·소아청소년과 등의 의료 취약지에는 거점의료기관을 지정해 필수 의료서비스가 원활하게 공급될 수 있도록 시설·장비·운영비 등 예산 지원과 의료 인력 공급 등 지원을 확대해나가고 있다.

(2) 시장 실패 영역의 전문 진료서비스 공급 기반 마련

높은 수준의 전문성을 필요로 하나, 수익성이 낮아서 민간 영역의 자발적 참여를 기대하기 어려운 전문 진료서비스가 지역별로 원활하게 공급되지 않은 경우가 발생하고 있다. 이러한 분야로는 중증 질환 신생아 치료, 장애인 재활, 중증 질환 어린이 치료 등이 있으며, 지역적으로 수도권을 중심으로 편중되어 있어 비수도권에서 이러한 의료서비스에 대한 공급 부족 현상이 심각하다. 또한 늦은 결혼으로 고위험 임신이 증가하고 있으나, 일반 산부인과에서는 의료사고의 위험과 수익성 미흡으로 분만을 꺼리는 상황으로 치료 실패가 발생하고 있으며, 대규모 자본이 필요한 전문 진료서비스의 특성상 서울의 대형병원 중심으로 공급되고 있어 지방에서 질병 치료 부담이 가중되고 있다.

우선 출산율 저하에 따른 분만 취약지를 해소하고자 지역 내 분만율(30% 이하)과 분만 가능 의료기관 접근성(1시간 이내)을 고려해서 총 37개 분만 취약지를 도출해 산부인과 설치 및 운영을 지원했다. 또한 고위험 신생아 치료 접근성 제고를 위해 2008년 이후 신생아 집중치료실 병상을 확충해나가고 있으며, 고위험 산모·신생아(고령 산모, 다태아 등)가 지속적으로 증가 추세에 있어 산모·신생아 치료 효과 제고를 위해 고위험 산모·신생아 통합치료센터를 설치·지원했다. 또한 지방에서도 난이도 높은 전문 치료를 받을 수 있도록 권역별 (공공)전문질환센터를 설치·지원을 추진하고 있다.

(3) 공공의료기관의 경쟁력 저하

2005년 「공공보건의료 확충 종합대책」 수립 이후 정부는 국립대병원, 지방의료원 등 공공의료기관의 공공성 강화를 위해 지속적으로 투자해왔다. 그러나 이러한 정부의 지원에도 불구하고, 지방의료원 등 대부분의 공공보건의료기관은 누적된 적자로 경쟁력이 계속 약화되고 있는 실정이다. 국립대병원을 제외한 대부분의 국공립병원이 경영 악화, 재투자 미흡으로 저소득층이나 이동이 어려운 사람들만 주로 이용하고 있고, 적자 발생, 부채 급증 등으로 수익성이 악화되고 진료서비스 향상을 위한 재투자가 어려워 경쟁력이 저하되는 등 악순환이 발생하고 있다.

국립중앙의료원은 공공의료를 선도하는 최고의 국가병원으로 도약하기 위해 진료 부문은 질환에 따른 23개 전문센터 중심으로 특화했고, 우수 의료진 초빙, 서울대병원과의 MOU 체결을 통해 협진체계를 마련함으로써 의료서비스의 품질을 높일 수 있는 기반을 마련했다. 향후 국립중앙의료원을 중증 외상 치료, 신종플루·에볼라 등 대규모 감염병 관리, 국가재난 대응 등 국가 공공의료의 중추기관으로 육성하기 위해 격리병동을 건립하고 긴급재난 발생 시 응급헬기 이착륙이 용이하도록 현대화 사업(부지 신축·이전)을 추진 중이다. 한편, 지방의료원(34개소)과 적십자병원(5개소)이 지역거점 공공병원으로서 공공적 역할을 강화하고 경쟁력을 높일 수 있도록 매년 운영 평가를 실시해 자발적 경영혁신을 유도하고, 노후된 의료시설과 장비 일체를 개선하도록 '선택과 집중' 방식으로 매년 지원하고 있다. 국립대병원은 전문질환센터의 운영과 공공보건의료기관과의 협업 수행 등을 통해 광역 단위의 국민 보건 주도기관으로 활성화하기 위한 방안을 추진하고 있다.

2. 보건의료전달체계

1) 보건의료전달체계의 정의

보건의료전달체계란 국민 모두에게 적정의 보건의료서비스를 제공하기 위해 보건의료자원의 효율적 운영을 위한 제도이다. 민간 중심의 의료서비스 공급체계가 고착화된 상황에서 '진료권'의 설정과 '의료전달체계'의 구축은 의료기관을 지역과 기능으로 구분함으로써 효율적인 공급 시스템으로 개선하자는 노력이었다.

1989년에 국민의료보험제도과 더불어 도입된 보건의료전달체계는 국민 의료 이용의 편의와 의료자원의 효율성을 도모하기 위한 것이다. 보건의료전달체계를 도입한 목적은 첫째, 의료기관의 기능 구분을 통해 단계적 진료체계를 확립하고 환자의뢰체계의 도입을 통한 의료의 지속성 확보 및 적정진료를 보장하는 것이며, 둘째, 의료자원의 지역 간 불균형 해소, 지역별 보건의료 만족도 개선, 보건의료 이용의 편의성과 형평성 도모이며, 셋째, 지역 간 균형 발전을 통한 의료 공효율의 향상, 의료비 절감 등을 통한 보건의료 재정의 안전에 기여하는 것이다.

2) 보건의료전달체계의 목표

우리나라 보건의료전달체계의 기본적인 목표는 다섯 분야로 구분된 의료제도 하부 구조들의 종합적인 활동을 통해 의료 혜택이 필요한 대상 지역주민들에게 건강 증진을 위한 예방, 치료, 재활에 걸친 일련의 활동을 전개함으로써 주민들의 건강을 확보하는 것이다. 또한 이러한 의료제도 하부 구조들의 활동을 통해 지역주민들의 건강에 영향을 주는 물리적·사회적 환경이 주민 건강 확보에 긍정적인 효과를 미치도록 제반 활동을 한다.

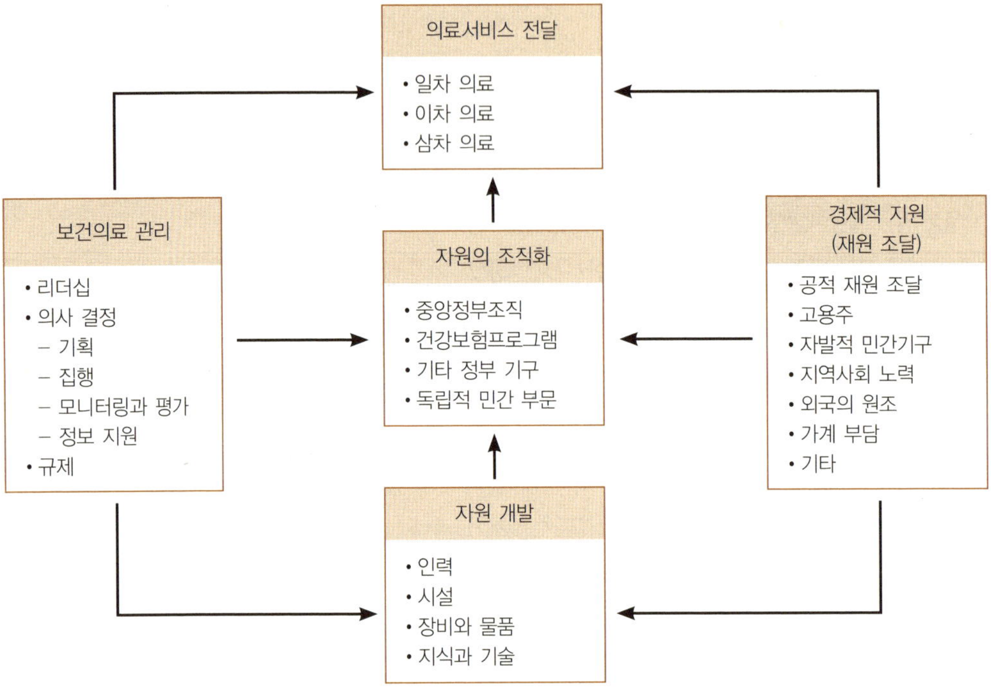

〈그림 9-4〉 국가 보건의료체계의 기본 분야 및 주요 요소

출처: 이건세 외(2015), 『의료전달체계에서 민간의료기관의 기여도와 민간의료기관의 공익적 역할을 위한 방안』, 의료정책연구소

보건의료전달체계 하부 구조의 다섯 분야는 의료자원의 개발, 자원의 조직화, 의료서비스의 전달로 구성되는 3개의 주축 분야와 이 3개 분야를 지원하는 보건의료 관리와 경제적 지원의 2개 분야를 말한다(그림 9-4).

3) 보건의료전달체계에 따른 의료보험 진료체계의 단계화

(1) 건강보험 의료전달체계

우리나라의 건강보험 의료전달체계는 「국민건강보험 요양급여의 기준에 관한 규칙」 제2조에 의해 1단계 요양급여(상급종합병원을 제외한 병의원의 요양급여)를 받은 후 2단계 요양급여(상급종합병원의 요양급여)를 받도록 하고 있으며, 2단계 요양급여를 받고자 할 때에는 상급종합병원에서의 요양급여가 필요하다는 의사 소견이 기재된 '요양급여의뢰서'를 제출해야 한다. 만약 요양급여 절차를 따르지 않고 요양기관을 이용한 경우, 국민건강보험법 시행규칙 별표 5 제1항 가목 1호에 의해 그 비용총액은 본인이 부담하도록 하고 있다.

(2) 보건의료급여전달체계

보건의료급여전달체계는 1차, 2차, 3차로 단계적으로 실시하고 있으며, 1차 의료급여기관은 의원, 보건소, 보건의료원 및 보건지소에 해당되고, 2차 의료급여기관은 의료법에 따른 시·도지사의 개설 허가 의료기관을 의미하며, 3차 의료급여기관은 2차 의료급여기관 중에서 보건복지부 장관이 지정한 의료기관을 의미한다(보건복지부, 2015).

1차 의료급여기관 또는 2차 의료급여기관은 진료 중 2차 의료급여기관 또는 3차 의료급여기관의 진료가 필요하다고 판단되는 경우 '의료급여의뢰서'를 발급해야 하며, 의료급여 수급자는 의료급여의뢰서를 2차 의료급여기관 또는 3차 의료급여기관에 제출해야 한다.

3. 보건의료행정체계

1) 보건의료행정체계의 흐름

우리나라 보건행정체계는 공공보건의료조직체계를 근간으로 해서 중앙

보건의료조직과 하부 보건의료조직의 직간접적인 행정적 연계 없이 모든 행정조직이 지방자치단체를 전체로 하는 종합행정체계로 구성되어 있다. 보건복지부는 국민 보건 향상과 사회복지 증진을 위해 설립된 정부의 중앙행정조직이다. 소속기관으로는 질병관리본부, 국립의료원, 한국장기이식관리센터, 중앙응급의료센터 등이 있다. 그 외에 보건복지부 장관의 관장 사무를 지원하기 위해 보건복지부 장관 소속하에 다음과 같은 기관을 두고 있다.

- 보건의료 분야: 국립소록도병원, 국립정신병원(서울·공주·나주·부곡·춘천), 국립결핵병원(마산·목포), 13개 국립검역소(인천공항·부산·인천·군산·목포·여수·마산·울산·포항·동해·제주·통영·김해)
- 사회복지 분야: 국립재활원, 국립망향의동산관리소

보건복지부 관련 기관은 다음과 같이 사회복지 분야와 보건의료 분야로 이분화되어 있다.

- 사회복지 분야: 대한적십자사, 한국사회복지협의회, 사회복지공동모금회, 건강보험심사평가원, 국민건강보험공단, 국민연금공단, 한국장애인복지진흥회, 대한노인회, 한국아동복지시설연합회 등
- 보건의료 분야: 국립암센터, 국립암연구소, 대한가족보건복지협회, 한국건강관리협회, 대한한센병관리협회, 대한간호협회, 대한의사협회, 대한치과의사협회, 대한한의사협회, 한국보건산업진흥원, 대한약사회, 한국제약협회, 대한한약협회, 한국식품공업협회, 한국의약품수출입협회 등

2) 보건행정조직

(1) 시·도 보건행정조직

보건에 관한 지방행정조직은 시·도 간 약간의 차이가 있으며 서울특별시

는 사회과, 여성정책과, 보육지원과, 노인복지과, 장애인복지과, 위생과, 보건과 등을 두고 있으며, 광역시는 사회복지과, 여성정책과, 보건과, 위생과, 각 도에는 보건위생과, 사회복지과, 가정복지과, 여성정책과 등을 두고 있다.

(2) 시·군·구 보건행정조직

시·군·구에 두는 보건행정조직은 주민과 활발한 교류를 위해 최일선 조직으로 보건소를 두고 있어, 보건행정에 있어서 보건소의 비중은 크다. 보건소는 지역보건법 제8조를 근거로 시·군·구별로 1개소씩 설치할 수 있으며 2015년 기준으로 우리나라의 보건소는 243개가 있다. 보건소의 기능 및 업무 내용은 지역보건법 제11조에 의해 다음과 같이 규정되어 있다.

- 건강 친화적인 지역사회 여건 조성
- 지역보건의료정책의 기획, 조사, 연구 및 평가
- 「보건의료기본법」 제3조 제4호에 따른 보건의료인 및 보건의료기관 등에 대한 지도·관리·육성과 국민 보건 향상을 위한 지도·관리
- 보건의료 관련 기관, 단체, 학교, 직장 등과의 협력체계 구축
- 지역주민의 건강 증진 및 질병 예방·관리를 위한 지역보건의료서비스 제공
- 국민 건강 증진, 구강건강, 영양관리사업 및 보건 교육
- 감염병 예방 및 관리
- 모성과 영유아의 건강 유지 및 증진
- 여성·노인·장애인 등 보건의료 취약 계층의 건강 유지 및 증진
- 정신건강 증진 및 생명 존중에 관한 사항
- 지역주민에 대한 진료, 건강 검진 및 만성 질환 등의 질병 관리
- 가정 및 사회복지시설 등을 방문해 행하는 보건의료사업 제공

(3) 읍 · 면 보건행정조직

읍·면 단위 지역은 지역보건법 시행령에 의거해 각 읍·면마다 보건지소를 1개소씩 설치하도록 되어 있으며, 2015년 기준 1,313개소가 운영되고 있다(『보건복지통계연보』, 2016). 보건지소는 1차 보건의료기관으로, 일반 및 치과 1차 진료, 예방접종사업, 고혈압·당뇨병과 같은 만성 질환 관리, 결핵 관리, 그리고 급성 전염병 관리 등의 보건사업을 수행한다. 지역주민의 보건의료를 위해 특별히 필요하다고 인정되는 경우에는 필요한 지역에 보건지소를 설치·운영하거나 여러 개의 보건지소를 통합해 설치·운영할 수 있다.

(4) 도서 · 벽지 보건행정조직

보건진료소는 2015년 기준으로 1,906개소가 운영되고 있다(『보건복지부통계연보』, 2016). 도서·벽지 등 의료 취약지에 보건진료소를 운영하고 있으나, 보건진료소의 업무 범위가 제한적이고, 보건진료소조차 없는 지역의 경우 의료 접근성이 취약한 상황이다. 따라서 2015년 9월부터 보건복지부가 지자체와 함께 의료 취약지를 해소하고자 원격의료 사범사업을 본격적으로 확대했다.

3) 보건의료시설

의료법 제3조(의료기관)에 의하면 보건의료시설은 의료인이 공중 또는 특정 다수인을 위해 의료 및 조산의 업을 하는 곳을 뜻한다. 의료기관의 종류는 다음과 같다.

(1) 의원급 의료기관

의사, 치과의사 또는 한의사가 주로 외래환자를 대상으로 각각 그 의료 행위를 하는 의료기관으로서 의원, 치과의원, 한의원이 이에 속한다.

(2) 조산원

조산사가 조산과 임부·해산부·산욕부 및 신생아를 대상으로 보건 활동과 교육·상담을 하는 의료기관을 말한다.

(3) 병원급 의료기관

의사, 치과의사 또는 한의사가 주로 입원환자를 대상으로 의료 행위를 하는 의료기관으로서 병원, 치과병원, 한방병원 등이 이에 속한다.

① 종합병원

의료법 제3조의 3에 의하면, 다음과 같은 요건을 갖춰야 한다.

- 100개 이상 병상을 갖춰야 한다.
- 100병상 이상 300병상 이하인 경우에는 내과, 외과, 소아청소년과, 산부인과 중 3개 진료과목, 영상의학과, 마취통증의학과와 진단검사의학과 또는 병리과를 포함한 7개 이상의 진료과목을 갖추고 각 진료과목마다 전속하는 전문의를 두어야 한다.
- 300병상을 초과하는 경우에는 내과, 외과, 소아청소년과, 산부인과, 영상의학과, 마취통증의학과, 진단검사의학과 또는 병리과, 정신건강의학과 및 치과를 포함한 9개 이상의 진료과목을 갖추고 각 진료과목마다 전속하는 전문의를 두어야 한다.

- 종합병원은 의료법 제3조 제1항 제2호 또는 제3호에 따른 진료과목(이하 이 항에서 '필수진료과목'이라고 한다) 외에 필요하면 추가로 진료과목을 설치·운영할 수 있다. 이러한 경우 필수진료과목 외의 진료과목에 대해서는 해당 의료기관에 전속하지 않는 전문의를 둘 수 있다.

② 요양병원

「정신건강증진 및 정신질환자 복지서비스 지원에 관한 법률」 제3조 제3호에 따른 정신의료기관 중 정신병원, 「장애인복지법」 제58조 제1항 제2호에 따른 의료재활시설로서 제3조의 2의 요건을 갖춘 의료기관을 포함한다.

(4) 노인요양시설

노인복지법 제32조에 의하면 노인을 입소시켜 급식과 그 밖의 일상생활에 필요한 편의를 제공함을 목적으로 하는 시설로 정의한다.

4. 사회복지시설

현재 우리나라의 경우 사회복지사업을 '사회복지 상담·직업지원·무료 숙박·지역사회복지·의료복지·재가복지·사회복지관 운영·정신질환자 및 한센병력자 사회복귀에 관한 사업' 등 각종 복지사업과 이와 관련된 '자원봉사 활동 및 복지시설의 운영 또는 지원을 목적으로 하는 사업'으로 정의하고 있다. 사회복지서비스 전달체계는 공급자와 소비자를 연결시키는 조직적 체계이다. 또한 사회복지서비스 전달체계 개편 논의는 보건복지사무소 시범사업(1995. 7~1999. 12), 사회복지사무소 시범사업(2004. 7~2006. 6)을 거치면서 진행되었고, 2006년 7월부터 복지·보건·고용·주거·교육·문화·체육·관광 등 8대 서비스를 포함한 주민생활지원서비스 행정체계가 전국적으로 도입·시행되었으며, 2012년 4월에 지역 단위 맞춤형 복지행정을 구축하고자 시·군·구에 통합 사례 관리 담당조직인 희망복지지원단을 구성하게 되었다. 사회복지시설의 소관 부처는 보건복지부와 여성가족부이며, 종류는 〈표 9-2〉와 같다.

〈표 9-2〉 사회복지시설의 종류

<table>
<tr><th rowspan="2">소관 부처</th><th rowspan="2">시설 종류</th><th colspan="2">세부 종류</th><th rowspan="2">관련법</th></tr>
<tr><th>생활시설</th><th>이용시설</th></tr>
<tr><td rowspan="8">보건복지부</td><td>노인복지시설</td><td>노인주거복지시설
노인의료복지시설</td><td>재가노인복지시설
노인여가복지시설
노인보호전문기관
노인일자리지원기관</td><td>「노인복지법」</td></tr>
<tr><td>복합노인복지시설</td><td colspan="2">농어촌 지역에 한해 「노인복지법」 제31조에 의해 노인 복지시설을 종합적으로 배치한 복합노인복지시설을 설치 · 운영 가능</td><td>「농어촌주민의 보건복지 증진을 위한 특별법」</td></tr>
<tr><td>아동복지시설</td><td>아동양육시설
아동일시보호시설
아동보호치료시설
자립지원시설
공동생활가정</td><td>아동상담소
아동전용시설
지역아동센터
아동보호전문기관
가정위탁지원센터</td><td>「아동복지법」</td></tr>
<tr><td>장애인복지시설</td><td>장애유형별 거주시설
중증장애인 거주시설
장애영유아 거주시설
장애인 단기 거주시설
장애인공동생활가정</td><td>장애인지역사회재활시설
장애인직업재활시설
장애인의료재활시설
장애인생산품판매시설</td><td>「장애인복지법」</td></tr>
<tr><td>어린이집</td><td></td><td>어린이집</td><td>「영유아보육법」</td></tr>
<tr><td>정신보건시설</td><td>정신요양시설
사회복귀시설 중 생활시설</td><td>사회복귀시설 중 이용시설</td><td>「정신보건법」</td></tr>
<tr><td>노숙인시설</td><td>노숙인자활시설
노숙인재활시설
노숙인요양시설</td><td>노숙인종합지원센터
노숙인일시보호시설
노숙인급식시설
노숙인진료시설
쪽방상담소</td><td>「노숙인 등의 복지 및 자립지원에 관한 법률」</td></tr>
</table>

<table>
<tr><td rowspan="2">보건복지부</td><td>사회복지관
결핵 · 한센시설</td><td>결핵 · 한센시설</td><td>사회복지관</td><td>「사회복지사업법」</td></tr>
<tr><td>지역자활시설</td><td></td><td>지역자활센터</td><td>「국민기초생활보장법」</td></tr>
<tr><td rowspan="6">여성가족부</td><td>성매매피해지원시설</td><td>일반지원시설
청소년지원시설
외국인여성지원시설
자립지원공동생활시설</td><td>자활지원센터</td><td>「성매매 방지 및 피해자 보호 등에 관한 법률」</td></tr>
<tr><td>성폭력피해보호시설</td><td>성폭력피해자보호시설</td><td>성폭력피해상담소</td><td>「성폭력 방지 및 피해자 보호 등에 관한 법률」</td></tr>
<tr><td>가정폭력보호시설</td><td>가정폭력피해자보호시설</td><td>가정폭력상담소 긴급전화센터</td><td>「가정폭력 방지 및 피해자 보호 등에 관한 법률」</td></tr>
<tr><td>한부모가족복지시설</td><td>모자가족복지시설
(기본, 공동, 자립)
부자가족복지시설
(기본, 공동, 자립)
미혼모자가족복지시설
(기본, 공동)
일시지원복지시설</td><td>한부모가족복지상담소</td><td>「한부모가족지원법」</td></tr>
<tr><td>다문화가족지원센터</td><td></td><td>다문화가족지원센터</td><td>「다문화가족지원법」</td></tr>
<tr><td>청소년복지시설
(‘17. 2. 4부터 적용)</td><td>청소년쉼터
청소년자립지원관
청소년치료재활센터
청소년회복지원시설</td><td></td><td>「청소년복지지원법」</td></tr>
</table>

출처: 보건복지부(2017), 『사회복지시설 관리안내』

■ 참고문헌

박인혜 외(2016),『지역사회간호학 Ⅰ』, 현문사.

박인혜 외(2016),『지역사회간호학 Ⅱ』, 현문사.

법제처(2017), 국민건강증진법.

______(2017), 노인장기요양보험법.

______(2017), 노인복지법 제32조.

______(2017), 사회보장기본법 제29조.

______(2017), 의료법 제3조.

______(2017), 의료법 제3조의 2.

______(2017), 의료법 제3조의 3.

______(2017), 의료법 제3조의 4.

______(2017), 의료법 제3조의 5.

______(2017), 지역보건법 제10조.

______(2017), 지역보건법 제11조.

______(2017), 지역보건법 제13조.

보건복지부(2016),『보건복지백서』.

______(2015),『보건의료』. http://129.go.kr/faq/faq01_vie w.isp?n=6323에서 2017년 1월 16일 검색.

______(2015),『지자체 손잡고 의료취약지 해소에 나선다』. http://www.mohw.go.kr/front_new/al/sal0301vw.jsp?PAR_MENU_ID=04& MENU_ID=0403&CONT_SEQ=334146&page=1에서 2017년 1월 16일 검색.

______(2016).『보건복지통계연보』, 제62호, 1~786.

______(2017).『사회복지시설 관리안내』.

보건행정(2011), 『2011 공통교재 보건행정』, 시·도 공무원교육원, 1~314.

신영수 외(2013), 『의료관리』, 서울대학교출판문화원.

이재홍 외(2015), 『사회보장과 건강보험』, 수학사.

윤강재·오영호·이수형·하솔잎·여지영·김진호·이기주(2014), 『한국의료전달체계의 쟁점과 발전방향 연구보고서』, 한국보건사회연구원.

이건세·김형수·신은영·유명순(2015), 『의료전달체계에서 민간의료기관의 기여도와 민간의료기관의 공익적 역할을 위한 방안』, 의료정책연구소, 1~204.

이계현·이정찬·서경화·김석영·이진석(2015), 『의료전달체계 현황분석 및 개선방안』. 의료정책연구소, 1~36.

임금자·민혜영·최진우·김계현·이정찬(2010), 『의료전달체계 재정립 방안』. 대한의사협회 의료정책연구소, 1~80.

찾아보기

가족 건강과 간호(전면개정판)

펴낸날 1판 1쇄 2017년 8월 24일
지은이 강숙정 · 강윤희 · 김미영 · 김석선 · 박효정 · 배성희 ·
신수진 · 신주현 · 양숙자 · 이건정 · 정덕유 · 차지영
펴낸이 권은미
펴낸곳 이화여자대학교출판문화원
주소 서울특별시 서대문구 이화여대길 52(우 03760)
등록 1954년 7월 6일 제9-61호
전화 02) 3277-2965(편집), 02) 362-6076(마케팅)
팩스 02) 312-4312
전자우편 press@ewha.ac.kr
홈페이지 www.ewhapress.com
책임편집 김미정
디자인 정혜진
일러스트 이상진
찍은곳 네오프린텍

ISBN 979-11-5890-241-4 93510
값 22,000원

* 잘못된 책은 바꾸어 드립니다.

이 도서의 국립중앙도서관 출판예정도서목록(CIP)은 서지정보유통지원시스템 홈페이지
(http://seoji.nl.go.kr)와 국가자료공동목록시스템(http://www.nl.go.kr/kolisnet)에서
이용하실 수 있습니다. (CIP제어번호: CIP2017019448)